U0279268

THE DIGITAL TRANSFORMATION OF
HEALTHCARE SUPPLY CHAIN
EXPLORATION AND PRACTICE

主编 —————— 朱人杰 许速 李颖琦

医疗机构
供应链数字化转型
探索与实践

上海科学技术出版社

图书在版编目（ＣＩＰ）数据

医疗机构供应链数字化转型 ： 探索与实践 / 朱人杰，
许速，李颖琦主编. -- 上海 ： 上海科学技术出版社，
2023.5
　ISBN 978-7-5478-6138-7

　Ⅰ. ①医… Ⅱ. ①朱… ②许… ③李… Ⅲ. ①医药卫
生组织机构－数字化－供应链管理－研究 Ⅳ.
①R197.32

　中国国家版本馆CIP数据核字(2023)第059013号

医疗机构供应链数字化转型：探索与实践

主编　朱人杰　许　速　李颖琦

上海世纪出版(集团)有限公司
上 海 科 学 技 术 出 版 社　出版、发行
(上海市闵行区号景路 159 弄 A 座 9F - 10F)
邮政编码 201101　　www.sstp.cn
山东韵杰文化科技有限公司印刷
开本 787×1092　1/16　印张 20.5
字数 300 千字
2023 年 5 月第 1 版　2023 年 5 月第 1 次印刷
ISBN 978 - 7 - 5478 - 6138 - 7/R · 2741
定价：158.00 元

本书如有缺页、错装或坏损等严重质量问题，请向印刷厂联系调换

内容提要

　　本书在系统梳理医疗机构数字化供应链理论的基础上，从国际实践经验（横向视角）和历史发展沿革（纵向视角）的角度，基于大数据技术，提出我国医疗机构供应链重构的策略、数字化管理模式与应用探索；结合具有代表性的典型案例，通过条分缕析地阐述SPD模式如何嵌入医疗机构的供应链管理，整理和归纳了医疗机构供应链数字化管理的实践经验。本书可为医疗机构供应链数字化转型提供经验参考，适合医疗机构管理者和相关行业从业人员阅读并借鉴。

主编简介

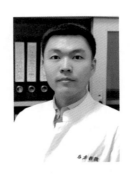

朱人杰

　　管理科学与工程博士，高级工程师，国家卫生健康委员会经济管理后备领军人才，上海市政府采购评审专家。现任同济大学附属东方医院院办主任。兼任中国设备管理协会医疗行业分会副秘书长、中国医学装备协会临床工程学分会常委、中国设备管理协会医疗分会常委、中国医院协会医院经济专业委员会委员等。长期从事医院管理工作，投身健康中国建设，采用系统性的运营管理模式助力医院快速发展。例如，通过领先的装备运营管理模式，将前沿医学工程融入临床医学；通过创新的"药-耗-检"供应链改革，将资源效能整合用于医院发展；通过智能的信息数据顶层设计，将云计算物联网转为智慧医疗；通过精准的因科施策绩效模型，将员工专业潜能投入医疗服务。

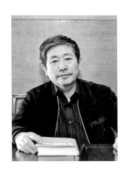

许 速

上海市重大行政决策咨询论证专家,中国卫生信息学会健康医疗大数据基层应用专业委员会主任委员,国家医疗保障研究院华科基地特聘研究员,海南中卫健康经济发展研究院院长,中国卫生经济学会医院经济专业委员会副主任委员,上海交通大学健康长三角研究院副院长,复旦大学公共卫生学院特聘教授,华中科技大学特聘教授。长期从事医院管理和卫生政策研究工作,参与公立医院改革、社区卫生服务综合改革、卫生信息化等政策的制定。具有扎实的卫生政策和公立医院管理的理论基础和实践经验,在卫生事业管理方面有独特的视角和独到的见解,善于用系统性、前瞻性的思路统领卫生事业管理工作,善于通过机制创新、模式转变发展卫生事业。

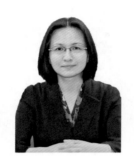

李颖琦

　　复旦大学管理学博士,上海国家会计学院会计学教授,上海财经大学兼职博士生导师,享受国务院政府特殊津贴。现任上海国家会计学院医院运营管理研究中心主任、审计系主任、案例研究中心主任。被财政部聘为内部控制标准委员会咨询专家;被国家医疗保障局聘为区域点数法总额预算和按病种分值付费(DIP)专家。兼任中国会计学会内部控制专业委员会委员,中国注册会计师协会资深会员,中国医药会计学会理事、学术委员会副主任,上海市会计学会理事、学术委员会委员。长期从事医院运营管理和卫生经济政策研究,具有较为系统的医院运营管理理论研究和丰富的医院运营管理实践经验,尤其在医院战略管理、供应链管理、绩效管理、智慧管理、内部控制与风险管理等方面,有着深度的剖析与见解。

编者名单

主　编

朱人杰　同济大学附属东方医院
许　速　中国卫生信息学会健康医疗大数据基层应用
　　　　专业委员会
李颖琦　上海国家会计学院

副主编

许朝晖　同济大学附属东方医院
苏　鹏　复旦大学附属肿瘤医院
马　骏　上海交通大学医学院附属同仁医院
杨　军　上海交通大学医学院附属同仁医院
张　宇　国药控股菱商医院管理服务（上海）有限公司

学术顾问

刘中民　同济大学附属东方医院

编　委

范璐敏　同济大学附属东方医院
沈玲丽　同济大学附属东方医院
任天文　同济大学附属东方医院
王书卜　同济大学附属东方医院
陈　薇　同济大学附属东方医院
陈　晨　同济大学附属东方医院

周程辉	同济大学附属东方医院
左星华	同济大学附属东方医院
吴懿俊	复旦大学附属肿瘤医院
徐文蔚	上海交通大学医学院附属同仁医院
王　成	上海交通大学医学院附属同仁医院
冯双喜	上海交通大学医学院附属同仁医院
刘随意	海军军医大学第三附属医院(上海东方肝胆外科医院)
施拥华	国药控股菱商医院管理服务(上海)有限公司
王　尧	国药控股菱商医院管理服务(上海)有限公司
金　佗	国药控股菱商医院管理服务(上海)有限公司
曹如刚	国药控股菱商医院管理服务(上海)有限公司
朱海铭	国药控股菱商医院管理服务(上海)有限公司
陈勤勤	国药控股菱商医院管理服务(上海)有限公司
吴晓飞	国药控股菱商医院管理服务(上海)有限公司
李莹莹	国药控股菱商医院管理服务(上海)有限公司
潘泽宇	国药控股菱商医院管理服务(上海)有限公司
王　强	国菱金达医疗科技(上海)有限公司
马祁刚	国菱金达医疗科技(上海)有限公司
梁思源	上海对外经贸大学
苏宏通	上海国家会计学院

数字化供应链推动医疗机构高质量发展

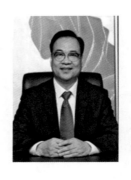

于清明

正高级工程师
国药控股股份有限公司党委书记、董事长
第十三届全国人大代表
中共上海市第十二次代表大会党代表

"十四五"时期是我国全面推进高质量发展的重要时期，也是我国医疗卫生健康事业高质量发展的关键期。为贯彻落实国务院办公厅《关于推动公立医院高质量发展的意见》（国办发〔2021〕18号）要求，通过打造一批医疗技术顶尖、医疗质量过硬、医疗服务高效、医院管理精细、满意度较高的公立医院，推动我国公立医院整体进入高质量发展阶段。

在"医保、医疗、医药"联动改革的背景下，特别是2020年新冠疫情发生之后，国内医疗机构的发展面临全新的挑战。2021年至今，政府部门围绕《关于推动公立医院高质量发展的意见》密集出台了一系列相关政策措施，DRG/DIP（DRG，疾病诊断相关分组；DIP，按照病种分值付费）改革也并行推进，数字化在医疗机构推进高质量发展的过程中扮演着重要的角色。如何推行医疗机构的信息化与智能化建设，将医疗机构的数据用于决策，提升管理效率，这是值得医疗机构探索的问题。

数字化转型是近几年的热门词汇，企业数字化转型也有很多成功的案例。医疗机构面临传统供应管理模式向数字化供应链管理模式的转型需求，医疗机构供应链的竞争力直接影响其成本管控、服务质量、绩效提升等各个方面。传统的医疗供应链更加关注医疗机构内部使用科室、职能科室之间的数据流通，云计算、大数据、物联网和人工智能等信息技术的发展,让供应链管理改变了其原有的形态,从链条式逐渐向网状结构变化,开启了互联互通的供应链数字化管理时代。医疗机构通过内部物资信息系统与外部平台的对接,实现数据的实时获取,使内外部协同更加高效便捷,驱动医院供应链管理的业务重构,颠覆了原有流程,其实质是让医院回归医疗本身。

本书通过阐述医疗机构数字化供应链的理论基础,结合国际供应链管理的实践经验,重点阐述了第三方主导型供应链阶段——SPD 管理模式的实际措施。以国药控股菱商医院管理服务(上海)有限公司为主体,从全面物流管理、信息化智能化技术导入到数字化分析等各个方面,帮助医疗机构开展成本控制与流程优化,并且结合供应链数字化转型的典型医院案例,分享在实际操作中的经验。

在国家新医改和大数据技术广泛应用的大背景下,医疗机构如何积极应对新形势下的供应链数字化管理要求,突破目前的管理困境,如何继续优化提升 SPD 供应链的应用效率和效果,如何推进信息技术在医疗机构供应链数字化管理中的应用场景及创新等,希望大家可以在本书中得到启发,也希望这本书可以起到抛砖引玉的作用,帮助医疗机构找到更适合自己的管理模式,推动医疗机构高质量发展,造福更多百姓。

2023 年 5 月

前·言

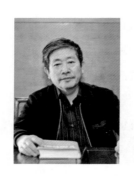

许　速

中国卫生信息学会健康医疗大数据
基层应用专业委员会主任委员

　　随着物联网、大数据、人工智能等现代技术的出现，数字化供应链作为未来的发展趋势，不仅促进了传统医药供应链向现代供应链转型，也推动了医疗机构的高质量发展。近几年，国家医疗耗材带量采购来势汹汹，医疗机构供应链的竞争力直接影响其成本管控、服务质量、绩效提升等各个方面。目前国内外对供应链管理的研究大多聚焦于制造业，对于服务型供应链的研究还有待深入拓展，有关医疗机构供应链管理的研究则更为缺乏。无论是从宏观环境变化还是从医疗机构自身发展的视角，研究医疗机构供应链的数字化转型都具有重要意义和指导价值。

　　后疫情时代，医疗机构及医疗企业对于数字化转型的认知越发深刻，鉴于此，我们撰写了《医疗机构供应链数字化转型：探索与实践》。本书聚焦医疗机构供应链，从理论和实践层面，针对医疗机构供应链管理的发展、模式、应用等内容进行了全面分析。首先，在系统阐述医疗机构供应链管理的基本内涵与理论研究的基础上，整理国际医疗机构供应链管理的实践经验，归纳我国医疗机构供应管理发展的历史沿革和现状。结合新时期的政策背景与新兴技术，重点讨论了第三方主导型供应链管理阶段——SPD模式的应用与特点。其次，本书提出基于大数据的医疗机构供应链管理重构。在大数据背景下，医疗机构供应链管理面临更高的要求和更严峻的挑战，由第三方供应链服务公司提供的数字化供应链服务（DIGS）则是助力医疗机构实现供应链转型升级的关键举措。最后，以同济大学附属东方医院、上海交通大学医学院附属同仁医院、复旦大学附属肿瘤医院的供应链数字化转型为典型案例，分析和归纳医疗机构 SPD 供应链的构建过程，旨在为其他医疗机构的供应链数字化转型提供经验参考。

　　本书既拓展了供应链管理研究的场景，也深化了对医疗机构供应管理的认知，对于我国医疗行业发展具有理论与现实意义。希望此书能为医疗机构管理者及供应链服务商带来一些可以借鉴的经验，助力医疗机构的高质量发展，推动整个医疗行业的数字化转型。

2023 年 5 月

目·录

第一篇　医疗机构数字化供应链理论与沿革

第二篇　基于大数据的医疗机构供应链重构

第三篇　医疗机构供应链数字化管理的案例

第一篇

医疗机构数字化供应链理论与沿革

第一章
医疗机构供应链管理概述

第一节 · 医疗机构供应链管理的研究背景与意义

■ 一、研究背景

随着我国医疗卫生事业的迅速发展,医疗科学技术的不断进步,以及人民群众对医疗卫生服务的需求日益提升,医疗机构供应链管理逐渐成为医院运营体系中的重要组成部分。与此同时,伴随着医改"两票制"、疫苗"一票制"、"三流合一"、分级诊疗、医院药品零加成等新医改政策的组合推进,医药流通企业和医院运营都面临重大变革。中共第十九届四中全会公报强调,"坚持和完善中国特色社会主义制度、推进国家治理体系和治理能力现代化,是全党的一项重大战略任务"。如何加强医疗机构供应链的信息化、精细化管理,避免资源浪费,降低医院运营成本,提高医疗物资使用效率,已经成为新医改背景下医疗机构与医疗供应商共同面对的难题。

2016 年 4 月 21 日,国务院办公厅印发了《深化医药卫生体制改革 2016 年重点工作任务》(国办发〔2016〕26 号),明确提出"两票制"概念,指出综合医改试点省份要在全省范围内推行"两票制",积极鼓励公立医院综合改革试点城市推"两票制"。同年 6 月,九部委联合下发《2016 年纠正医药购销和医疗服务中不正之风专项治理工作要点》(国卫医函〔2016〕172 号),重申医疗改革试点省份

（安徽、福建、江苏、青海、陕西、上海、浙江、四川等 8 省）在药品、耗材采购中实行"两票制"。"两票制"是指从药品生产商到医院总共开两次发票，一次是生产商到分销商，一次是分销商到医院，并且每个品种最多有两个一级经销商；这一改革大大降低了渠道要素，三级渠道和二级渠道转变为一级渠道和零级渠道，大幅降低了中间成本，提高流通效率；加强了医用耗材的质量监管，便于实现质量和价格的追溯；加速了医用器械行业的兼并重组，大大提高了行业集中度。"两票制"给药品分销商和医院都带来了供应链管理的巨大挑战，药品经销商面临精简供应链的压力，医院则需要选择高效可靠的药品供应商保证药品的及时供应和质量安全。

2019 年 5 月，国务院办公厅印发了《深化医药卫生体制改革 2019 年重点工作任务》（国办发〔2019〕28 号），在部署需要研究制定的文件中提到："制定进一步规范医用耗材使用的政策文件。"在推动落实的重点工作中，针对医用耗材提出：制定医疗器械唯一标识系统规则。逐步统一全国医保高值医用耗材分类与编码。对单价和资源消耗占比相对较高的高值医用耗材开展重点治理。改革完善医用耗材采购政策。取消公立医疗机构医用耗材加成，完善对公立医疗机构的补偿政策，妥善解决公立医疗机构取消医用耗材加成减少的合理收入的补偿问题。国务院办公厅印发的《治理高值医用耗材改革方案》（国办发〔2019〕37 号）明确指出，2020 年底前完成医疗器械耗材唯一标识系统规则的制定，启动高值耗材价格监测和集中采购管理。2019 年 6 月 6 日，国家卫生健康委员会、国家中医药局发布了《医疗机构医用耗材管理办法（试行）》（国卫医发〔2019〕43 号），要求二级以上医院应当设立医用耗材管理委员会；其他医疗机构应当成立医用耗材管理组织；同时也对医用耗材的信息化建设提出了明确要求：医疗机构应当逐步建立医用耗材信息化管理制度和系统；医疗机构耗材管理信息系统应当与医疗机构其他相关信息系统整合，做到信息互联互通；医疗机构耗材管理信息系统应当覆盖医用耗材遴选、采购、验收、入库等各环节，实现每一件医用耗材的全生命周期可溯源。

为持续深入贯彻落实《国务院办公厅关于加强三级公立医院绩效考核工作的意见》（国办发〔2019〕4 号）要求，2022 年 4 月国家卫生健康委员会发布了《国家三级公立医院绩效考核操作手册（2022 版）》（国卫办医函〔2022〕92 号），其中新增指标"重点监控高值医用耗材收入占比",考核年度医院重点监控高值医用耗材收入占同期耗材总收入比例。其中,高值医用耗材指直接作用于人体、对安全性有严格要求、临床使用量大、价格相对较高、群众费用负担重的医用耗材。考核指标的设置有助于全面深入治理高值医用耗材,规范医疗服务行为,控制医疗费用不合理增长,维护人民群众健康权益。

大数据作为互联网时代的新兴产物,备受各界关注。由维克托迈尔和肯尼斯克耶编写的大数据研究先河之作——《大数据时代》提出,大数据具有"4V"特征,即 volume(体量大)、variety(多样化)、velocity(生成快速)和 value(密度低但价值大),大数据是信息社会发展过程的一种标识,是信息技术发展应用的产物和进一步探索的基础,它体现出信息社会已经从初级阶段发展到高级阶段。国际数据公司(International Data Corporation,IDC)在《数字化世界——从边缘到核心》的报告中指出,数据已然成了不可或缺的关键生产力,大数据技术旨在通过快速地获取、发现和分析大样本的、多样性的数据来谋求经济价值。物联网、移动互联网、云计算等信息技术的快速发展,为大数据在各领域的应用提供了强大的推动力。在医疗行业,大数据的应用模式与发展潜力得到了高度的关注,大数据技术已经与医疗机构、医保体系、医疗物流企业等主体逐步融合。

大数据技术能够为医疗机构的数字化转型提供动力,以应对新情景的挑战。在新冠疫情影响下,医疗机构的服务方式发生了较大的改变,"互联网＋"医疗机构出现了多种新的服务形态(在线问诊、在线买药等)。医疗机构充分发挥大数据优势,支撑趋势研判和精准防控,大力推广运用无接触的"互联网＋医疗健康"服务,拓展线上抗疫的"第二战场"。以第五代移动通信(5G)、大数据为代表的数字分析和追踪技术有助于开展流行病学和溯源调查,大幅提高防控精准度和疫情筛查效率。大数据技术与供应链管理相结合而产生的智慧物流,能够打通物资流通堵点,保障民生物资,包括医疗防护服等抗疫物资的紧急调配和有效供给。

大数据技术能够助力医保基金的监管,提高医保管理水平。将大数据应用到医保监管,实现对医保基金的精准监管,成为提高医保监管水平、防范医疗违规行为、减少医保基金不合理支付的有效"药方"。2018 年,国务院办公厅发布的《关于促进"互联网＋医疗健康"发展的意见》(国办发〔2018〕26 号)明确指出,

"大力推行医保智能审核和实时监控，严格医疗行为和费用监管"，这是新时代医保监管的指导方针与基本方向。2022 年 4 月国务院办公厅印发《"十四五"国民健康规划》（国办发〔2022〕11 号），也提出要"推广应用人工智能、大数据、5G、区块链、物联网等新兴信息技术，实现智能医疗服务、个人健康实时监测与评估、疾病预警、慢病筛查等"。

大数据技术也为医疗机构供应链管理提供了创新模式。在传统医疗机构供应模式的基础上，供应链服务企业开始运用物联网、移动互联网、云计算、大数据等信息技术搭建的综合服务云平台连接医疗机构与供应商、生产厂商、政府、患者等，创新性地为供应链各参与方提供包括医疗器械耗材配送、供应链方案设计及信息管理系统等技术支持与服务，形成了医疗供应链的大数据。同时借助大数据技术实现了医疗器械耗材的编码统一、端到端的可追溯管理，形成了医疗机构供应链的创新模式。

在"新医改"的政策背景和大数据的技术支撑下，以物品规范化、物流效率化、业务均衡化原则的 SPD① 供应链，如何将原来由物品管理部门负责的进货管理、在库管理、运送管理和消费管理等事务进行统筹规划，如何在信息一元化支持下，减轻管理部门的业务负担，提高物流效率，降低管理成本，如何实现供应管理、过程管理和终端管理的全程智能化管控，值得进行深入探讨。

■ 二、研究意义

无论是从宏观环境变化还是从医疗机构自身发展的视角，研究医疗机构供应链的数字化转型都具有重要意义和指导价值。伴随着我国医疗改革的快速步伐，医疗机构面临前所未有的挑战和机遇。"两票制"改革、药品零加成政策给医疗机构的成本管控与运营管理带来了一定程度的影响。随着人民生活水平的提高，人民群众对医疗服务的需求也日益增长，人民群众多样化的医疗服务需求也亟须医疗机构提高其服务质量与运营效率。与此同时，在大数据、云计算等信息技术快速发展的时代，医疗机构面临传统供应管理模式向数字化供应链管理模

---

① SPD 是英文 supply（供应）、processing（加工）、distribution（配送）的简称，是由医院医疗物资管理部门为主导、以物流信息技术为工具，通过合理使用社会资源，对全院医疗物资（耗材、试剂等）在医疗机构内的供应、加工、配送等院内物流的集中管理方法。

式的转型需求，医疗机构供应链的竞争力直接影响其成本管控、服务质量、绩效提升等各个方面。如何结合供应链管理理论，拓展供应链数字化管理的应用场景，促进医疗机构供应链的数字化转型，这是本书重点回答的几个问题。具体而言，本书的研究意义具有以下三点。

1. 拓展了供应链管理理论的研究·本书在供应链管理理论的基础上，通过梳理医疗机构供应链管理的发展沿革，详细阐述 SPD 模式在医疗机构中的实践应用，将供应链管理的思想贯穿到医疗物流活动中，整合形成了一种基于医疗供应链的医疗物资管理模式，丰富了供应链管理理论的内容。针对医疗机构供应链管理存在的难点，本书从目标导向、风险防控的角度进行系统、深入的研究，探讨大数据技术嵌入医疗机构供应链管理的实际效果。对于丰富医疗卫生领域物流管理理论，拓展医用物资物流管理研究的思路和建立现代医疗物流管理的理论与方法体系具有重要的理论意义。

2. 深化了医疗机构供应链管理的研究·本书重点聚焦医疗机构数字化转型的关键点与重难点，帮助读者充分认识医疗机构供应链数字化转型的重要意义。目前国内外对供应链管理的研究大多聚焦于制造业，对于服务型供应链的研究还有待深入拓展，有关医疗机构供应链管理的研究则更为缺乏。本书聚焦于医疗机构供应链，从理论和实践层面针对医疗机构供应链管理的发展、模式、应用等内容进行了全面分析。既拓展了供应链管理研究的场景，也深化了有关医疗机构供应管理的研究，对于我国医疗行业发展而言也具有理论与现实意义。

3. 有利于助力医疗机构"提质增效"·在实践层面，本书重点研究医疗机构 SPD 供应链的建设现状，并选取典型医院的实践案例进行深入分析，对于促进先进供应链管理理论在医疗卫生领域中的应用、优化医院卫生资源配置、降低医院物流成本和提高医院的竞争力等方面具有重要的现实意义。通过研究基于大数据技术的医疗机构供应链重构，一方面有助于实现医院医疗物资全供应链的运转实时可视化以及耗材的全程追溯和精确管理，能够提升医院药品和耗材的供应管理质量，合理分配资源，降低采购成本，减少医院采购风险，提高资金使用效率；另一方面，也能够通过促进医院诊疗流程的优化，在减少医护人员工作任务、方便患者就医、减轻患者经济负担上也有一定的实践意义。

第二节·相关概念界定与研究边界

■ 一、供应链与供应链管理

21 世纪以来，全球经济一体化的浪潮不断推进，供应链管理的思想与理论也随之发展。国内外研究机构与专家学者对供应链以及供应链管理的认知和探讨也逐渐深入。供应链最早萌芽于工业革命，以福特公司的 T 型车生产线为代表的链式生产方式奠定了现代工业供应链的雏形。这一阶段供应链的目标是追求生产分工的最大效率、降低生产成本。1953 年，日本丰田公司综合了单件生产和批量生产的特点和优点，创造了高质量、低消耗的生产方式即准时生产（just in time，JIT）。JIT 的生产模式高度整合了前后端的资源，根据客户需求调整企业内部的生产方式，打通供应商、生产企业、客户的流程，真正形成了供应链的概念，此时供应链管理的理念也开始出现。1982 年，Keith Oliver 首次提出了供应链管理的概念，他将供应链管理定义为一项涵盖计划、实施、控制和运行供应链的过程，包括原材料、在制产品、完工产品从生产地到消费地的移动和储存，最终目的是尽可能地高效满足顾客需求。从 20 世纪 90 年代开始，供应链逐步拓展为由供应商、制造企业、分销企业、客户组成的价值链，供应链管理也把客户需求提到了更高的层面，侧重对物流、信息流与资金流的整合以提高企业价值，将供应链管理活动转化为增值活动。

目前，供应链管理涉及企业的方方面面，涵盖了财务、运营、开发、销售、制造、分销、客户供应商管理、信息技术等各个方面，由此产生了众多供应链管理的定义，本书选取了一些具有代表性的概念定义。

中华人民共和国国家标准《物流术语（修订版）》（GB/T 18354 - 2021）对供应链定义是：生产及流通过程中，围绕核心企业的核心产品或服务，由所涉及的原材料供应商、制造商、分销商、零售商直到最终用户等形成的网链结构（如图 1-1 供应链概念模型所示）。供应链不仅是一条连接供应商到用户的物料链、信息链、资金链，更是一条增值链。物资在供应链上因加工、包装、运输等过程而增

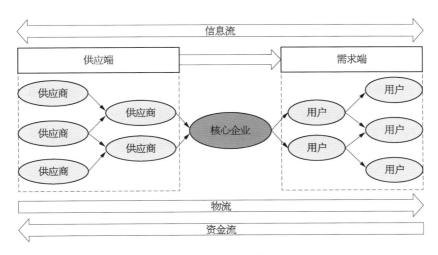

图1-1　供应链概念模型

加其价值,给供应链上的相关单位都能够带来收益。

　　根据我国《物流术语(修订版)》(GB/T 18354-2021)的定义,供应链管理则是从供应链整体目标出发,对供应链中采购、生产、销售各环节的商流、物流、信息流及资金流进行统一计划、组织、协调、控制的活动和过程。其目标是将正确的产品能够在正确的时间,按照正确的状态送到正确的地点,并使总成本最小、客户服务最优,供应链管理是一种集成的管理思想和方法。

　　美国运营管理协会(American Production and Inventory Control Society,APICS)在第13版的APICS词典中将供应链管理定义为:供应链管理是设计、规划、执行、控制和监督供应链活动的一项过程,其目标是创造净价值,建立富有竞争力的组织模式,整合国际物流,实现供给需求的同步化,并在国际化的视野下衡量管理绩效[1]。美国供应链管理专业协会(Council of Supply Chain Management Professionals, CSCMP)将供应链管理定义为包括采购、运输和所有物流管理活动的计划和管理,并且包括与渠道伙伴(供应商、中介公司、第三方服务提供商和客户)的协调和协作,是一项整合企业内部和企业之间的供需管理活动[2]。

　　虽然不同组织对供应链管理的定义有所侧重,但是供应链管理的基本思想和最终目标则趋于一致。"整合思想"是供应链管理的核心思路,"低成本、高效率"地满足客户需求是供应链管理的最终目标。

■ 二、医疗机构供应链及其管理

结合供应链管理理论和中国医药行业特点，医疗机构供应链定义如下：医疗机构供应链是在政府监管机构的监督之下，以医疗服务为落脚点，旨在为患者提供高质量的医疗服务的一个动态网络结构，如图 1-2 所示。其中包括医药供应厂商、物流企业、医疗机构以及患者四大主体，每个主体之间由物流、信息流与资金流相连接。

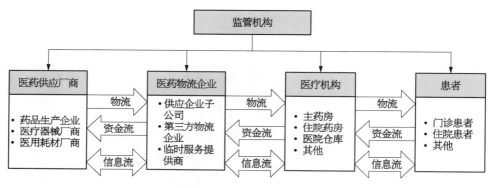

图 1-2　传统模式下医疗机构供应链示意图

医疗机构供应链管理则是以提高医疗服务水平以及供应链的整体效益为目标，把供应链看作一个集成组织，"链"上的各个主体都视作合作伙伴，对各个环节中物流、信息流和资金流的计划、组织、协调和控制。

■ 三、医疗机构供应链管理的 SPD 模式

在"两票制""集中采购"等宏观政策的影响下，在原有物流延伸的基础上，结合我国医药行业竞争发展趋势及发达国家的医疗材料服务案例，医疗机构供应服务企业在供应链一体化思想的指导下创新推出了医疗机构供应链管理的 SPD 模式，其中 S(supply)代表供应管理环节，P(processing)代表库存/加工管理环节，D(distribution)代表配送管理环节。在医疗机构供应链管理中，SPD 模式通过整合医疗物资内外供应链上的核心成员，充分利用供应链效率的协同优化功能，对医院医疗物资进行统筹管理，达到管理效能的提高。SPD 供应链服务即站在医院角度通过运用统一编码，借助现代化的物流手段实现医用材料的标准

化管理,通过业务效率化、正确化、透明化,实现成本管理,通过向多家客户的集中采购,灵活运用数据库分析,形成采购配送及独家供应的优势,从而使医院和公司双赢的服务模式。针对目前大多医院管理环节的局限性,SPD 模式综合考虑了医疗物资在医院流动过程各环节中的特点、运作规律及其间的相互关系,在供应链管理理念和信息技术的辅助下,对传统的医疗物资物流系统进行优化和流程再造,是一种适用于当前社会和医疗背景的管理模式,如图 1-3 所示。

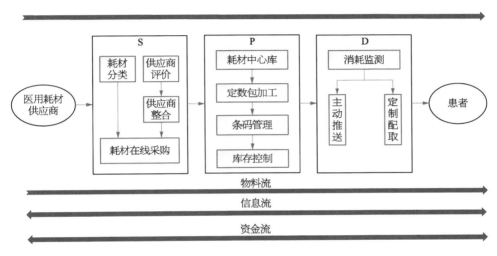

图 1-3　SPD 供应链

第三节 · 医疗机构供应链管理的关键因素

医疗机构供应链是围绕核心的医疗机构,对医疗机构日常活动中各要素资源的控制和协调,将医疗服务的全过程联系成一体的功能网链机构。在这一网链结构中,既有核心的医疗机构,还有其他节点组织,链上的每个节点都是供应链不可或缺的参与对象,这是一条连接供应厂商到最终用户的物流链、资金链、信息链,并且还是一条增值链。根据医疗机构供应链上各节点参与性质的不同,在供应链模型中分为两类组织:一类是直接参与供应链运作的企业,称为节点组织;另一类是国家的管理部门,负责监管医药供应链的运作。

■ 一、节点组织

节点组织是医疗机构供应链的节点成员，他们直接参与供应链的日常运转，其运作效率直接影响最终向患者提供的医疗用品质量与医疗服务水平，对整个供应链的成本管理与效益提升起到关键作用。

1. 医疗器械生产厂商·医疗器械供应厂商是整个医疗机构供应链的起点。根据《医疗器械监督管理条例》《医疗器械经营监督管理办法》等相关规定，我国按照风险程度对医疗器械实施分类管理，对不同分类的医疗器械的产品注册与备案、生产及经营作出不同的监管方式。根据行业普遍的划分方法和本书研究需要，可以将医疗器械分为以下四类（图 1 - 4）：高值医用耗材是指对安全至关重要、生产使用必须严格控制、限于某些专科使用且价格相对较高的消耗性医疗器材；低值医用耗材是指医院在开展医疗服务过程中经常使用的一次性卫生材料；医疗设备是指单独或者组合使用于人体的仪器、设备、器具或者其他物品，也包括所需要的软件；体外诊断产品（in vitro diagnostic products，IVD）是指在人体之外，通过对人体样本进行检测而获取临床诊断信息，进而判断疾病或机体功能的产品和服务。

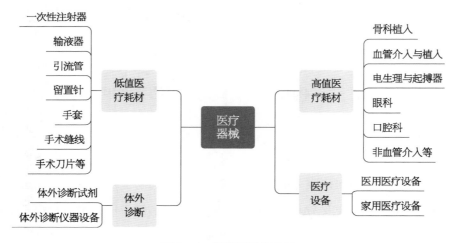

图 1 - 4   医疗器械分类图

随着我国居民生活水平的提高和医疗保健意识的增强，医疗器械产品需求持续增长，国内医疗器械行业整体步入高速增长阶段，中国医疗器械市场迎来了巨大的发展机遇。如图 1-5 所示,根据《中国医疗器械蓝皮书(2021 版)》,截至 2020 年,中国医疗器械市场规模约为 7 721 亿元,同比增长 21.76%,中国已成为仅次于美国的全球第二大医疗器械市场。预计未来 5 年,医疗器械领域的市场规模年均复合增长率约为 14%,至 2023 年将突破万亿。结合行业的政策环境、发展现状、需求情况和竞争格局等因素综合来看,我国医疗器械行业仍处在高速增长期,由于基层医疗机构医疗器械较低的配备水平以及较低的人均医疗器械费用,使得我国医疗器械行业有着巨大的增长潜力。

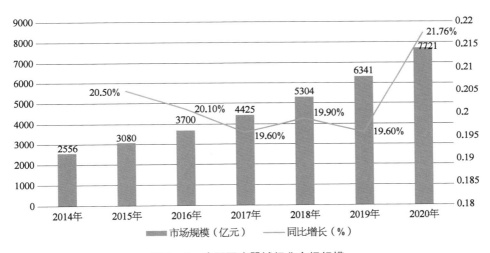

图 1-5　我国医疗器械行业市场规模

2. 医疗物流企业·医疗物流企业是按照其他医疗供应链主体的需求,将医用耗材、医疗器械、药品等由供应地送往需求地,并从事相应的运输、储存、装卸、包装、流通加工、配送、收集、分类、检测等工作的专业化企业。医疗物流企业作为整条医疗供应链中承上启下的重要一环,它的变革影响着整条供应链的价值与利益的重构。医药物流企业主要分为医药生产企业物流子公司、医药商贸企业物流子公司、专业第三方医药物流企业和其他社会物流企业。

随着医药终端需求以及医药市场规模的增加,如图 1-6 所示,根据《中国医药物流发展报告(2021)》,2017—2019 年我国医药物流总费用逐年上升,增速在 10% 以上,2020 年我国医药物流总费用为 754.97 亿元,同比去年增长 11.4%。在医药物流市场之中,医疗器械物流的市场规模呈现出快速上升的趋势。根据《中国医疗器械供应链发展报告(2020)》显示,2020 年我国医疗器械物流总费用约为 147.06 亿元,同比增长 27.92%。在细分市场中,大型医疗设备领域物流费用最高,为 58.07 亿元,体外诊断领域物流费用次之,为 47.45 亿元,高值医用耗材和低值医用耗材分别为 20.63 亿元和 20.91 亿元。

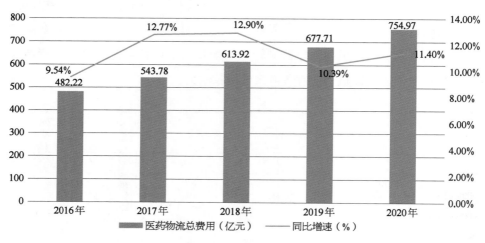

图 1‐6　我国医药物流总费用变动情况

3. 医疗机构·医院是我国医疗消费市场的主体,为医疗用品的最终消费者——患者提供医疗服务。一方面,医疗服务具有高度的技术性和专业性,加之医疗服务的需求刚性,这为医院在整个供应链中占据主导地位提供了良好的基础。另一方面,对于部分患者来说,其服务通常不是一次就结束,还有后续的康复或者跟踪治疗,因此,医疗服务也具有延续性、长期性的特点。

根据 2015 年国务院办公厅印发的《全国医疗卫生服务体系规划纲要(2015—2020 年)》(国办发〔2015〕14 号),我国医疗卫生服务机构主要包括医院、基层医疗卫生机构和专业公共卫生机构等。医院分为公立医院和社会办医院。其中,公立医院分为政府办医院(根据功能定位主要划分为县办医院、市办医院、省办医院、部门办医院)和其他公立医院(主要包括军队医院、国有和集体企事业单位等举办的医院)。县级以下为基层医疗卫生机构,分为公立和社会办两类。专业公共卫生机构分为政府办专业公共卫生机构和其他专业公共卫生机构(主要包括国有和集体企事业单位等举办的专业公共卫生机构)。根据属地层级的不同,政府办专业公共卫生机构划分为县办、市办、省办及部门办四类。

近年来中国的医疗技术能力和医疗质量水平显著提升,持续构建优质高效医疗卫生服务体系,更好地满足了群众健康需求,为实施健康中国战略奠定了坚实的基础。2022 年 2 月,国家卫生健康委员会印发《医疗机构设置规划指导原则(2021—2025 年)》(国卫医发〔2022〕3 号),明确医疗机构设置的基本原则和主要指标,引导医疗卫生资源合理配置,充分发挥有限资源的最大效率和效能。根据国家统计局发布的数据,2010—2021 年我国医疗机构数量整体呈现增长趋势。如图 1 - 7 所示,截至 2021 年 12 月底,全国医疗卫生机构数达 103.1 万个,相较 2020 年 12 月增加 8 013 个,同比增长 0.8%。

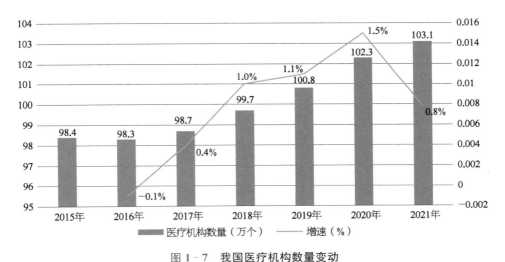

图 1 - 7　我国医疗机构数量变动

从我国主要种类的医疗机构来看,2014—2021 年医院和基层医疗机构的数量均整体呈增长趋势,但是专业公共卫生机构的数量却呈现减少趋势。如图 1 - 8 所示,截至 2021 年 11 月,我国数量最多的医疗机构种类是基层医疗机构,现有约 99 万个,占比为 95.19%;其次是医院,截至 2021 年 11 月共有约 3.6 万个;最后是专业公共卫生机构,共有约 1.4 万个。

■ 二、行业主管部门

医疗机构供应链中的约束组织是指那些国家设置的,对供应链的顺利运行起到支持、协调和监督功能的政府组织,通过制定行业法规、颁布质量标准、制定价格政策等,保障整个供应链运作顺畅。

现阶段,我国医疗行业的主管部门为国家发展和改革委员会、国家药品监督

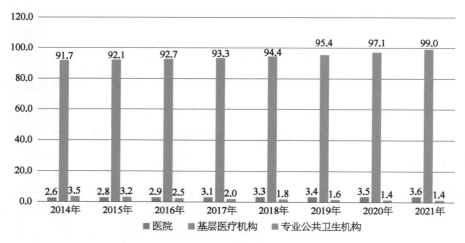

图1-8   我国医疗机构数量分类统计

管理局、国家卫生健康委员会等(表1-1)。其中,国家发展和改革委员会负责组织实施产业政策,研究拟定医疗行业发展规划,指导行业结构调整和实施行业管理。国家药品监督管理局负责对医疗器械企业、药品生产企业的研制、生产、流通和使用进行行政监督和技术管理。国家卫生健康委员会负责制定医疗机构和医疗服务全行业管理办法,并监督实施,建立医疗服务评价和监督管理体系;协调推进深化医药卫生体制改革,研究提出深化医药卫生体制改革重大方针、政策、措施的建议。

表1-1   我国医疗卫生行业主管部门及相关职责

部 门	相 关 职 责
国家药品监督管理局	负责药品、医疗器械和化妆品的安全监管管理、标准管理、注册管理、质量管理、上市后风险管理;负责药品、医疗器械注册并监督检查;建立药品不良反应、医疗器械不良事件监测体系,并开展监测和处置工作[3]
国家卫生健康委员会	组织拟订国民健康政策,拟订卫生健康事业发展法律法规草案、政策、规划,制定部门规章和标准并组织实施;负责制定疾病预防控制规划、国家免疫规划、严重及突发公共卫生问题的干预措施并组织落实;负责组织拟订并实施基层卫生和计划生育服务、妇幼卫生发展规划和政策措施;负责制定医疗机构和医疗服务全行业管理办法并监督实施;负责组织推进公立医院改革;负责组织制定国家药物政策和国家基本药物制度,组织制定国家基本药物目录[4]

续　表

部　门	相　关　职　责
国家中医药管理局	负责拟订中医药和民族医药事业发展的战略、规划、政策和相关标准；承担中医医疗、预防、保健、康复及临床用药等的监督管理责任；负责监督和协调医疗、研究机构的中西医结合工作，拟订有关管理规范和技术标准；拟订和组织实施中医药科学研究、技术开发规划，组织开展中药资源普查，促进中药资源的保护、开发和合理利用等[5]
国家医疗保障局	负责拟订医疗保险、生育保险、医疗救助等医疗保障制度的法律法规草案、政策、规划和标准，制定部门规章并组织实施；组织制定并实施医疗保障基金监督管理办法；组织制定医疗保障筹资和待遇政策、医保目录和支付标准、医疗收费政策、药品及医用耗材招标采购政策等[6]
国家发展和改革委员会	国家发展和改革委员会是综合研究拟订经济和社会发展政策，进行总量平衡，指导总体经济体制改革的宏观调控部门。负责对医药行业的发展规划，对技改投资项目立项、医药企业的经济运行状况进行宏观规划和管理；强化医药费用和价格行为的综合监管，促进建立正常的市场竞争机制，引导药品价格合理形成，依法查处价格违法行为和价格垄断行为[7]
商务部	商务部市场秩序司作为药品流通行业的管理部门，负责研究制定药品流通行业发展规划、行业标准和有关政策，配合实施国家基本药物制度，提高行业组织化程度和现代化水平，逐步建立药品流通行业统计制度，推进行业信用体系建设，指导行业协会实行行业自律，开展行业培训[8]
人力资源和社会保障部	● 拟订人力资源和社会保障事业发展政策、规划，拟订人力资源市场发展规划和人力资源服务业发展、人力资源流动政策，促进人力资源合理流动、有效配置 ● 统筹建立覆盖城乡的社会保障体系；拟定医疗保险的规则政策，制定《医保目录》[9]
市场监督管理总局	负责市场综合监督管理。起草市场监督管理有关法律法规草案，制定有关规章、政策、标准，组织实施质量强国战略、食品安全战略和标准化战略，拟订并组织实施有关规划，规范和维护市场秩序，营造诚实守信、公平竞争的市场环境。管理国家药品监督管理局[10]

　　行业主管部门通过发布政策法规，来规范、支持和促进医疗机构供应链的健康发展。近年政府不断发布政策指导医疗器械产业发展，如表 1-2 所示。2016年以来政策推出的进度显著加快，进一步规范市场、鼓励投资和科技创新。在推动医疗器械国产化方面，政府推出了一系列切实有效的政策和措施，为鼓励医疗器械产业创新发展发挥了积极作用，为医疗器械产业的发展提供了指导方向。

表 1-2 2009 年"新医改"以来医疗卫生行业主要政策梳理

出台时间	发布单位	政 策 名 称	主要内容及影响
2009 年 3 月 （3 月成文 4 月发布）	中共中央 国务院	《关于深化医药卫生体制改革的意见》和《医药卫生体制改革近期重点实施方案（2009—2011年）》（国发〔2009〕12 号）	● 新医改方案出台。方案中提出要重点抓好五项改革：一是加快推进基本医疗保障制度建设；二是初步建立国家基本药物制度；三是健全基层医疗卫生服务体系；四是促进基本公共卫生服务逐步均等化；五是推进公立医院改革试点 ● 改革重点在于处理好"维护公益性"和"调动积极性"之间的关系
2012 年 3 月	国务院	《"十二五"期间深化医药卫生体制改革规划暨实施方案》（国发〔2012〕11号）	● 提出"到 2015 年，个人卫生支出占卫生总费用的比例降低到 30% 以下，看病难、看病贵问题得到有效缓解" ● 从改革推进的角度看，医改采取了自下到上、由外到内逐步深入、持续攻坚的推进策略。前三年改革的重点在基层，到了"十二五"时期，改革的重心逐步从基层上移到公立医院，坚持公立医院的公益性质，按照"四个分开"的要求，以破除"以药补医"机制为关键环节
2016 年 12 月	国务院	《"十三五"深化医药卫生体制改革规划》（国发〔2016〕78号）	● 通过市场倒逼和产业政策引导，推动企业提高创新和研发能力，提高产业集中度，实现药品医疗器械质量达到或接近国际先进水平 ● 到 2020 年，普遍建立比较完善的公共卫生服务体系和医疗服务体系、比较健全的医疗保障体系、比较规范的药品供应保障体系和综合监管体系、比较科学的医疗卫生机构管理体制和运行机制
2016 年 12 月	国务院医改办、国家卫生计生委等 8 部门	《关于在公立医疗机构药品采购中推行"两票制"的实施意见（试行）》（国医改办发〔2016〕4号）	● 药品从生产企业到流通企业开一次发票，流通企业到医疗机构开一次发票。这是药品领域一项重要改革举措，目的是减少药品流通环节，使中间加价透明化，进一步推动降低药品虚高价格，减轻群众用药负担 ● 一是有利于减少药品流通环节；二是有利于加强药品监管；三是有利于净化流通环境；四是有利于深化药品领域改革，实现"三医联动"改革

续　表

出台时间	发布单位	政策名称	主要内容及影响
2017年10月	中共中央办公厅、国务院办公厅	《关于深化审评审批制度改革鼓励药品医疗器械创新的意见》	完善药品医疗器械审批审评制度的体系和帮助创新型医疗器械企业精简审批审评程序,鼓励企业自主创新研发新型医疗器械
2018年11月	国家医疗保障局	《4＋7城市药品集中采购文件》(编号:GY－YD2018－1)	国家组织药品集中采购试点,试点地区范围为北京、天津、上海、重庆和沈阳、大连、厦门、广州、深圳、成都、西安11个城市
2019年1月	国务院办公厅	《国家组织药品集中采购和使用试点方案》(国办发〔2019〕2号)	选择北京、天津、上海等11个城市,从通过质量和疗效一致性评价的仿制药对应的通用名药品中遴选试点品种,国家组织药品集中采购和使用试点,药价明显降低,减轻患者药费负担;降低企业交易成本,净化流通环境,改善行业生态;引导医疗机构规范用药,支持公立医院改革;探索完善药品集中采购机制和以市场为主导的药品价格形成机制
2019年7月	国务院办公厅	《治理高值医用耗材改革方案》(国办发〔2019〕37号)	完善价格形成机制,降低高值医用耗材虚高价格;规范医疗服务行为,严控高值医用耗材不合理使用;健全监督管理机制,严肃查处违法违规行为;完善配套政策,促进行业健康发展;坚持三医联动,强化组织实施
2019年9月	国家卫生健康委、国家中医药局	《医疗机构医用耗材管理办法(试行)》(国卫医发〔2019〕43号)	对于医用耗材进行严格定义,设定了医疗机构医用耗材供应目录,明确了医用耗材采购必须从集中采购目录中遴选,建立了医用耗材临床使用分级管理制度
2020年2月	中共中央、国务院	《关于深化医疗保障制度改革的意见》	到2025年,医疗保障制度更加成熟定型,基本完成待遇保障、筹资运行、医保支付、基金监管等重要机制和医药服务供给、医保管理服务等关键领域的改革任务,深化药品、医用耗材集中带量采购制度改革,坚持招采合一、量价挂钩,全面实行药品、医用耗材集中带量采购

续　表

出台时间	发布单位	政　策　名　称	主要内容及影响
2020 年 7 月	国家药监局	《药品记录与数据管理要求（试行）》（2020 年第 74 号）	加强药品研制、生产、经营、使用活动的记录和数据管理，确保有关信息真实、准确、完整和可追溯
2020 年 7 月	国家卫生健康委、国家中医药管理局	《医疗联合体管理办法（试行）》（国卫医发〔2020〕13 号）	加强医联体内药品、耗材供应保障，在医联体内推进长期处方、延伸处方，逐步统一药品耗材管理平台。通过远程医疗、远程会诊、远程查房、远程教学等形式，逐步推进互联网诊疗，利用信息化手段，下沉优质医疗资源，提升基层医疗服务能力
2021 年 1 月	国家药监局、国家卫生健康委、国家医保局	《关于深入推进试点做好第一批实施医疗器械唯一标识工作的公告》（2020 年第 106 号）	● 全面启动第一批医疗器械唯一标识实施工作 ● 医疗器械唯一标识是医疗器械的"身份证"，是唯一、精准识别医疗器械的基础，贯穿医疗器械生产、流通、使用各环节，有助于医疗器械全生命周期管理
2021 年 6 月	国务院	《医疗器械监督管理条例》（国令第 739 号）	● 强化企业、研制机构对医疗器械安全性有效性的责任，明确审批、备案程序，充实监管手段，增设产品唯一标识追溯、延伸检查等监管措施 ●《医疗器械监督管理条例》是我国医疗器械监督管理的"基本法"。从支持创新、简化流程、全生命周期医疗器械监管等方面进行改革，严厉打击医疗器械违法行为，符合国内医疗器械产业的发展趋势，充分保障大众用械安全有效，服务促进高质量发展
2021 年 6 月	国务院办公厅	《关于推动公立医院高质量发展的意见》（国办发〔2021〕18 号）	坚持以人民健康为中心，加强公立医院主体地位，坚持政府主导、公益性主导、公立医院主导，坚持医防融合、平急结合、中西医并重，以建立健全现代医院管理制度为目标，强化体系创新、技术创新、模式创新、管理创新，加快优质医疗资源扩容和区域均衡布局

续　表

出台时间	发布单位	政　策　名　称	主要内容及影响
2022 年 5 月	国务院办公厅	《深化医药卫生体制改革 2022 年重点工作任务》（国办发〔2022〕14 号）	● 以促进优质医疗资源扩容和均衡布局为切入点、加快构建有序的就医和诊疗新格局，以压实地方党委政府责任为重点、深入推广三明医改经验，以健全疾病预防控制网络为抓手、着力增强公共卫生服务能力，以改革协同集成为驱动、统筹推进医药卫生高质量发展 ● 加快推进分级诊疗，深入推广三明医改经验，促进优质医疗资源扩容和均衡布局，深化医疗、医保、医药联动改革

■ 三、供应链管理的对象

无论是对于传统的医疗行业供应链，还是医改背景下的数字化智慧化供应链，供应链管理是流程的集成管理，目的是为客户提供更具价值的产品、服务和信息，同时最小化供应链的成本。其中主要包含三个流：产品流（product flow）、信息流（information flow）与资金流（financial flow）。三者之间互相联系，密不可分。信息流是物流与资金流的前提，是供应链的"神经系统"。信息流产生于市场需求、询价报价、商务合同、采购订单等，在供应链的上游与下游之间双向流动；物流是医疗物资从供应端向客户端流动的过程，是供应链产生的根本与基础，不仅包括物资的物理移动，还包括物资的增值过程；资金流是物流的结果，伴随着医疗机构下达订单后或收货后的付款行为，启动了资金流的过程。

1. 物流·物流是指医疗用品在空间和时间上的位移，涵盖了采购、生产加工、仓储配送等流通环节中的所有物流情况。医疗机构的物流管理以满足医疗机构的需求和服务为目标，追求物流过程中的持续改进和创新。

以医疗器械的制造企业为例，原材料供应商提供给医疗器械生产企业用于生产的零部件和原料，这些零部件和原材料，通过供应商安排的物流运输，先抵达生产企业的仓库，经过仓库管理人员的验收后入库。随后，生产车间工人根据每日的生产计划，要求仓库配齐当天生产需要的所有原料。在生产车间，工人完成产品的生产组装，经过最终检验以后，包装打托，最终把货物移动到成品仓库，等待发运。根据医疗机构的需求计划，由生产企业或者由医药物流公司安排物流车辆，把货物送至指定地点。在这个过程中，物料沿着同一个方向，从最初的原材料出发，经过了多个生产、加工、装配、检验和包装环节以后，最终以成品的形式抵达医疗机构。

2. 信息流·信息流是指在医疗用品流通中，所有信息的流动过程。信息流是供应链管理中的核心，它贯穿于供应链的各个环节，是分析物流、导向资金流、进行经营决策的重要依据。信息流具有基础性和导向性的作用，在供应链信息的指引下，物流和资金流能够达到效率最优、成本最低。

例如，需求信息在供应链中传递时如果失真、放大，则会导致整条供应链的产量波动，造成过量生产、过度扩张、库存积压，从而导致资金积压严重，产生"牛鞭效应"。因此，在供应链管理的全过程中，信息流是资金流与物流的核心支撑。特别是对于医疗机构供应链中各个节点组织之间的信息交换，需要一套成熟有效的供应链管理模式来克服其可能存在的信息壁垒，以避免牛鞭效应，扭曲真实的需求信息。

3. 资金流·资金流是在商品流通中货币在供应链各个交易方之间的流动，是客户把得到的产品或服务，通过货币的形式反馈给制造商或是服务商。供应链中资金的流动状况，直接受到各个节点的影响，上下游资金运转效率直接关系到医疗机构的资金使用效率。供应链上游的资金流成本上升，会导致医疗机构资金流成本的上升；供应链下游的资金流运作效率直接决定着医疗机构资金流运行能否畅通。

第四节 · 研 究 框 架

本书共分为三篇十章，如图 1－9 所示。在系统梳理医疗机构数字化供应链的理论基础与发展沿革的基础上，基于大数据技术提出医疗机构供应链重构的策略与应用探索。最后结合具有代表性的典型案例，整理归纳医疗机构供应链数字化管理的实践经验，为医疗机构供应链数字化转型提供经验参考。

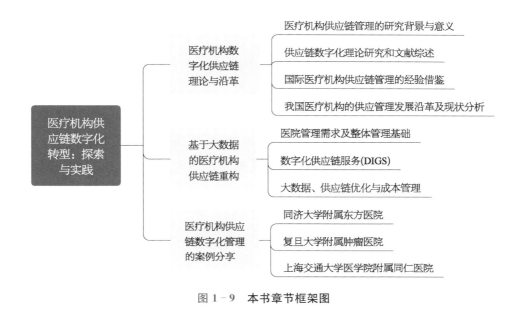

图 1-9　本书章节框架图

第五节·总结与拓展

本章作为全书的起始章节，首先从我国医疗卫生改革的制度背景与大数据技术发展的时代背景出发，讨论了医疗机构供应链数字化转型的研究意义。结合制度规范、行业资料、研究文献等，界定供应链、供应链管理等相关概念，明确了本书的研究边界，即聚焦于医疗机构供应链管理，重点研究医疗机构供应链数字化转型的方式和效果。在明确研究边界的基础上，本章系统梳理了医疗机构供应链管理的三项关键要素——节点组织、行业主管部门以及供应链管理对象（物流、资金流与信息流）。最后整理了本书的研究框架，本书共分为三篇、十个章节。

在"医保、医疗、医药"联动改革的背景下，特别是 2020 年新冠疫情发生之后，国内医疗机构的发展面临全新的挑战。2021 年至今，政府部门围绕《关于推动公立医院高质量发展的意见》密集出台了一系列相关政策措施，DRG/DIP 改革也并行推进，数字化在医疗机构推进高质量发展的过程中扮演着重要的角色。

如何推进医疗机构的信息化、智能化建设，将医疗机构的数据用于决策，提升管理效率，这是值得医疗机构探索的问题。

对于本书的研究对象——医疗机构供应链，仍有以下问题可以拓展思考：我国医疗机构供应链管理的模式是如何演化发展的，供应链数字化转型的理论依据与实践探索有哪些，其他国家的医疗机构供应链管理经验能为我国提供哪些启发和思考。在实践中，医疗机构供应链的数字化转型如何更好地加强成本控制、提高运营效率，推动医院的高质量发展。

（李颖琦　梁思源）

第二章

供应链数字化理论研究和文献综述

第一节·供应链管理的相关理论

■ 一、企业能力理论

企业能力理论(capabilities theory)起源于古典经济学家亚当·斯密的劳动分工理论。企业能力被定义为一种区别于其他组织的更好的特殊能力(Selznick,1957);1980 年后,企业能力理论得到了迅速的发展,其中包括:"企业资源基础论"(Wernerfelt,1984)、"企业知识基础论"(Demsetz,1988)、"激励能力论"(Teece、Pisano 和 Shuen,1990)、"企业核心能力论"(Prahalad 和 Garyhamel,1990)等。

在企业战略管理的研究领域,企业拥有的特殊资源与能力塑造了企业的长期竞争优势。企业能力是一种特殊的智力资本,具有不可见性,可能分别从属于不同的个人,但是更突出表现为一个组织所拥有的资产(Foss,1996)。因此,企业能力是建立在组织与个人相互作用的基础之上的一种产物,这种较为复杂的根源和相关性影响了企业组织与企业员工的行为和战略调整。

演化经济学研讨了企业资源、能力和发展历史对其创新动机的影响。演化经济学认为,企业的决策是由其惯例决定的:即由企业内部实行得很好的活动模式决定(Nelson 和 Winter,1982)。在任一给定时间,组织的惯例决定了企业与众不同的能力。企业不经常改变惯例，因为让企业成员改变过去已做得很好的事是"不自然"的行动，而且改变组织惯例的代价很高。因此企业倾向于根据外部环境变化对惯例作出适应性调整。这意味着对企业能力作出微调，而不是变革。另外，企业能力惯性的存在，使得企业很难在超竞争的环境中作出重大的变革，以保持动态战略适应。为了获得持久的竞争优势，企业需要的是能够进行创造性毁灭的能力。在这一背景下，有学者提出了动态能力（dynamic capability）的概念，其理论随之得到了很大的发展。动态能力是指企业保持或改变其作为竞争优势基础能力的能力（Teece、Pisano 和 Shuen，1992；Teece、Rumelt 和 Winter，1994）。Teece 等学者认为，具有有限动态能力的企业，不能培养竞争优势并使竞争优势的来源适应时间的发展，企业最终会失去其生存的基础。而具备很强动态能力的企业，能够使它们的资源和能力随时间变化而改变，并且能利用新的市场机会来创造竞争优势的新源泉。

区别于传统的标准能力理论，动态能力理论认为企业的特殊能力并非一成不变，关注重点不是在于给定能力的利用，而是放在了企业用以积累影响学习与研究进程的概率和方向的机制上（Markides 和 Williamson，1994）。动态能力理论秉承了熊彼特的突破性创新的思想，认为企业只有通过其动态能力的不断创新，才能获得持久的竞争优势。企业动态能力具有以下三个特征。

（1）再生性。再生性动力能够使企业的能力和资源在有限的边界和较短的时间内，重新产生或得到增值性开发。再生性动力对企业在稳定的环境中短时间保持已有的竞争优势，具有重要的指导作用。再生性动力具有可复制性，这意味着竞争优势隔绝机制的消失，这样的竞争优势显然是短暂的。在比较稳定的环境中，再生性动力可以通过传统的学习——经验曲线降低成本、提高效率，或者是在产品的开发中通过渐进的创新从而增加企业的竞争力，这是提高企业静止效率的体现。

（2）开拓性。动态能力理论将焦点放在创新的开拓性动力上，强调以开拓性动力克服能力中的惯性。它更加关注企业的动态效率，而将静止效率放在次要的地位。开拓性动力通过促进创新和创造新的规则与能力，为企业的竞争优势提供长期基础（Christensen，1995）。在动荡的环境中，动态能力崇尚建立开拓性学习能力。开拓性学习能力并不是为了特定的生产目的，而是为了在长时间内向企业提供新的战略观念而进行的侧重于变革的学习。

（3）开放性。建立在开拓性动力之上的企业动态能力呈现出开放性的特征。企业动态能力是企业内部知识、企业外部的吸收性知识或引进性知识有机结合的产物。动态能力理论强调建立从外部途径吸纳知识（一方面是资源与能力，另一方面是机会）的特殊能力。吸收性知识在企业内部和外部资源与能力之间起到了桥梁作用（Foss 和 Eriksen，1995）。相对于强调企业能力内部化积累的标准能力理论，动态能力理论则通过其开放性而获得灵活性，从而减少了能力中的刚性。

■ 二、协同理论

协同理论（synergetics）亦称"协同学"或"协和学"，是 20 世纪 70 年代以来在多学科研究基础上逐渐形成和发展起来的一门新兴学科，是系统科学的重要分支理论。其创立者是联邦德国斯图加特大学教授、著名物理学家哈肯（Hermann Haken）。协同理论认为，在一定的条件下，自然界与人类社会中存在的有序与无序的事物之间可以互相转变。在一个系统中，各个要素之间有效配合、互相协同、凝聚成合力，那么最终系统的功能将会十分强大。协同理论关注的重点是事务从旧结构转化为新结构时，其中的发展过程与逻辑规律，研究各个要素之间的互相影响与配合。

基于协同理论的供应链整合是以实现供应链的交互式协同运作为根本目标，以供应链动态联盟为组织对象，实施全球网络供应链资源整合的一种组织管理形式。它与企业的纵向一体化不同，纵向一体化是上下游企业在所有权上的纵向合并，涉及产权关系问题；而供应链的整合集成是通过在各成员企业之间建立战略性的合作伙伴关系，或者达成某种合作意向的激励或约束性契约关系，并通过信息整合、功能重组、组织整合、过程重组、文化整合及战略资源重组等过程，努力实现各节点企业之间的无缝连接，以提升供应链整体竞争力。

1995 年沃尔玛等公司联合提出了协同计划、预测与补给的协同式库存管理技术，即在供应链的运作过程中，应用一系列优化理论和技术，对供应链上各个成员和各个节点的运行进行交互管控，对供应链上的资源和数据进行信息共享，通过共同参与管理过程改善供应链成员伙伴关系，提高供应链效率、减少供应链库存。供应链协同管理具有以下特点。

（1）快速响应，提高客户服务水平，提升企业竞争力。随着全球市场的激烈竞争及顾客期望的不断提高，市场竞争已从传统的成本领先竞争模式转为时间领先的竞争模式，快速反应正在成为供应链竞争的焦点。快速反应的核心思想就是缩短供应链反应提前期，这就要求企业必须进行充分协同，要求企业之间合理地共享有关信息，提高信息共享的程度，从而有效地缩短供应链的提前期，降低安全库存水平，节约库存投资，提高服务水平，很好地满足供应链在时间上的竞争要求。高效协同的供应链使客户定制化成为可能。通过供应链成员企业的协同合作能够及时发现并解决供应链中存在的问题，降低供应链的牛鞭效应，消除供应链中的盲点，及时地评测供应链投资回报，优化资源配置，从而提升企业的竞争力。

（2）提高预测精度，降低不确定性。"不确定性"是供应链管理的一大难题，不确定性包括预测错误、交货延迟、机器宕机、订单取消等。这些问题的发生导致企业中不必要的库存增加。为了应对市场需求的变化，供应链企业通过共享库存信息，共享销售数据及用户订货等信息可大大提高供应链企业在生产销售方面的预测准确度，降低供应链生产的安全库存，消除或减少由于预测不准确给供应链企业带来的损失。

（3）整合资源，降低产品研发难度。越来越多的企业认识到新产品开发对企业创造收益的重要性，但是资金利用率和投入产出比却往往不尽如人意。原因之一是，产品研制开发的难度越来越大，特别是那些大型、结构复杂、技术含量高的产品在研制中一般都需要各种先进的设计技术、制造技术、质量保证技术等，不仅涉及的学科多，而且大都是多学科交叉的产物，因此如何能成功地解决产品开发问题是摆在企业面前的头等大事。而通过企业之间的协同可以有效地解决这一问题，供应链整合优化配置内外部资源，将各种资源统一到企业的战略之下，避免出现研发过程中资源分配与工作重点的冲突，各企业从事自己擅长的事情，群策群力，从而加快新产品的研发速度，降低研发成本。

（4）提升管理水平，加快异常事件处理速度。供应链管理涉及了上下游的供应商、制造商、批发商、零售商以及最终用户。作为供应链企业的领导者,不仅要注重本企业的发展,还要关心其他节点企业的运营状况,需要和这些节点企业进行充分的交流与协作,以使供应链向着既定的目标健康发展。协同的供应链是集信息技术、网络技术、库存技术、物流技术及其他先进管理技术于一体的,供应链企业管理者在运用这些技术时,提高了自身的素质,更新了个人的管理理念,有利于企业进一步向前发展。同时,在供应链节点企业协同较好的情况下,面对供应链管理实施过程中遇到的一些异常事件,诸如订单的取消、错误的订单等,供应链企业可以启动已商定的默认的异常事件处理策略,并借用先进的信息技术,将这个信息发送到特定的几个节点或广播到供应链的所有节点,以便采取进一步的应对措施。

■ 三、价值链管理理论

"价值链"是由美国著名战略学家迈克尔·波特(Michael Porter,1985)教授所提出的,他把企业内外价值增加的活动分为基本活动和支持性活动。这两类活动虽然涉及了企业日常运营的方方面面,共同构成了企业整条价值链,但是从价值创造的角度来看,仅有特定环节才是价值的真实来源。价值链管理要求企业识别自身价值创造优势区,发挥自己的相对优势,提升企业的整体效益与效率。当把价值链与企业核心竞争力相关联时,需要以企业自身的实际情况为出发点,立足价值链上的核心增益点来带动整体发展,以最大化自身的竞争优势。

价值链管理具有以下三种类型:企业内部价值链、行业价值链和竞争对手价值链。对于一个企业来说,生产经营管理过程的每一个环节都是互相独立又彼此相连的,这些不同的环节都能给企业创造出一定的价值,企业最终获得的利润就来自企业内部不同链条上的特定价值活动,这是通常所指的企业内部价值链;对于一个行业来说,上、下游企业价值链之间的联结则表现为行业价值链;对于同一行业的不同企业价值链来说,则表现为竞争对手价值链。价值链管理具有以下几种特点。

(1)价值链管理的基础是价值。价值是买方愿意为企业提供他们的产品所支付的价格。价值是企业一切活动的核心,企业不仅要谋求收入最大与成本最低，更要讲究盈利最大化。价值链管理是以价值为基础的企业综合管理模式。

（2）价值由各种价值活动所构成。价值活动是企业所从事的物质上和技术上的界限分明的各项活动，它们是企业制造对买方有价值的产品的基石。从企业业务活动的主次关系角度分析，价值活动可分为基本活动和辅助活动两大类。基本活动是指涉及产品的物质创造及其销售、转移给买方和售后服务的各种活动。辅助活动是指辅助基本活动并通过提供采购投入、技术开发、人力资源以及企业范围的各种职能支持活动。采购、技术开发与人力资源三种辅助活动与其他辅助活动相比，不仅支持整个价值链活动，而且它们与每一项具体的基本活动发生直接的关系。

（3）价值链列示了总价值的形成。价值链包括价值活动和利润，利润是总价值与企业所从事各种价值活动的总成本之差。企业所创造的价值如果超过其成本便有盈利；如果超过竞争对手的话，便拥有更多的竞争优势。

（4）价值链的整体性。价值链的整体性反映的是企业内部价值活动与外部的关系，也就是行业价值链，它表明了上下游企业之间的价值联结，它包括上游供应链价值链和下游渠道及买方价值链。供应商拥有创造和交付企业价值链所使用的采购输入价值链（上游价值），企业的产品通过渠道价值链（渠道价值）到达买方手中，企业产品最终成为买方价值链的一部分，这些价值链都在影响企业的价值链。因此，获取并保持竞争优势不仅要理解企业自身的价值链，而且也要理解企业价值链所处的价值系统。

（5）价值链的异质性。虽在同一产业，但不同企业的价值链，因其所处的环节不同，其价值链也不同，这反映了它们各自的历史，战略以及实施战略的途径等方面的不同，同时也代表着企业竞争优势的一种潜在来源。企业的效率或者竞争优势来自价值活动的有效组合，来自"价值链"的优化，也是企业不同于或优势于其他厂商的特质，企业的竞争成功也产生于合理的"价值链"设计。同一企业在不同发展时期的价值链表现也不同。这一方面表明企业的价值链具有动态发展性；另一方面还说明企业的竞争优势也会不断发展与变化。

（6）运用价值链管理可提高企业竞争优势。企业有许多资源、能力和竞争优势。如果把企业作为一个整体来考察，又无法识别这些竞争优势，这就必须把企业进行分解，通过考察这些活动本身相互之间的关系来确定企业竞争优势。价值链管理是一种将企业内部及其外部有关方面存在内在联系的价值活动放在一个整体角度进行分析，旨在增强企业竞争优势的工具或方法。

■ 四、数字化转型理论

数字化转型（digital transformation）是建立在数字化转换（digitization）、数字化升级（digitalization）基础上，进一步触及公司核心业务，以新建一种商业模式为目标的高层次转型。Tobias等（2020）认为数字化转型是建立在数字技术基础上的变革，引领着企业运营、业务流程和价值创造的独特变化。Matt等（2015）认为，数字化转型战略是一个蓝图，它支持公司管理由于数字技术的集成而产生的变革，并支持转型后的运营。安筱鹏（2019）认为，数字化转型的本质是充分运用数字技术和数据资源解决复杂不确定性问题，不仅提升效率，更是能力的跃升，从而构建企业新型竞争优势。

随着数字技术在各行业的应用，数字化转型的概念亦进一步拓展。Agarwal（2010）和Majchrzak（2017）等学者认为，数字化转型指通过使用数字技术使得社会和行业发生深刻变革。作为一个改革过程，它强调通过信息、计算、通信和连接性技术的结合，触发实体属性的重大变化，从而改进实体的过程；作为一种归纳框架，数字化转型可以被描述为组织对环境中发生的变化做出响应的过程，通过使用数字技术改变他们的价值创造。Verhoef（2019）指出，数字化转型不同于数字化（digitization），后者仅仅涉及将模拟信息转化为数字信息，而数字化转型涉及的是业务流程的变化及组织结构与战略模式的变革。

数字化转型已渗透到经济、社会、政府治理等诸多领域，以数字经济、数字社会、数字政府等为主题的研究成果日益增多。有学者指出，产业数字化将先进数字技术与传统产业深度融合，加速传统产业转型升级，提高生产效率，为经济发展创造新的增长点。而数字产业及其在相关领域投资规模的扩大、投资质量提升，可进一步通过资本深化促进其他产业部门增长（Chou等，2014）。数字经济的本质是指以数字化知识和信息为关键生产要素、以现代信息网络为重要载体、以信息通信技术的有效使用作为效率提升和经济结构优化的重要推动力的一系列经济活动。

第二节·数字化供应链的文献综述

一、供应链数字化的基本概念

IBM 公司于 2009 年提出了"智慧的未来供应链"这一概念，它从先进、互联、智能三个方面总结了供应链未来的发展方向，也有不少学者或专业机构对数字化供应链进行了定义（表 2-1）。信息技术是供应链数字化运营的重要基础，数字化运营的本质是在传统供应链的基础上，相关环节所产生的数据能够依托数字化的网络形式进行传递，将数字化的特有的优势得到发挥，通过相关数据的分析，进而可以对供应链全流程进行监管，提高供应链管理的效率。大部分传统企业并未意识到数字化对于企业转型升级起到至关重要的作用，供应链数字化运营是建立在企业信息化管理平台之下，利用网络技术将管理和组织职责在线化运营，使用人工智能及大数据等技术，进行智能化分析，数字化运营的特征主要表现在数字化协同和可视化管理两个方面。

表 2-1　数字化供应链主要观点汇总

年　份	作　者	主　要　观　点
2013	Bhargava 等	通过硬件、软件和通信网络调解供应链中合作伙伴的活动
2015	Kinnett	一个价值为导向的智能网络，中心平台捕获并最大限度地利用来自各种来源的实时信息
2016	Wu 等	所有阶段相互连接，以实现强大的数据收集以及基于实时通信的智能决策
2016	PwC[①]	一个专注于每台机器和流程自动化之外的所有物理资产的数字连接的数字生态系统

① 普华永道（Pricewaterhouse Coopers，PwC），世界四大会计师事务所之一。

年　份	作　　者	主　要　观　点
2017	Accenture[①]	供应链运营从"串联"升级为"并联",供应链管理从短期改善转变为长期变革
2017	Deloitte[②]	基于数字化平台改进内、外部仓储和物流网络,优化供应链结构和生态环境
2018	Frederico 等	企业就供应链在透明性、可预测性、可扩展性、适应性、协作性、集成性和以客户为中心等方面进行开发

（1）数字化协同。是指供应链平台与工业互联网平台进行数据对接,平台整合,将物流、库存及制造管理等信息开放给其他平台,实现各业务部门之间的对接,实现协同管理和资源的科学配置,提升运作效率。数字化协同强调数字化技术在数字化供应链中的重要性,即必须在传统供应链中引入大量数字化新技术,以实现流程的转变,并创造新的价值。

（2）可视化管理。是指在使用工业互联网平台的背景下,将可视化技术应用到供应链管理的过程中,使得整个供应链过程都清晰地呈现在屏幕上,将过去不透明或冗长的流程简便化,简洁地展现在决策者面前。可视化管理强调在数字化技术普及的同时,进一步促进运营管理的进步,以提升供应链的敏捷性、继承性和抗风险能力等。

■ 二、供应链数字化的驱动因素

1. 数字化环境 · 企业供应链数字化转型成功与否,与其所处的环境至关重要,数字化环境是组织进行供应链数字化转型的前提。数字化环境包括管理层的转型意愿、企业整体的数字化战略、企业的数字化文化等内容。

何伟等（2020）指出高层管理者的转型意愿和详细的数字化战略是供应链成功进行数字化转型的基础,他认为供应链数字化转型是一个长期的过程,企业不仅要有高层管理者的深度参与,还需要制定长期且详细的数字化战略,维持供应

---

① 埃森哲（Accenture）注册成立于爱尔兰,是全球最大的上市咨询公司和《财富》世界 500 强公司之一（2020 年排名 279 位）,为客户提供战略、咨询、数字、技术和运营服务及解决方案。
② 德勤（Deloitte）于 1845 年成立于英国伦敦,世界四大会计师事务所之一。

链进行持续的数字化转型。Corver 和 Elkhuizen(2014)将数字化环境视为建立数字化供应链的第一阶段,其将数字化环境划分为数字化策略、数字组织和文化、数字运营、数字产品和服务四个内容。Srivastava 和 Kumar(2013)认为数字化战略是企业供应链管理的重要一步,如果供应链缺乏关键的战略工具,没有明确的数字战略,它们将只专注于解决当前的问题,难以维持供应链的持续转型,这将导致无法为其利益相关者带来持续的收益。Lederer 等(2017)的研究表明,数字化战略是推动企业数字化转型的关键要素,缺乏数字化战略是企业在数字化转型的早期阶段的最大障碍,有效支持了 Srivastava 和 Kumar(2013)的研究。

此外,Harshak 等(2013)认为,供应链进行数字化转型,不仅需要明确的数字战略,数字组织与文化也是不可或缺的前提条件,组织文化就像员工的态度,如果既定的文化不愿改变,结果将是分裂的组织：一部分移向未来,另一部分则紧贴传统,从而拖延了急需的转型,只有当拥有数字化思维的个人和组织齐聚一堂时,才可以获得关于数字化的共同智慧。因此,Blatz 等(2018)在前人研究的基础上,对数字化环境的主要因素进行了总结,分别从领导力、战略、组织和文化四个方面衡量了中小企业数字化的成熟度。

2. 数字化能力·提升企业的数字化能力,不仅可以帮助企业降低成本,提高生产力和竞争力,还可以帮助企业进行供应链数字化转型。

埃森哲(2018)将企业数字化能力划分为智能化运营和数字化创新,智能化运营关注的是企业从海量数据中获取有用信息的能力,可以有效地为企业决策提供依据,不断提升客户体验、强化当前核心业务;数字化创新关注的是企业运用数字技术的能力,强化业务流程与数字技术的融合,不断探索新的市场机遇,加速企业产品和服务的创新。孟昭莉等(2018)提出成功进行供应链数字化转型的企业均具有采集、存储和分析海量数据的能力;其认为企业不仅需要具备数据采集能力,还需要具备数据分析和应用能力,才能支持其供应链进行数字化转型。

Xu 和 Jun(2014)将构建数字化供应链的主要挑战定义为从许多不同的来源收集所有必需的数据,并确保该信息的准确性以及开发可以使用该数据来管理和执行供应链的软件体系结构和平台。Wamba 等(2017)认为不仅仅是信息技术在驱动供应链进行数字化转型,人员能力也是支持供应链数字化转型的重要资源。

此外,除了信息技术的突破和使用,Arya 等(2017)还认识到进行大数据分析(BDA)的人员和技能的严重不足,也是实现数字化供应链的主要障碍之一。因此,Lamba 和 Singh(2018)在整合当前相关研究的基础上,总结了阻碍供应链数字化转型的关键因素,主要是因为企业捕获、存储和整合数据的能力不足,信息技术集成不足以及缺乏数字技能和人才所导致的。

■ 三、供应链数字化的应用效果

数字化对于供应链管理效率的提升有着较大的影响。在提高供应链数据可见性方面,L. Baur 和 E. M. Frazzon(2018)指出,几项研究强调了减少交货时间和使用数字技术之间的联系。因此,数字化可以提高供应链中物理流的可见性,从而提高信息的可用性及共享性。这使得即时数据收集和处理成为可能,减少了生产交货时间。此外,数字化通过对生产质量设置反馈循环,有助于减少生产时间。Hicham 等(2021)指出,由供应链成员领导的定量配给可以通过使用几种数字技术来避免。事实上,如果出现市场短缺的风险,一些公司会增加来自供应商的订单,从而在市场上的实际需求水平上形成虚假的形象,并推动供应商提高产量和库存水平。为了纠正这种情况,区块链技术的部署将使供应商相对于实际需求水平有更多的可见性,这将使他们能够根据最终需求同步生产,而不是盲目地遵循客户的配给要求。

在提高供应链整体协同方面,张任之(2022)认为数字技术可以有效提升供应链的运行效率,推动数字技术与供应链的深度融合有利于降低外部交易成本,提升供需匹配精准度。企业供应链的数字化转型最终也有利于降低企业的成本黏性,降低管理层机会主义行为,加速供应链的资源运转效率(赵玲、黄昊,2022)。

第三节 · 医疗机构供应链的相关研究

■ 一、医疗机构供应链管理的相关研究

关于医疗机构供应链管理的研究可以分为两个方面,一类文献是有关医疗

机构供应链建设的研究，此类研究大多从医药供应链的现状出发，分析现实困境与成因，重点回答"如何优化医疗机构供应链"的问题。

宋远方和宋华（2005）较早地研究了中国医药供应链的现状、问题和各节点的运营绩效，在分析外国医药供应链体系的基础上提出了中国制药企业、批发企业、零售企业整合在宏观层面的建议，但是对现今新医改药品集中招标采购和基本药物制度背景下的医药供应链优化整合缺少借鉴价值。李先国（2010）指出了医药供应链发展的方向和重点，提出应抓住医改机遇、树立合作共赢理念、压缩流通环节、提高产业集中度和信息共享水平等建议。孙飞（2013）提出了医药供应链优化整合的若干原则，比如遵循药品流通的特殊性、平衡经济与社会效益、注重制度协同等，在此基础上以药品需求特性为基础对供应链进行分类，通过有效激励促进知识共享与合作，推进信息技术和现代物流技术升级，构建敏捷型供应链支撑药品需求管理以及通过业务流程再造与创建风险管理文化等来规避运营风险，最终实现医药供应链的优化与整合。熊毅等（2019）探讨了基于"大智移云"技术构建医药集团全产业链成本管理系统的基本思路，运用案例分析的研究方法，提出借助大数据、物联网技术实现供应商和客户间全产业链成本信息的实时搜集、实时分析和实时共享。

另一类文献是分析政策变化与医药行业发展对医疗机构供应链管理的影响，从宏观视角考察医疗机构供应链的发展趋势。"两票制"是新医改的核心内容之一，对医疗供应链产生了深刻的影响。刘健等（2017）分析了"两票制"背景下医疗耗材流通模式的重构方式，提出"第四方物流"的概念，即依托第四方物流的整合作用，通过信息对接及数据共享，形成"多仓联动"，完成全实物物流、资金流、信息流的三维合一，达到采购、库存、销售、客户关系四位一体管理。李岚等（2020）汇总整理了2017—2019年涉及医药行业的政策文件，讨论了政策对医药产业链的整体影响，其中提到医疗机构与医药流通企业在医药、医疗、医保联动改革的背景下，亟须转型升级，需要以信息化为技术支撑，在各个方面转型发力，提高管理效率，由传统的粗放式管理向精细化管理转变。

■ 二、医疗机构数字化的相关研究

对医疗卫生领域供应链数字化管理问题的研究最早主要着眼于医用物资的

补货策略,Durham 等在 20 世纪 70 年代提出运用订货点订货法处理医用物资的补给问题,在医疗物资的库存量消耗到订货点时再发送订单,这类方法在早期医用物资粗放式管理的环境下对于解决需求随机的医疗物资库存问题具有较好的效果。Liew(1984)等在此基础上进一步优化,提出了系统性的医用物资管理系统,通过耗材分类、订货量、订货点等方面的优化降低医用物资的物流成本。随着社会和经济的发展,20 世纪 90 年代的物流管理理论也逐渐得到了丰富和发展,部分学者开始将以供应链管理为代表的先进的物流管理思想引入到医疗领域中,通过与供应商合作、业务流程重组等方法研究医疗供应链的效率和成本的优化。

医用物资需求不确定的特点是医疗供应链库存成本高居不下的主要原因,众多学者指出医用物资需求的不确定主要是由于患者就医(包括患者就医规律、个体特征和病情的复杂性等)的难以预测性。但是,由于医院与供应商的供货协议一般都是建立在较小供货量的基础上,为了保证医院的临床需求,准确地对需求进行预测对于医院采购管理者来说至关重要。Haavik(2000)提出了医院与供应商共享需求信息,如实行供应商管理库存(vendor - managed inventory,VMI)模式来实行需求预测和采购订单制定。针对医疗物资的预测方法研究,目前的研究包括时间序列预测技术、数据挖掘技术和智能算法技术等方面。

在时间序列预测技术方面,邓险锋(2012)针对医院的注射器的库存需求预测问题,提出了基于季节指数平滑法和 ARIMA 法的联合预测模型,结果显示该预测模型较单独的预测方法能得到更好的预测效果。周颖等(2013)考虑到单项预测模型预测的局限性,将二次平滑指数模型和灰色系统模型结合在一起建立了医疗物资组合预测模型,对比各类模型的预测效果后发现组合预测模型在误差减小方面有一定的优势。

在数据挖掘技术方面,Ramos 等(2016)利用数据挖掘技术对与药品需求相关的变量进行分析,并依此建立了较为准确的药品需求预测模型,该模型可将预测误差降低到 5.78% 以下。Ghousi 等(2012)为预测不同类别药物的需求情况,采用关联规则和预测算法相结合的数据挖掘技术对药品使用数据特征进行了分析,比较了回归方法、人工神经网络方法和决策树方法在药品预测效果之间的差异。

采用智能算法技术用于基于需求预测的补货问题研究主要体现在遗传算法和神经网络算法等的改进和应用。如 Liang 等（2006）为降低多级库存供应链总成本、降低牛鞭效应，提出采用遗传算法预测需求量，并依此对各级库存的订货量进行合理安排，结果有效降低了总成本，保证订单曲线的平稳。Jeong 等（2002）研究了基于供应链的计算机预测系统，提出采用线性因果预测模型，并采取引导遗传算法（GGA）确定预测模型的系数，GGA 采用带有惩罚系数的适应度函数和种群多样性指数克服了算法的早熟收敛；比较分析发现该算法较传统遗传算法和回归分析法具有更好的预测精度。He（2013）针对传统 BP 神经网络算法预测库存水平收敛速度慢、预测精度低的缺点，提出了一种改进的快速收敛的 BP 神经网络库存水平预测模型，通过增加误差偏移，推导出新的链传播规则和新的权重公式；在与其他算法的对比中，该模型在库存水平预测收敛速度和预测精度方面得到更好的效果。

■ 三、医疗机构 SPD 供应链的相关研究

SPD 供应链是医疗机构供应链数字化转型的主要方式，目前国内关于 SPD 供应链的研究还处于起步阶段。大致可以分为两类，一类研究从管理流程、实施效果、运行效率等方面将传统供应链与 SPD 供应链进行了综合比较，认为采用 SPD 供应链对医用耗材进行科学管理是大势所趋，能够提升医疗质量，提高运行效率，降低潜在风险，控制物流成本。王欣等（2017）、吴庆斌等（2019）结合实际案例，对 SPD 供应链的关键环节进行了剖析，并且对比了 SPD 供应链实施前后的工作效率和配送准确率。许翔、王伟明（2017）提出医院的传统物流管理在"采购-入库-药房-病区-患者"这一流程中存在若干问题，通过比较 SPD 供应链在药品、耗材、试剂等方面的成本量化控制效果，SPD 供应链模式的采用提升了医院药品和耗材的供应管理质量，供应链管理可以协助医院处理日常事务，最大限度降低人力成本和财力投入，合理分配资源，降低采购成本。

然而 SPD 供应链的引用也导致了诸多医院业务模式的变化，使得医院面对的主要业务风险也发生了变化。许冠吾、吴涛等（2018）从风险管控视角切入，讨论如何构建项目风险监控指标框架，以应对 SPD 项目中可能存在的资质能力风险和道德风险。宣嘉等（2017）从内部控制与风险防范的角度出发，在对风险进

行系统分析梳理的基础上,指出需要加强对供应商的考核、明确权责分工、管控信息安全风险等措施。

另一类研究关注了 SPD 供应链的供应商选择与绩效评价。夏培勇(2018)在对比传统的医院主导型传统物资供应链管理模式与新型供应链 SPD 第三方物资管理模式的基础上,梳理出医院新型供应链 SPD 管理模式下的关键环节风险,提出了以"基础管理评价、配送工作评价、结账管理评价"为核心的考核指标。申帅帅和刘军(2019)结合 A 医院药品管理的 SPD 供应链实践经验,构建了以"成本控制、效率提升、药品供应、质量管理"为一级指标的指标体系对其效果进行评价。

第四节·总结与拓展

本章重点回顾了数字化供应链的相关理论,其中包括:企业能力理论、协同理论、价值链管理理论及数字化转型理论。企业能力理论认为企业的资源和能力会随时间变化而改变,能够利用新的市场机会来创造竞争优势的新源泉,企业动态能力具有再生性、开拓性和开放性的特征。协同理论则讨论了系统当中各个要素的互相关系与发展过程,重点对供应链上各个成员和各个节点的运行进行交互管控,对供应链上的资源和数据进行信息共享,通过共同参与管理过程改善供应链成员伙伴关系,提高供应链效率、减少供应链成本。价值链管理理论强调企业的核心价值,发挥企业的整体效益与效率,立足价值链上的核心增益点来带动整体发展,以最大化企业自身的竞争优势。数字化转型理论强调企业在信息技术日新月异的背景下,需要积极实现业务流程的变化及组织结构与战略模式的变革,以应对环境的复杂性与不确定性。

2017 年,国务院将供应链的高质量发展提升到国家战略层面。随着我国数字经济的快速发展,一部分企业率先实行了数字化转型。其中华为、美的、海尔等企业取得了一定的成功,供应链数字化转型给它们带来了可观的效益。越来越多的供应链从业人员和研究学者都意识到企业进行供应链数字化转型的必要性。但是如何将传统供应链转变为数字化供应链,业界人士普遍缺乏清晰的认识。从表面上看，供应链数字化转型就是在供应链管理中引入各种新型的数字化技术，但实际上，这只是企业建立数字化供应链的基础。新一代数字技术与实体经济深度融合势必导致资源属性和信息结构发生根本性改变，因此，在技术先行的前提下，医疗机构必须注重在管理层面进行供应链数字化转型，本书所研究的医疗机构供应链数字化转型也更侧重于管理维度的研究。

本章从数字化供应链的基本概念、驱动因素与应用效果的维度，对已有研究进行了综述，并且归纳整理了医疗机构数字化供应链的相关研究。总体而言，关于数字化供应链和医疗机构数字化供应链的理论分析、现有困境、应对方法等方面，现有研究取得了一定成果。但是在以下方面还存在较为广阔的研究空间。

（1）目前关于数字化供应链的理论研究主要集中于制造业企业，已有研究主要针对制造业企业的生产成本优化、库存管理、供应商管理等提出解决方案。在医疗机构的供应链数字化管理领域，无论是理论层面还是实践层面，均有深化探索的空间。一是在理论层面探索医疗机构供应链数字化管理的要点、理念、发展方向等内容，需要选择适合中国医疗机构供应链数字化转型的理论基础，结合中国实际情况进行理论研究，在宏观政策、行业发展的大背景下，深入讨论医疗机构数字化供应链的理论定位与发展趋势。二是在实践层面实现医疗机构从物流供应管理到供应链数字化管理的转型变革，需要结合国内外医疗机构供应链数字化管理的实践经验，总结归纳适合我国国情的数字化供应链方法策略，提出切实可行的实践路径。

（2）尚未有文献从国外实践对比（横向视角）和历史发展沿革（纵向视角）的角度分析我国医疗机构的供应链数字化管理。借鉴其他国家的医疗机构供应链管理发展经验，梳理我国医疗机构供应管理的发展沿革，对于我国医疗机构供应链管理的未来发展具有重要借鉴意义。医疗机构供应链数字化管理的国际经验有助于为我国医疗机构供应链的数字化转型提供借鉴思路，取其精华去其糟粕。结合我国医疗制度改革的宏观背景，探索我国医疗机构供应链数字化管理的发展趋势和实现路径，也能够从理论层面弥补目前研究的空白。

（3）已有文献缺乏对SPD供应链嵌入医疗机构运营流程的深入探讨。SPD供应链作为一种将信息技术与供应链理念有机结合的新型管理模式，是医疗机构供应链数字化转型的发展方向和重要趋势。现有研究医疗机构供应链数字化管理的文献大多局限于 SPD 模式的某一特征,尚未有文献系统整体地分析 SPD 模式如何嵌入医疗机构的供应链管理。在国家新医改和大数据技术广泛应用的大背景下,医疗机构如何积极应对新形势下的供应链数字化管理要求突破目前的管理困境,如何继续优化提升 SPD 供应链的应用效率和效果,如何推进信息技术在医疗机构供应链数字化管理中的应用场景及创新,如何总结医疗机构供应链数字化管理的成效等,这些问题均值得进一步探讨。

（朱人杰　李颖琦　梁思源　许朝晖　马骏　杨军　张宇）

第三章
国际医疗机构供应链管理的经验借鉴

第一节 · 美国的实践经验

美国是世界上医疗体系最为发达的国家之一,但医疗机构的供应链管理依然面临挑战。美国医疗环境中,由于医疗改革、削减支出、美国医疗保险和医疗补助服务中心严格的管理制度和法规标准等原因,对医疗机构的高效供应链管理提出高要求,美国医疗机构主要采用集中采购组织(group purchasing organizations,GPO)模式来应对医疗体系供应链管理中的难点,这与美国的医疗保险制度、医疗支付方式、医院所有制、医药行业发展等因素息息相关,医疗环境中参与者的目标和动机会影响到医疗行为,包括医疗供应链模式的选择、各利益相关方的议价能力、供应链模式的运行效果等。后文将首先介绍美国的医疗保险制度及其改革历程,其次介绍美国医疗保险制度下催生的两种主要医疗供应链模式,即药品福利管理模式和集团采购组织模式,最后将介绍在两种传统供应链模式基础上的创新模式探索。

■ 一、美国医疗保险制度简介

(一)美国医疗保险制度改革历程

医疗保险制度决定了医疗服务的支付方式,进而影响医疗供应链管理模式,倒逼医疗机构提升供应链管理能力。美国在医疗保险方面独具特色,它以商业医疗保险为主体,以政府的医疗照顾和医疗救助为补充。美国作为发达国家却未能实现全民医疗保险,一直受到争议,美国医保改革一直是总统选举、党派之争的热议话题。20世纪初以来,美国政府围绕着全民医保、控制医疗费用为主要内容对医疗保险制度进行了持续性的改革,但是改革阻碍重重、进展缓慢。

1935年8月,美国颁布的《社会保障法》标志着美国基本养老保险制度的正式诞生。19世纪末20世纪初美国经济呈现出跳跃式发展,1894年美国工业总产值为英国的2倍、法国的3倍多,居世界第一位。尽管美国在经济上走在了世界前列,但是在社会福利立法方面却是落后的。早在19世纪末,为缓解劳资矛盾,西欧一些国家制定了社会保险法案,相比之下,美国在社会保险立法方面进展甚微。1929—1933年美国爆发的经济危机加速了社会保障法案的立法进程,经济危机冲击下居民的收入锐减,对医疗服务的支付能力下降,另一方面医疗服务的提供者医院和医生意识到稳定的医疗需求是其收入的保证。在此背景之下,1935年8月,美国颁布了《社会保障法》,这标志着美国基本养老保险制度的正式诞生。《社会保障法》为政府介入医疗保健领域铺了一条道路,法案规定联邦政府必须向各州提供用于母婴护理以及残疾儿童医疗服务的相关财政补贴,同时,要求联邦政府要继续加强其在国家公共卫生领域的投入和主导作用。但是该法案没有把医疗保险纳入范畴,是其一大缺陷。

1960年美国通过了《医疗援助法》(Medical Assistance Act)。这就是之后通过的美国政府公共医疗保险项目医疗照顾计划(Medicare)和援助计划(Medicaid)的前身。该法案有几个特点:首先,它不仅对最初设定的目标即老年人进行医疗援助,还扩展援助对象到视觉障碍和低收入等却没有获得公共救助的残障人群。其次,虽然联邦政府提供财政补贴,但该法案的主导权下放到各州政府,各州有权决定是否参加,并可以按照各州各自的情况制定自己的医疗救助计划。最后,该法案首次提出了有关"医疗贫困"的概念。

1965年,政府公共医疗保险项目老年医疗照顾计划(Medicare)和穷人医疗援助计划(Medicaid)获得通过。其中老年医疗照顾计划既包括了约翰逊总统和民主党提出的强制性的老年人住院医疗保险计划,筹资方式为工资税,即为Medicare Part A;也包括共和党提出的自愿参加的支付老年人医生服务费用的医疗保险计划,即为Medicare Part B;同时,穷人医疗援助计划即为美国医学会

(American Medical Association)提出的由各州政府进行独立管理运行的，扩大的收入调查医疗保险计划。

1993年9月22日，克林顿总统在向国会和全国的演讲中提出了他的医疗保险改革计划，10月，他正式向国会提交了议案，名为《医疗保障法案》(Health Security Act)，通过建立一个全国范围内的统一的医疗保险制度，筹资来源为联邦政府、州和地方政府、雇主和雇员四个方面。对医疗服务提供者进行机构重组，消费者可以自由选择就医的医疗机构，政府负责进行监管。目标是既能实现全民医保，同时能够控制住日益上涨的医疗费用。但该方案没有获得国会通过，克林顿医疗保险改革宣告失败。

2010年3月23日时任美国总统的奥巴马签署生效《患者保护与平价医疗法案》(Patient Protection and Affordable Care Act，ACA)，又被称为"奥巴马医改"，被认为是美国医保改革上迈出的一大步。奥巴马医疗改革确定的原则主要是削减成本、保证质量、公立保险选择。奥巴马医改法案中的主要条款于2014年开始得以实施，取得了一定成效，主要是扩大了医保的覆盖面，但与此同时，也出现了诸多问题，如风险补偿方式缺失，导致医疗保险保费上涨；保险交易平台不足，导致可供民众选择的医疗保险有限；筹资方式不可持续，导致难以继续扩大医保覆盖面。

为了贯彻特朗普推崇的"美国优先"战略，减少政府在医疗支出方面的巨额赤字，同时减轻企业的负担，对企业减税，促进美国经济的复苏，特朗普总统决定废除主要受益群体为低收入群体、社会福利色彩明显的奥巴马医改方案，特朗普医改方案各版本的主要目标都是减少联邦的医疗费用支出，次要的方面才是全民医保。2017年3月7日，特朗普总统和共和党公布了对ACA的替代方案，即《美国医保法案》(American Health Care Act，AHCA)。但该法案未通过众议院的投票表决。5月4日，美国众议院进行投票，最终以217票对213票的微弱优势通过了新版《美国医保法案》，并随后交予参议院进行表决。6月22日，在对众议院通过的《美国医疗法案》进行修改后，参议院对公众公布了参议院修改后的新的医疗法案，即《更好医保和解法案》，并计划在7月4日国会休会前由参议院表决。7月25日，参议院首先以51票对50票，通过了启动废除和替代奥巴马医改的辩论。但是在当天晚上就替代案进行投票时，议案最终没有通过。

至此,特朗普和共和党的此次医改以失败告终。表3-1介绍了美国医疗保险制度各发展阶段的主要改革内容。

表3-1 美国医疗保险制度主要发展及改革阶段

发 展 阶 段	改 革 主 要 内 容
1960年以前:建立以雇主为基础的私人团体医疗保险形式	20世纪30年代,美国建立以雇主提供的私人团体医疗保险制度,其具体形式为"蓝十字"计划和"蓝盾"计划构成的预付式第三方支付的医疗保险计划。"双蓝"医疗保险计划是由非营利的医疗保险组织提供,"蓝十字"和"蓝盾"组织是由特定地域的医生、医院和其他医疗服务提供者组成的独立的团体。"蓝十字"医疗保险计划对患者的住院费用进行报销,而"蓝盾"医疗保险计划主要对医生的诊疗费用进行报销
1965年以后:政府开始介入医疗保险领域	● 通过政府公共医疗保险项目医疗照顾制度和医疗补助制度,很大程度地扩大了美国医疗保险的覆盖面,为老年人、残疾人和穷人提供了与拥有雇员保险人群相同的就医机会 ● 20世纪60年代,除了通过了医疗照顾制度和医疗补助制度项目以外,在约翰逊总统的推动下,还生效了包括母婴护理、儿童补充养育计划、社区卫生中心等一系列医疗保障方案
克林顿时期全民医疗保险改革(1992年)	建立一个全国范围内的统一的医疗保险制度,筹资来源来自联邦政府、州和地方政府、雇主和雇员四个方面。对医疗服务提供者进行机构重组,消费者可以自由选择就医的医疗机构,政府负责进行监管,主要包括以下内容: ● 促进企业为员工购买保险。① 雇佣者必须为员工购买医疗保险,且雇佣者的医疗保险负担比例规定为80%,员工自付比例20%。② 允许5 000人以上的企业自己提供医疗保险,但缴纳一定的税收,税收用于救济无保险者。③ 在给员工购买保险方面,给予小企业更优惠的补助 ● 对商业医疗保险市场规制。① 保险公司不得对投保者的病例、年龄等条件进行筛选,并提高保险费用。② 费用均等化,不能因为医院等条件的不同制定不同费用。③ 政府会对一部分保险项目设立最低医疗给付线以外的保险 ● 增加政府的管理作用:① 建立政府主导的国家保障局(National Health Board),对全国各个州市场和医疗费用支出进行审查和监督,同时还设定医疗保险给付基准。② 政府主导在各地区建立小企业和自营者的保险共同购入组合(health purchasing alliance),其作用一方面在于为个人和企业提供更适合的保险方案,一方面在与保险公司、医院、医生组成的联合体谈判时,就可以发挥整体优势,从而降低医疗费用,提高医疗质量。保险共同购入组合将通过投标方式购入医疗保险公司提供的团体保险,提供一个机制去促进竞争和保护消费者利益,从而控制医疗保险价格。③ 筹集医疗资金,增加特定税收

发 展 阶 段	改 革 主 要 内 容
奥巴马时期全民医疗保险改革（2010 年）	奥巴马为医疗改革确定的原则主要是削减成本、保证质量、公立保险选择。具体包括以下七个方面的内容： ● 保证选择性。医疗改革的目标之一是让每个美国人都能够选择自己的医疗保险计划和医生。政府可以通过建立公立医疗保险机构参与医疗保险行业的市场竞争 ● 控制成本。具体措施包括减少医疗资源浪费、欺诈行为和高额的管理费用，减少不必要的医疗检查和医疗服务，减少那些只增加成本、不改善医疗服务的无效行为 ● 维护家庭财务稳定。通过减少企业、个人承担的医疗保险费用及其他医疗支出，使家庭财务状况处于良好状态。防止家庭成员因患病尤其是重病而陷入财务危机 ● 增加疾病预防和保健方面的投入。具体内容包括两个方面，一是减少肥胖人群的比例，减少吸烟人群的比例等；二是增加体育运动和预防性治疗服务等方面的投入 ● 增加医疗保险的可流动性。改变将人们的医疗保险锁定在一个就业岗位上的做法，增加医疗保险的可流动性 ● 保证全民享有医疗服务。通过医疗改革，最终使每个生活在美国的公民都能够享受到社会为其提供的医疗保险或医疗服务 ● 增加经费投入，保证医疗质量。针对部分国民存在的因扩大医疗服务范围而降低医疗服务品质的担心，此次医疗改革提出了增加经费投入，以防止因改革而降低医疗品质的情况发生
特朗普时期全民医疗保险改革（2017 年）	● 特朗普医改方案包括废除奥巴马医改的强制条款，即不再强制要求个人必须购买医疗保险和企业必须为员工购买医疗保险；废除联邦政府对个人购买医疗保险的补贴，改为采取购买医疗保险的费用完全作为税前抵扣的方法来激励民众购买医疗保险，从而让获得奥巴马医改补贴的那些受益者（即那些没有资格参加雇主医保和政府公共医保项目的人）利用抵税优惠节省下来的钱去购买医疗保险；奥巴马医改对接受医疗补贴的人的医疗花费没有限额，而新法案对人均花费设定了限额，以旨在提高医疗保险资金的使用效率；联邦对医疗补助项目的拨款将设定限额，从而削减对低收入人口的医疗支持，同时取消了奥巴马医改中对富裕人群的增税 ● 特朗普医改方案也保留了奥巴马医改方案中受到民众认可的一些内容，包括不允许保险公司拒绝有严重病史的人的投保要求或者对其提高保费，继续允许 26 周岁以下的子女保留在父母的医疗保险计划中等

（二）美国医疗保险体系的构成

在改革演进过程中，美国逐渐形成了以私营医疗保险为主体、以政府医疗照顾和医疗救助为补充的医疗保障制度，它根植于美国的政治、经济和文化土壤之中,独具特色。当前美国的医疗保险体系主要有三大板块,分别是社会医疗保险、私营医疗保险和管理式医疗组织。

1. 社会医疗保险·社会医疗保险,由联邦政府和州、地方政府管理,主要是帮助弱势群体的强制性的医疗保险计划。社会医疗保险主要有五种:医疗照顾制度(medicare)、医疗补助制度(medicaid)、工伤补偿保险、少数民族免费医疗和军人医疗计划。

医疗照顾制度(medicare)是对 65 岁以上及 65 岁以下因残疾、慢性肾炎而接受社会救济金的人提供的医疗保险,保障的范围包括大部分的门诊及住院医疗费。医疗照顾制度由两部分组成,分别是住院保险和补充医疗保险。住院保险是一个典型的社会保险计划,用于支付被保险人的住院费用以及其他机构如收容所、专业护理设施等相关费用。补充医疗保险是一个自愿项目,帮助支付医生提供的规定范围内的服务费用和门诊服务的费用。医疗照顾制度的资金管理与我国养老金相似,参保人在工作时定期缴纳工资税和保费,并在退休后享受医保服务。医疗照顾制度的资金来源主要有两块,3/4 的资金来源于社会保障税。美国联邦的社会保障税依照雇员工资的 15.3% 征收,其中雇员和雇主各按照工资的 7.65% 缴纳社会保障税。另外 1/4 来自符合享受"医疗照顾"项目人群的每月匹配支付的费用,2000 年为每人每月 45.5 美元。

医疗补助制度(medicaid)是美国法律对低收入人群和家庭提供医疗服务的规定,由联邦政府和州政府对低收入、失业和残疾人群提供医疗项目,资金来源于政府的一般税收,由联邦政府承担 55%、州政府承担 45%,医疗服务项目主要包括门诊、住院、家庭保障等。部分州还会提供药品、眼镜、助听器等项目的医疗资助。

除了医疗照顾制度和医疗补助制度外,还有工伤补偿保险、少数民族免费医疗、军人医疗计划作为社会医疗保险的补充。工伤补偿保险是各州普遍实行的一种基本社会保险计划,雇主必须为雇员向保险公司购买工伤保险。雇员因工伤事故而致残或损伤时,由保险公司支付治疗期间的工资和全部或部分医疗费用。少数民族免费医疗的享受对象为印第安人和阿拉斯加少数民族,美国有 50 所专门医院为少数民族提供医疗服务。军人医疗计划是由联邦政府向现役军人、退伍军人及其家属提供的特殊医疗保障项目,由专门的军队医疗网络系统提供医疗服务。

2. 私营医疗保险 · 私营医疗保险在美国医疗保险中举足轻重，私营医疗保险公司扮演重要角色。美国约 50% 的医疗费用来自私营医疗保险计划，同时政府医疗保险计划的很多落实工作是由私营医疗保险公司去执行的。私营医疗保险公司主要有两类，一类是非营利性健康保险公司，主要代表有蓝盾、蓝十字公司，它们是医生和其他民间机构发起和组织的，为投保者提供门诊和住院服务保险。另一类是商业保险，以营利为目的，提供个人和团体医疗保险。有稳定工作的美国人大多通过雇主获得商业医疗保险，个人和雇主共同承担购买医疗保险的费用。不同的保险公司会与不同的医疗机构进行合作。保险公司经过评估后判断是否接受医疗机构成为其医疗提供者，而医疗机构需要衡量保险公司的合作条件决定是否加入。参保人在选择保险公司的同时自然会考虑保险公司的合作医疗机构能否满足自己的健康需求。

3. 管理式医疗组织 · 美国还有一种特殊的医疗保险形式，即管理式医疗组织，是一种将参保人、医疗保险机构、医疗服务提供机构及其他利益相关方相结合的管理机制，属于由第三方商业机构经办运作的医疗保险模式，提供管理式医疗的组织会与一些医疗服务提供者签订合同，通过控制医疗费用等措施，以更低的成本为其会员提供质量更高的医疗服务。管理式医疗组织种类复杂，当前最受欢迎、具有代表性的模式是健康维护组织（Health Maintenance Organization，HMO）和特约医疗组织（Preferred Provider Organization，PPO）。2018 年，PPO 的参保人数达到 1.66 亿，HMO 的参保人数有 0.95 亿。

健康维护组织起源于 20 世纪 30 年代，是以预付费的方式为特定人群提供医疗服务的医疗机构。早期的健康维护组织通常是自己拥有医院或雇佣医生，后来进一步扩展至与多个医院、医师协会或医生个人签订合同。会员缴纳一定费用后，可以在健康维护组织签约的医疗机构网络内，免费或以较低的价格享有包括预防保健在内的多种医疗服务，避免过于高额的自付费用。健康维护组织模式将参保人适用保险的范围限制在直接为健康维护组织工作或与之签约的医生或医院。除紧急情况外，选择签约网络外的医疗机构则需要全部自费。此外，健康维护组织的参保人通常有其固定的初级保健医生，必须通过转诊才能去看专科医生。健康维护组织是各类计划中限制条件最多的类型，通过牺牲个人选择的灵活性换取更低的费用。图 3 - 1 为 HMO 模式中的典型代表美国凯撒医疗(Kaiser Permanente)的模式形式。

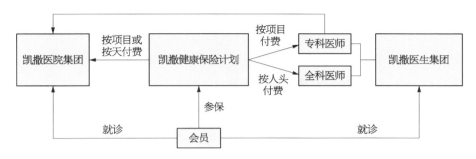

图 3 - 1 凯撒医疗为代表的健康维护组织模式形式

特约医疗组织模式则赋予参保人较大的选择权,无须转诊即可选择任何医生。在保险范围上,若被保险人选择签约网络外的医疗机构,特约医疗组织仍会为其支付部分医疗服务费用。较为自由的选择权与较大的保险范围,使得参加该模式所缴纳的保费与自付额相对较高。

管理式医疗组织由于其在节省医疗费用和提高医疗质量方面的成效,已逐渐成为美国占主导地位的医疗保险形式。这种模式不仅几乎覆盖了全部的商业医疗保险市场,更逐渐成为医疗照顾项目、医疗补助项目和军人医保计划中可选择的方案。美国 2019 年管理式医疗的覆盖情况为,参加管理式医疗的人数占到了全国总人口的 75.4%。若排除无任何医保的人口,在所有拥有医疗保险的人群中,选择管理式医疗的人数占比高达 83.1%。其中,军人医保计划全部实行管理式医疗,商业医疗保险也近乎全部选择管理式医疗。

■ 二、美国医疗机构供应链管理发展的背景

供应链管理是一个有效整合供应商、制造商、仓库和销售商的过程,以便在正确的时间、正确的地点、以正确的数量生产和分销商品,从而在满足服务水平要求的同时最小化全系统成本。在零售业环境中,这个过程是众所周知的,并且已经使用了很长时间。沃尔玛(Wal-Mart)和戴尔(Dell)等组织已设法精简其供应链网络,成为行业领导者。术语"供应链管理"可以方便地分为两个领域:库存管理和分销。除了这两个领域,还有许多其他对简化流程至关重要的决策,例

如设施位置、材料采购，以及适应系统和环境的变化。尽管库存管理和分销在零售环境中并不新鲜，但在医疗保健行业，供应链管理一度被认为是一个低价值领域。但是研究表明，通过加强分销和库存管理，可以节约成本并带来潜在收入。据估计，通过更好的库存管理和成品医疗材料的分配，医院可以将其总费用至少降低 2%。关注供应链管理相关运营问题的研究有所增加。大多数研究都与多级库存模型有关。多级库存管理是指在供应链网络的多个层次上对库存进行管理，并协调配送过程。这些想法最初是在零售业及制造业中实施的，后来扩展到了医疗保健行业。总体而言，以往医疗供应链管理关注的问题主要是如何提高效率，降低成本。

根据美国急救医疗研究所（Emergency Care Research Institute，ECRI）发布的《2022 年十大医疗技术危害》（Top 10 health technology hazards for 2022）报告，供应链短缺给患者医疗照护带来风险已成为值得在来年给予最大关注的潜在危险源之一。新型冠状病毒感染（COVID‑19）的全球爆发为医疗器械供应链制造了一场"完美风暴"，这是一场全球规模的供应链危机，多个产品线突然处于高需求状态，而围绕精益库存模型设计的供应链却不足以支持。事实上，供应链的脆弱性是新型冠状病毒感染大流行之前就存在的一个问题，它源于以下几个因素：① 降低成本的压力促使医疗器械制造商和经销商从离岸制造商处采购产品，并促使医疗机构持续依赖及时交付的精益库存。② 医疗保健提供商之间正在进行的供应商标准化导致更少的制造商和分销商签订合同。这与许多制造商和分销商只提供有限数量的供应的事实相结合，就影响了产品的可及性。③ 供应链的复杂性和与原材料各种来源地相关的脆弱性为供应链专业人员造成了盲点，当制造商无法或不愿意提供供应时，只剩下不知所措。供应链的中断、产品不可及，可能导致无法治疗患者和保护医务人员，这可能导致患者和临床医生受伤、患病甚至死亡。流行病的传播、全球贸易的不确定性、地缘政治的动荡对医疗供应链的稳定性、安全性提出了更高的要求，也将成为医疗供应链管理未来的发展方向。

（一）美国医疗保险制度下的药品福利管理模式

美国的医疗保险主要由商业保险机构进行管理，这些机构基于商业逻辑需要降低支出、控制医疗费用，进而催生出了美国特有的药品福利管理模式

(pharmacy benefit management，PBM)。药品福利管理企业提供专业化的第三方服务，通过联通从制药商、医疗机构、药店、患者、保险公司多方，进行医疗服务全过程的监控，以提高医疗资金的利用效率。药品福利管理机构主要为商业保险公司提供处方药第三方专业经办服务，主要代理处方药的支付。美国约有10％的医疗费用是用以购买处方药的，患者拿着处方可以在定点药店，包括网上药店去购买处方药，药品福利管理企业提供处方验证、审核及保险内费用的支付。商业保险通常委托一家专业的药品福利管理企业来处理价格谈判、保险索赔和处方药的分销。药品福利管理企业具有多功能，即负责制定和管理医保的药品目录、与药店签订供应合约、与药品生产企业谈判以获得折扣，同时经办保险受益人的处方药报销。图3－2为药品福利管理模式的简易流程。

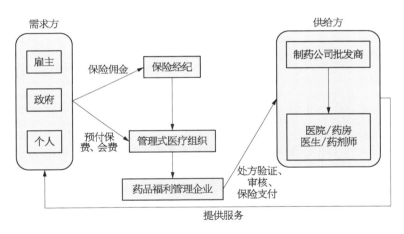

图3－2 药品福利管理模式

(二) 美国医疗保险制度下的集团采购组织模式

为了控制医疗费用，美国采用第三方代理机构专业化和规模化、集约化的管理模式降低成本，除了药品福利管理模式以外，还有一种代表性模式，即为集团采购模式(group purchasing)。集团采购组织(group purchasing organizations，GPOs)是医疗机构团购商品(如药品、医疗器械、IT服务、医院后勤服务等)，通过团购提高议价能力，与制造商、分销商和其他供应商协商议价，取得折扣价，从而降低医疗成本和提高效率。图3－3为集团采购组织模式的简易流程。集团采购组织模式是美国医疗机构主动要求节约成本、推动精细化管理的产物。集团采购组织主要开展药品采购竞价和供应链管理的工作，通过规模经济和议价能力为美国医疗机构节省成本和提高效率，从而推动医疗服务的有效供给。根据美国医疗保健供应链协会（Healthcare Supply Chain Association，HSCA）2019年度报道的数据显示，集团采购组织模式每年可为美国整个医疗卫生系统节省341亿美元，并预测在未来十年内能为美国医疗卫生系统节约费用共计4 566亿美元。

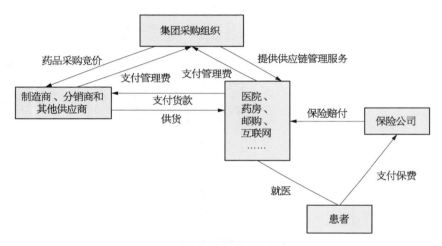

图 3-3 集团采购组织模式简易流程

（三）药品福利管理模式与集团采购组织模式的区别

药品福利管理企业和集团采购组织在医疗保健供应链中扮演了不同的角色。从影响范围来看，集团采购组织的范围更广，包括药品、医疗器械和其他产品及服务，而药品福利管理企业覆盖的范围主要是药房销售的处方药。在药品领域，集团采购组织主要负责住院用非专利药品（包括生物类似物）的合同，而专利药和生物制品的处方则主要由药品福利管理企业负责。从影响深度来看，药品福利管理企业对处方药供应链的渗透比集团采购组织更深入，控制费用的能力更高，由于药品福利管理企业有医保处方审计的权力，可以影响医生的处方行为，例如鼓励医生开更便宜的仿制药，药品福利管理企业能够管控医保药品供应渠道，使其议价能力更强，还可以通过医保药品目录的制定，加强对费用的控制。可见，药品福利管理企业是通过集约化和专业化对药品费用进行管控，而集采购组织仅是通过集约化采购来控费。

(四) 传统医疗供应链的缺陷

医疗价值链存在一些固有缺陷。传统的医疗价值链上主要有四方参与者，一是供应链上生产产品的制造商；二是集团采购组织和分销商，背后聚集了大量医院，试图利用规模经济，同时通过收取管理费和分销费为其运营提供资金；三是医疗服务的提供者，如医院，在为患者提供医疗服务的同时消费医疗产品；最后，是付款人，为提供者的服务付费，如患者个人及其雇主。在医疗价值链中，产品（药品、设备、用品等）被运输、储存，并最终转化为患者的医疗服务。第三方集团采购组织代表供应商进行谈判，但资金来自制造商支付的管理费，通常以销售额的百分比为基础。这种安排引发了一个问题，即集团采购组织将以多大的努力进行真正的谈判，因为集团采购组织谈判越积极，其从制造商获得的收入潜力就越低，分销商通常也是按照销售收入为基础收取费用。因此，医院花费在小型快速移动物品上的物流配送费可能反而比大型慢速移动物品的成本更高。另一个问题是，许多分销商也是主要制造商，因此他们可以利用自制产品的利润给到分销费用一定的折扣。如果这种情况经常发生，医院可能会被迫转向分销经销模式。

■ 三、美国医疗供应链管理模式创新

美国传统医疗供应链中集团采购组织和分销商扮演了重要作用，但如前文所述，集团采购组织和分销商的参与会带来天然的缺陷。下面将介绍两种创新的医疗供应链模式，即 Mercy 模式和内布拉斯加州医疗中心模式（The Nebraska Medical Center Model），这两种模式都摆脱了对集团采购组织和分销商的依赖，前者采用完全内部管理的模式，后者则是采用完全外包的模式解决供应链需求。

(一) Mercy 模式(The Mercy Model)

总部位于美国圣路易斯的 Mercy 健康系统公司（Mercy Health System）创建了一个名为资源优化和创新（resource、optimization and innovation，以下简称 ROI）的新供应链部门，将供应链作为企业的一个价值领域。ROI 通过减少对第三方中介机构（如集团采购组织和分销商）的依赖，简化了医疗保健供应链。

ROI 创建了自己的集团采购组织，直接从供应商处购买所有产品，消除了对第三方集团采购组织的需求。ROI 还直接从供应商处接收产品到仓库，并将其直接运送到医院，消除了对第三方分销商的需求。其结果是一种新的供应链模式，将医疗保健产品的制造商和用户更紧密地联系在一起。ROI 将 Mercy 的供应链从成本中心转变为收入中心。

在传统的分销模式中，供应商将产品运送给分销商。在经销商的仓库，产品被包装成托盘，并运到每家医院的仓库。然后，医院仓库接收托盘，将其分解成较小的数量，并储存产品，直到医院需要它们。有时产品也直接从供应商处订购。在这种传统的模型中，系统中有大量的库存。这使得交付数量相对较低，从而降低了运输和订购成本。但是，无论是库存持有还是所需的大量物料搬运，都会带来高昂的成本。

在 Mercy 模式中，供应商直接将货物运送到称为中央服务中心的中央仓库，该中心位于密西西比州斯普林菲尔德市。中央服务中心将货物分解成更小的单元，并重新包装，以供医院使用。这些物资随后直接运往医院，称为战略服务单位。Mercy 网络由四个州的大约十家医院组成。如果医院与中央服务中心的距离不够近，则将物资交叉停靠在中间位置。在这种模式下，集中仓库系统取代了分销商，不再需要医院仓库。

在这种较新的模式中，中央服务中心全权负责物料处理和库存管理。斯普林菲尔德的中央服务中心接收来自供应商的货物，然后对其进行分解、重新包装、条形码编码和存储。中央服务中心每天晚上通过中央服务器接收第二天的需求订单。这些订单显示在提货单上，根据目的地进行提货、分拣、包装，并在清晨发货，运输卡车在一天结束后返回中央服务中心。

在 Mercy 模型中，与传统模型相比有许多改进。供应商和医院之间不使用第三方，提高了效率，消除了第三方加价费用。Mercy 甚至拥有自己的卡车车队，以进一步降低成本。占总成本的很大一部分的库存持有成本和材料处理成本，与传统模式相比可大幅降低。

此外该系统包括自动为护士挑选药物的药柜，以及通过扫描护士徽章、患者臂带和药物来验证药物的床边扫描系统。这每年消除了 178 000 多个用药错误，例如给错患者用药或给错患者剂量。中央服务中心每晚对所有药品柜进行轮询,并自动下载所需药品的补货订单。

(二)内布拉斯加州医疗中心模式(The Nebraska Medical Center Model)

内布拉斯加州医疗中心使用的是另一种没有利用传统集团采购组织模式和分销商系统的模式。在内布拉斯加州模式中,整个供应链外包给一家公司卡地纳健康公司(Cardinal Health,Inc.)。卡地纳健康公司在同一个城市奥马哈有一个仓库,每周向医院发货四次。内布拉斯加州医疗中心向卡地纳健康公司支付单一固定费用来管理医院的库存,采用的是供应商管理的库存模式(vendor managed inventory,VIM)。该采购模式是供应商和采购商在成本最低的目标下,共同达成由供应商来管理库存的协议。与此同时根据执行的情况,会适时监督和修正协议的内容,从而使库存得到持续性的有效的管理方式,使双方的合作性策略不断得到改进和更新。供应商管理库存模式因此具有合作性、互利性、互动性、协议性的四个特点。供应商管理库存模式的创新性主要在于打破了以往的库存管理模式,不再像传统模式"各自为政""各自为营"。供应商管理库存模式中的采购商只用将自己的需求信息及时传递给供应商,由供应商来根据这个需求信息来推测和安排需求量,并制定出总体筹划,在指定时间内将指定的品种按指定的数量送达到指定的地点。

与 Mercy 不同,内布拉斯加州医疗中心是一家单一地点的医院,无法利用规模经济创建更高效的供应链系统。内布拉斯加州医疗中心通过完全外包库存管理系统,以及采用供应商管理库存模式,内布拉斯加州医疗中心不仅不需要担心运输成本、材料搬运成本等,而且由于卡地纳健康公司拥有所有内布拉斯加州医疗中心库存,内布拉斯加州医疗中心也不需要将其资本用于持有库存。

(三)Mercy 模式与内布拉斯加州医疗中心模式对比

Mercy 模式和内布拉斯加州医疗中心模式均不依赖集团采购组织和分销商的复杂网络来满足其库存需求。这两种系统都不依赖于医院仓库的使用,并且都将医院的物料处理最小化。此外,两种模式也都是通过频繁发货,来尽量减少医院所需的库存,同时保持较低的缺货率和较高的填充率。两种模式又各有特点,尤其是在供应商和采购商之间的合作模式上。表 3-2 对两种模式的特点进行总结。

表 3–2　Mercy 模式与内布拉斯加州医疗中心模式的特点总结

Mercy 模式特点	内布拉斯加州医疗中心模式特点
● 完全内部管理模式	● 完全外包模式
● 多个地点的医院(系统)	● 单一地点的医院
● 倾向获得运营控制权	● 通过合作关系实现卓越运营
● 与供应商保持紧密联系	● 采用供应商管理的库存模式
● 依赖规模化形成的买方谈判优势	● 通过系统和运营的集成实现信息共享

第二节 · 日本的实践经验

　　作为医疗发达国家之一，日本的医疗机构供应链发展也在全球处于领先，特别是在精细化管理、成本优化、医疗资源的合理使用等方面有不小的参考价值。然而，日本的医疗机构供应链发展离不开日本医疗保险制度的发展及保险费用支付方式的改革，在迅速的少子高龄化导致日本医疗费用不断增长的情况下，日本医疗供应链管理模式也受到了直接的影响。在此章节，将从三大板块介绍日本的实际经验，分别为日本具有特色的医疗保险制度，医疗费用管控方式及医疗供应链管理的发展过程，其中包含日本 SPD 运用的具体案例，给我国的医疗机构供应链数字化转型的探索过程带来一定的启发。

■ 一、日本医疗保险制度简介

（一）日本医疗保险制度改革历程

　　日本的国民皆保险制度非常有特色，成立于 1961 年，在日本已拥有 50 年以上的历史，具有三大特征。第一，国民皆保险是一种可以保障日本国民全员参与的公立医疗保险（除了拥有日本籍的国民，在日本居住的外籍人员在一定的条件下也可使用）；第二，每人携带自己的保险卡可随时在全国所有医疗机构自由公平地选择自己所需的医疗服务；第三，每人每月虽然基于社会保险需要支付一定的保险费用，但为了保障国民皆保险，日本政府也投入了不少的财政支持，保证日本国民可低价享受高质量医疗。日本的医疗保险制度基于百年前成立的健

康保险法,根据世界情势的变动,国家产业的发展以及社会人民的状况,日本的
保险制度逐步调整,完成国民皆保险之后也在不断完善其内容,如表3-3所示。

表3-3   日本保险制度发展过程

区　分	背景和主要目的	年　代	改　革　内　容
实现国民皆保险之前	● 社会保险思想的出现 ● 战后的生活困难者的救援 ● 建立社会保障制度的基础	1922年	(旧)健康保险法发布: 针对就业者开始疾病保险制度,符合一定条件的被保险者可享受保险
		1938年	(旧)国民健康保险法发布: 针对日本全国国民的健康保险制度,成为后续国民皆保险制度的基础
国民皆保险的实践	● 高度经济成长和国民生活水平提高 ● 以社会保险为主,从扶贫到防贫	1958年3月	国民健康保险法修改(国民皆保险): ● 从1961年4月开始在全国各地强制推行国民健康保险制度 ● 针对同一疾病的给付期限定为3年 ● 保险给付范围不可小于就业者健康保险的范围
		1958年10月	诊疗报酬点数表的实施
		1961年	实现国民皆保险
优化制度	● 国家进入稳定成长期 ● 1984年成为世界寿命最长国家 ● 社会保障费用的合理化	1973年	● 老年医疗费给付制度的实施: 70岁以上的高龄者的医疗费免费(自费负担为零) ● 高额疗养费制度的实施(详见图3-6)
		1982年	老年保健法制度: ● 高龄者开始负担一部分的医疗费用 ● 推进高龄者的疾病预防 ● 减少没有必要的医疗行为、住院时长
		1984年	健康保险法的修改: 被保险人自费负担10%
应对少子高龄化时代	● 少子高龄化加速 ● 社会保障费用的合理化	1990年	老年福祉法等有关八法的修改: 积极推进居家护理服务
		1997年	健康保险法的修改: 被保险人自费负担20%

续　表

区　分	背景和主要目的	年　代	改　革　内　容
经济构造改革	● 社会保障费用的删减（每年降低110亿元） ● 2005年进入人口减少期	2000年	老年保健法的修改： 高龄者本人自费负担10％
		2002年	健康保险法的修改： 被保险人自费负担30％
		2006年	医疗制度改革： ● 推进医疗费合理化 ● 后期高龄者医疗制度的公布 ● 保险者的重组、统合 ● 确保医生人数
		2008年	后期高龄者医疗制度的实施
		2015年	医疗保险制度改革法实施： 扩大给予国民健康保险的财政支援
		2018年	国民健康保险的财政运营主体从市町村（小地区）改为都道府县（大地区）

（二）日本当前医疗保险制度的结构

日本的公立医疗保险分为三大板块，分别是被用者保险、国民健康保险、后期高龄者医疗制度，如图 3-4 所示，日本国民加入的保险会根据年龄及所属有所不同。被用者保险主要针对被雇佣者以及被该雇佣者抚养的家属，有大企业的员工及家属可加入的健康保险组合、中小企业的员工及家属可参加的全国健康保险协会，以及公务员、教职员及其家属可加入的共济组合。国民健康保险针对自营业、无职业和其家属，以及退休后的被雇佣者和其家属。超过 75 岁之后，国民将加入后期高龄者医疗制度。

在医疗机构接受医疗服务后，患者使用保险卡在医疗机构收费窗口根据所规定的负担比率支付全医疗费用的一部分，原则上自身负担比率是 30％（进小学前或 70～74 岁为 20％、75 岁以上为 10％、70 岁以上但具有一定收入所得为 30％），剩下的医疗费用由各医疗保险管理机构支付，如图 3-5 所示。在日本，支付医疗费用的节点在所有医疗服务结束之后，而不是在挂号、检查、诊疗等各个环节之前，也是一个在全球各国罕见的特点。

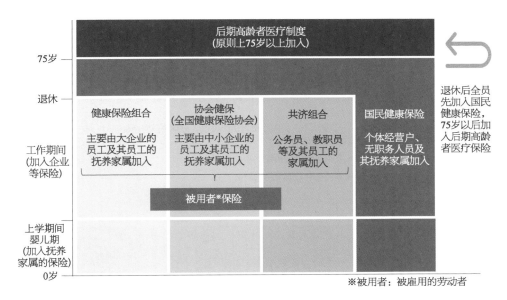

图 3-4 日本医疗保险种类

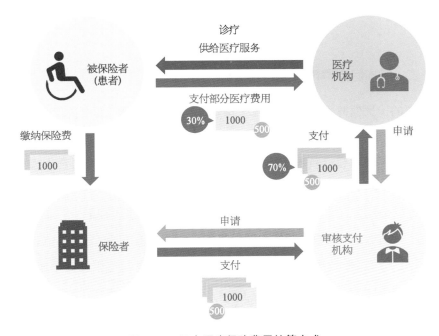

图 3-5 日本医疗保险费用结算方式

日本医疗保险制度除了以上特征，还拥有高额疗养费制度，这是一种医疗费用偏高时可适用的制度，若在医疗机构或药房的收费窗口所支付的医疗费用在1个月之内超过一定的额度，超过的费用将由保险机构负担，可减轻患者本人的负担。例如图3-6所示，假设医疗费用花了5万元，适用该制度时根据所定的计算方式可将患者自身的实际负担金额将降到4 500元以下。

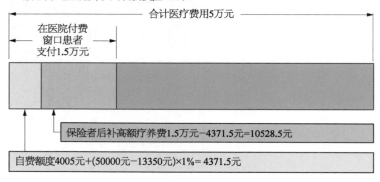

图 3 - 6   日本高额疗养费制度

■ 二、日本医疗费用管控方式

日本的国民医疗费用主要来源于保险费用，占到 49％（其中被保险者 28％、事业主 21％），其次是财政支出占 39％（其中国库承担 26％，地方政府承担13％），最后是患者自己负担 12％，而具体的医疗费用支出是根据日本诊疗报酬制度来计算的。日趋严峻的少子高龄化导致医疗费用不断地增长，日本财政受到的影响也越来越大。为了降低医疗机构的医疗费用，除了定期的诊疗报酬点数改定，早在 2003 年日本就建立了按病种付费（diagnosis procedure combination，DPC）制度，开启了按病种付费的降本征程，而当前 DPC 制度的运用已处于成熟阶段。

（一）诊疗报酬制度简介

在日本，患者接受医疗服务时，患者本人与医疗保险管理机构需要向医疗机构支付的医疗费用是由日本政府厚生劳动大臣所规定的统一公定价格决定的。在健康保险法第二节第一款"疗养的给付以及住院时的餐费、生活疗养费等的给付"里的第 63 条"疗养的给付"规定了问诊、检查、用药、诊断、手术、入院等医疗行为均为疗养的给付对象,且厚生劳动省公布的诊疗报酬的算定方法明确地规定这些医疗行为都需要根据各项具体内容赋予指定的点数(1 点固定为 10 日元,约为 0.5 元人民币)来计算实际的医疗费用。比如某一位患者因感染上流感导致发热,在医疗机构看病取药时的诊疗明细书如表 3 - 4 所示。此时诊疗报酬点数是合计 731 点,医疗费用合计则 731 点×0.5 元＝365.5 元,其中患者需要在医疗机构的收费窗口支付的金额是相当于整体医疗费用 30％的 109.65 元。

表 3 - 4　诊疗明细书

患者病号	XXX	姓名	XXX	就诊日期	XXX
就诊科室	XXX				

项 目 名 称	点　数	次　数
初诊费用	288 点	1 次
功能强化加算	80 点	1 次
流感病毒抗原定性	139 点	1 次
鼻腔、咽喉拭子采取	5 点	1 次
免疫学检查判断	144 点	1 次
处方费用(其他)	68 点	1 次
一般名处方加算	7 点	1 次
合　计	731 点	

诊疗报酬制度不仅保障医疗机构能够从医疗保险管理机构或国民健康保险收取医疗费用,而且作为一种日本医疗行为的标准,在指导日本医疗达到应有的水平方面也起着一定作用,该制度具体包含四大作用:① 把所有需要的医疗行为规定为廉价的公立医疗保险也可使用的对象;② 指导医疗政策实现医疗服务的供需匹配;③ 提高医疗服务的质量;④ 有效控制整体的医疗费用。

为进一步维护诊疗报酬制度,保证该制度可发挥适当的作用,诊疗报酬的点数一般根据医疗的进步程度及日本的经济状况,每两年改定一次内容。在年末政府编成国家预算时，决定诊疗报酬整体的改定率，然后根据该改定率咨询中央社会保险医疗协议会（以下简称"中医协"）的意见。中医协由公益委员（学者等）、诊疗方委员（医生代表、日本医师会等）、支付方委员（健康保险机构代表等）三方构成。中医协将根据前次改定的影响，结合厚生劳动省的社会保障审议会医疗保险部会及医疗部会的基本改定方针，决定对各项医疗行为进行点数改定的内容，进而调整各项诊疗报酬的具体金额。

由于诊疗报酬点数的改定将直接影响各家医疗机构的经营，如果点数改定存在导致某一领域的医疗机构陷入经营困难的风险，日本保险医疗制度也将难以持续。因此，为了保持日本国民皆保险的稳定运营，结合实际情况，定期重新评估诊疗报酬定数表的意义非同小可。虽然诊疗报酬点数的改定对有效控制医疗费用的上升起了一定的作用，但日本医疗费用控制的精髓更在于 DPC 制度的应用。

（二）DPC 制度简介

DPC 制度是根据政府的决定，2003 年 4 月从 82 家特定功能医院开始实施，针对急性住院治疗的诊断分类，制定每一天住院定额费用的制度。DPC 的全称是 diagnosis procedure combination，是日本独自开发的、全新的诊断分类，是诊断内容（diagnosis，投入最多医疗资源的疾病名称）和诊疗行为（procedure，手术、治疗方式等）的组合（combination）。当前 DPC 有 4 955 种诊断分类，其中 2 462 种分类被视为有均质性，可制定固定的支付标准，已有住院时每一天的详细诊疗报酬点数的标准值。

DPC 的诊疗报酬支付方式由各项诊断分类为基础的定额支付方式与按项目支付方式组成，定额支付部分由每一天的诊疗报酬点数（分三阶段设定）、住院天数、医疗机构系数三者的乘积算出，详见图 3-7。

由于定额支付部分包含检查、诊断、用药、注射及其他点数较低的治疗方式，可引导医疗机构为了保留利润，尽量控制成本，降低整体医疗费用，但仍有利有弊，与按项目支付方式相比，可见以表 3-5 所示的优点缺点。

DPC 定额支付方式的对象虽然被定义为差异较小，临床效果比较接近的诊疗行为或患者群，但在现实的医疗之中，必有一定的频率发生例外的病例，无法担保诊疗报酬的均质性，也需要例外的处理。另外，医疗机构的水平也有一定的差异，需要定期评估各家医疗机构及设定适当的医疗机构系数作为调整。

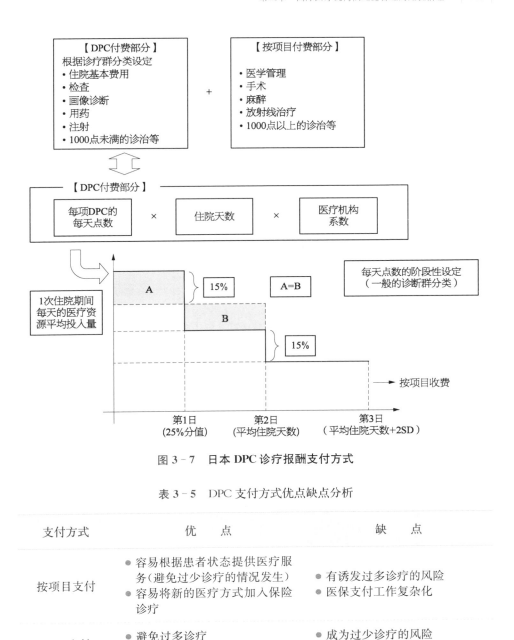

图 3-7　日本 DPC 诊疗报酬支付方式

表 3-5　DPC 支付方式优点缺点分析

支付方式	优　点	缺　点
按项目支付	● 容易根据患者状态提供医疗服务（避免过少诊疗的情况发生） ● 容易将新的医疗方式加入保险诊疗	● 有诱发过多诊疗的风险 ● 医保支付工作复杂化
DPC 支付	● 避免过多诊疗 ● 简便执行医保支付等事务工作	● 成为过少诊疗的风险 ● 诊疗内容的不透明化

　　DPC 制度施行至今已有近 20 年的历史，定额支付方式已覆盖医疗总费用的 70％以上，基于政府与医疗机构之间的不断磨合及改善，实施效果逐渐增大，如图 3-8 所示，定额支付对象的诊断分类的医疗成本达到明显的下降。

■制度执行后的住院日数变化（胆囊结石，手术治疗）

> ✓ 关于23所大学医院的胆囊结石相关手术（胆囊结石，腹腔镜下胆囊切除术式，无其他伤病）的住院天数对比（2003年 *vs.* 2016年）
> ✓ 住院天数从14.66天缩短为6.98天，并且住院天数的偏差也变小
> ✓ 2016年的全DPC对象医院的平均住院天数是6.54天

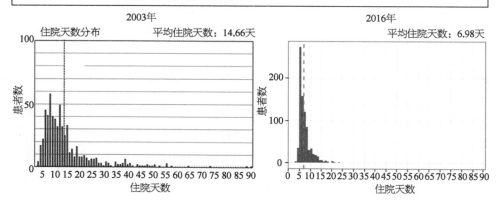

图 3-8 日本 DPC 制度引入后的实施效果

日本 DPC 政策与我国医保支付的 DRG/DIP 政策相似，也是医保控费的最重要的一项政策，均以实现医保患三方共赢为目标。深化医保支付方式改革是政府的重大战略部署，也是不断提高医疗基金使用效率的必然要求。与 DIP 相比，日本 DPC 的原理更接近 DRG，是把一种病种所需要的各种诊疗服务一起打包进行付费，医保机构就该病种的预付费标准向医疗机构支付费用，省出部分医疗机构留用，超出部分由医疗机构自行承担。按病种付费是当前国际上公认利多弊少的一种方式，日本 DPC 通过极其精细的费用计算，在控制费用与保证医疗服务质量之间实现了平衡。

■ 三、日本医疗供应链管理的发展

（一）日本医用耗材 SPD 发展过程

1980 年代，日本国内以降低医疗费用为主要目的的一系列医疗改革政策的推行，导致医疗机构收入减少，陷入经营困境。然而，在医用耗材价格仍然虚高的市场环境下，医疗机构对医用耗材的成本控制需求日益增大，同时，在追求医疗安全的路程上，追溯化管理要求及信息技术的发展等因素也促使 SPD 模式在1980 年代的日本得到飞速发展，不少医疗机构积极引入 SPD 管理模式，将耗材

管理业务委托给专业的 SPD 运营商,从而将精力更集中到医疗机构的本职业务上,既降低了人力成本,又提高了医用耗材管理的效率。

SPD 的概念起源于美国,如第 1 章中对于美国的实践经验所述,在 1966 年美国政府出台老年人的医疗保险(Medicare)和对穷人的医疗援助(Midicaid)政策之后,美国医疗咨询公司的 Dr. Gordon A Friesen 对陷入经营危机的医疗机构提出"物资购入、灭菌消毒产品等医院流通产品的供给管理和一元化构想计划"的院内物流效率化方案,成为 SPD 的基本构想。另外,美国退伍军人事务部(United States Department of Veterans Affairs,VA)的 *Supply processing and distribution design guide* 一书中也明确指出,SPD 的使命是将患者的治疗材料供应在必要的场所,确立从净化污染物,回收至灭菌室的流程作业。

在日本,SPD 被定义为,"使用物品管理计算机系统对医疗机构使用及消费的物品(以医用耗材为主,也包含药品、试剂、灭菌·再生品、手术机器、钢制器具、文具、日用杂货、印刷物等)的选定,采购、购买方法的设定,从订货到库存、支出、使用、消费、消毒、灭菌、补充的一系列物品的流程(物流),交易流程(商流),和信息流进行管理,在确保可追溯性等医疗安全的同时,为了降低成本、管理原价等有助于医院经营改善及效率化的物品、物流管理系统"。当 SPD 的对象限定为药品或医用耗材时,SPD 被定义为物流管理业务(定数管理、库存、出货、消费管理、订货管理业务等),以及采购业务(价格交涉、集中采购、一次采购、对账等)。

在日本,早于 1987 年,SAKURA 精机公司开始了医用耗材管理业务,FS Uni-Management 公司开始了医用耗材、药品、灭菌材料等物资的一元化医院管理代行业务,川铁医院等也独自引入了医用耗材的定数管理法。1990 年,中川诚光堂作为医疗器械经销商开始了物流管理系统及有关业务的管理,1991 年,Unifer 公司在原三信医院开始了院外供给及寄售方式的耗材管理,之后多数的医疗器械经销商和商社也开始推进了院外供给及寄售方式的耗材管理。三菱商事旗下的 MC Healthcare 公司(以下简称"MCH")的前身日本 Hospital Service 也在 1995 年,在日本全国广泛开展 SPD 业务,通过 MCH 开发的医用耗材管理系统 JITS System(just in time & stockless system),将需要的产品,需要的数量,送到需要的地方,进行医用耗材的采购、库存管理、回收搬运等物品院内物流一元化管理，提高了医用耗材的精细化管理质量，降低了耗材的院内库存数量及耗材费用。然而，SPD 服务商代替医护人员实行非医疗业务，可使医护人员回归本职工作，对提高医疗的安全性也有巨大的贡献。

（二）SPD 运用模式

SPD 运用管理的基础是，以定数管理为中心，将产品分为定数、临时、高价产品，粘贴定数卡片，读取二维码，计数各个科室的使用量，使用后结算管理，根据科室使用情况，实行自动补货，实现医用耗材的稳定供给。运用模式一般分为8 种，如表 3-6 所示。

表 3-6　SPD 运用管理模式

	运 营 模 式 名 称	运 营 方 法
A	院内供给、购买、自主管理型（医院购买品）	医院员工负责医院购买品的 SPD 业务
B	院外供给、寄售、自主管理型（供应商寄售品）	让供货商将物品寄售在院内仓库，医院员工进行 SPD 业务，使用后结算
C	院外供给、耗材出借公司管理型（出借品）	出借公司将商品（心内科耗材、植入类耗材等特定保险治疗材料、高值耗材）出借给医院
D	院内供给、寄售、业务委托、管理代行型（医院购买品）（如图 3-9 所示）	由 SPD 运营商代理医院对医院购买品进行院内管理业务
E	院内供给、寄售、业务委托、销售型（供应商寄售品）	由 SPD 运营商代理供应商对供应商寄售的物品进行院内管理业务
F	院内供给、寄售、业务委托、销售型（SPD 运营商寄售品）（如图 3-10 所示）	SPD 运营商寄售给院内仓库保管，定数配置、使用后物品所有权转移到医院
G	院外供应、寄售、业务委托、销售型（SPD 运营商寄售品）	从 SPD 运营商的院外物流中心直接将物品寄售给科室保管、定数配置，使用后物品的所有权转移到医院
H	院外供应、再寄售、业务委托型（供应商寄售品）	供应商寄售给院外的 SPD 运营商的物流中心保管，SPD 运营商加工（拆分、附加 SPD 卡片等）之后，再寄售给科室，定数配置，使用后所有权从供应商转移到医院

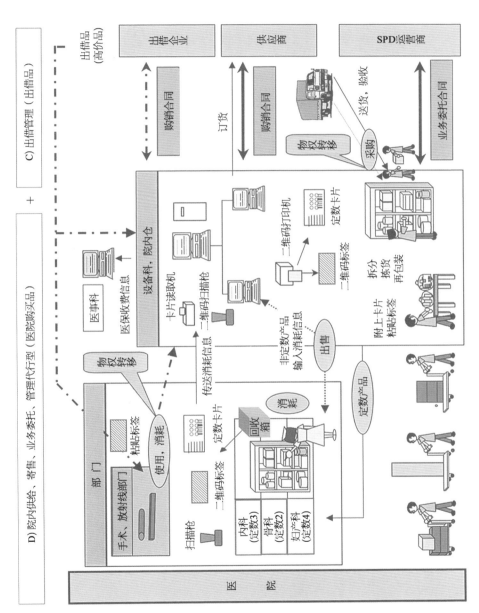

图 3 - 9　院内供给、寄售、业务委托、管理代行型（医院购买品）模式

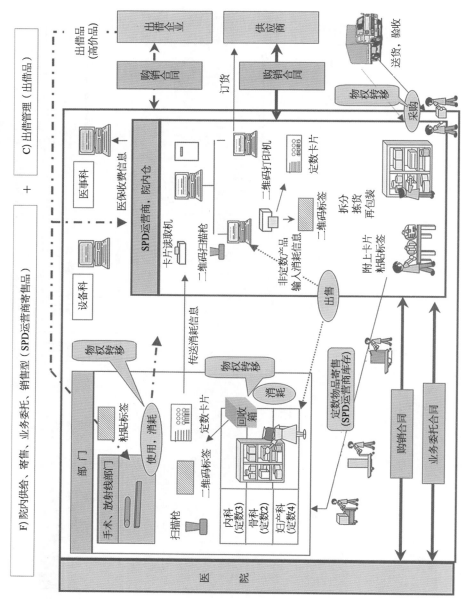

图 3 - 10 院内供给、寄售、业务委托、销售型(SPD 运营商寄售品)

(三) 日本 SPD 运用具体案例(SPD 运营商 A)

1. 日本 SPD 基本服务模式 · 在此介绍一例日本 SPD 运用案例,由占有日本市场 15% 的 SPD 运营商 A 所提供的基本服务模式详见图 3 - 11 SPD 运用案例。主要由 SPD 运营商的各地域物流中心代替医疗机构进行统一采购及院内配送,协助业务部门使用定数标签进行自动补货,协助计费部门使用 HIS 标签简捷输入医保编码。由于国内 SPD 最早启动时参考日本 SPD 运营商的案例较多,因此,以下基本服务模式与国内的模式大同小异,而日本 SPD 与国内 SPD 最大的不同之处在于 SPD 运营商的收益方法。

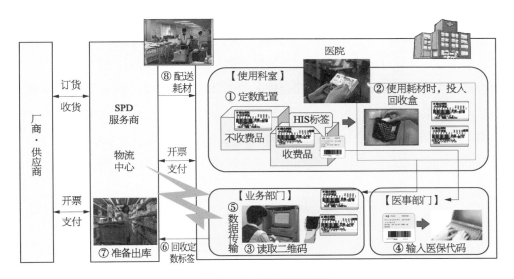

图 3 - 11　SPD 运用案例

2. SPD 收益方法 · SPD 服务商 A 的收益分为每个月的管理费用、耗材购销贸易差、降本收益。SPD 服务商可根据提供给医疗机构的服务内容(如定数管理、寄售管理、术前准备支援等服务内容)每月收取一定的管理费用,然而主要的收益乃是通过 SPD 服务商的介入所实现的降本金额与医院进行分配而获取的收益。

降本方法有两种,open rule 分配与集中采购。open rule 指 SPD 服务商通过对上游供应商进行价格谈判而获取的降本金额与客户医院根据规定的比率进行分配(比如医院获取 70%,SPD 服务商获取 30%),open 的意思是 SPD 服务商公开给医院所有耗材的供应商供货价,包含谈判之后的降本金额,彻底实现供应商—SPD、服务商—医院之间的价格透明化。open rule 的适用不足同一产品的降本交涉成功时的收益分配，如果同一产品的降本空间有限，SPD 服务商会根据自家公司的耗材分类进行大数据分析，对医院提出产品替换方案，基于替换品的降本金额也会对医院进行利润分配。

另一种降本方法，集中采购的需求在于 2003 年开始 DPC 制度之后渐渐扩大。日本最大的集中采购组织日本共同采购机构是 2009 年成立的一般社团法人机构，到 2022 年 4 月为止，日本全国已有 320 家综合医院（12.7 万病床）加盟。在日本共同采购机构，由各领域的医院代表组成的耗材专业委员会选定商品（厂家），以商品的流通状态不变，委员会（医院）直接与厂家交涉为前提，并且日本共同采购机构保持绝对的公平性。日本共同采购机构作为集中采购事务局的主要业务是，从医院获得耗材采购记录之后，通过大数据的分析，对每家医院进行降低成本的模拟计算，以及准备院内选定的耗材分类的各家厂家产品，安排厂家对医疗机构进行产品介绍，汇总及执行医疗机构采纳结果等整体的项目推进工作（日本共同采购机构集中采购整体模式详见图 3 - 12）。由日本共同采购机构实行的集中采购，不仅让参加的医院一定能享受到降价的好处，对厂家可以带来增加销售量、总利润，降低销售经费等效果，成功地建立了医院和厂家之间双赢的局面。

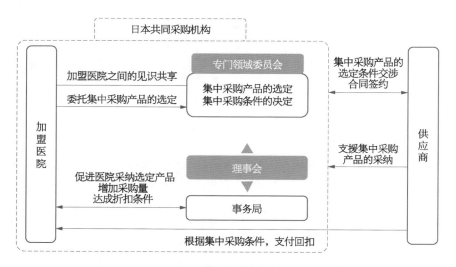

图 3 - 12　日本共同采购机构的集中采购整体模式

通过集中采购，医院、日本共同采购机构、厂家可以享受各自的利益，但支撑这种集中购买模式的基础是大数据的取得以及分析。正确把握加盟医院的采购数据,针对同一分类的商品进行分析,是对集中采购产品的替换进行降价交涉前所需要的步骤,实际的集中采购产品的具体选定过程举例如下。

(1)寻找集中采购的候补品。从参加医院的数据中采取采购量、采购金额多的品种,作为集中采购的候补品,而后向委员会提出方案。分析参加医院同一分类的各个产品的采购情况,找出对应的厂家。

(2)向委员会提交候选品提案,获得委员会的批准。汇总候选品的各项数据,同种同效品的确定、全厂家的确定、加盟病院内供应商的份额、各家厂家的采购数量,采购金额等,根据汇总数据向委员会提出候选品的选定内容,并获得批准。

(3)呼吁厂家参加集中采购。公示对象产品的采购数据,并请求相关厂家参加,向厂家征求提出采购条件的方案。

(4)厂家和产品的评估。评估厂家的企业信息:在生产销售医疗器械时,是否十分注意安全,采取回收等应对措施,是否积极开发新产品等,对集中采购的产品能否稳定提供商品。评估产品:集中采购是以参加医院采用更多的产品为前提的,在选定某个产品时,确保产品的品质、便利性非常重要。因此,在参加医院的协助下,日本共同采购机构对候补产品积极进行产品的详细评估。如果评价低的话,即使价格再便宜也不会被录取。

(5)经济性评价。汇总各家厂家提出的条件,根据加盟医院的采购价格带,与厂家协商调整条件。计算由集中采购的统一价格带来的经济效果和由采购数量和市场占有率扩大的返利带来的经济效果,总结评价各家厂家的条件。

(6)专业委员会的选产品选定审议。根据(4)和(5)的报告书,以经济效果、品质为主进行审议,会让各位委员确认候补品的实物,得到参加委员 2/3 以上的同意可决定集采的产品,如果得不到 2/3 以上的同意,则继续审议或不选定产品。

(7)告知各家参加医院。将选定结果汇总到选品发布资料中,由事务局的各地事务所向参加医院具体说明选定理由、条件、该医院的经济效果、产品说明等。

(8)在医院采用选定品。选定品已经在该医院被使用的情况下,可以直接适用集采的条件并获得降价的经济效果。通过院内的样品测试进行评估。根据经济效果估算和产品评价结果向院内材料委员会提出方案。加盟医院为了提高集中采购的整体效果,需要一定以上的采用率(并不是要求 100％ 的切换)。事务局对各医院的录用情况进行监测,根据需要促进录用。如有产品技术问题或厂家配合问题等，由日本共同采购机构向厂家提出改进要求。

3. 附加价值服务（手术室支援服务）· 在各种医用耗材的管理之中，医院管理需求最高的是对手术时使用的耗材的管理。手术耗材种类繁多，每种术式共通的常用耗材、每种术式不同的特殊耗材，高价的单次使用耗材、骨科等规格多的耗材、可收费的耗材、侵入性高的耗材等，手术使用的耗材管理非常复杂，手术室护士在工作时间内，在手术材料管理上也需要花费不少时间。

关于这些手术室特有的耗材管理，SPD 服务商以自己公司员工代理护士的形式进行支援，以便护士可以集中精力护理患者。具体做法是根据每天的手术计划，SPD 服务商手术室专员代替护士进行术前的耗材准备、术后未使用耗材的归还业务，从 SPD 仓库到手术室提供一元化物品管理。每种手术所需要准备的耗材清单在一家医院里存在数百到数千种，为了始终保持材料清单为最新的状态，既复杂又难度高的手术的耗材清单维修业务也由 SPD 服务商进行系统管理，除此之外，还为了保证该手术耗材清单的内容不会包含多余的耗材，根据实际情况 SPD 服务商定期对清单中的耗材使用率进行分析和报告。

另外，在 SPD 项目中，没有实施定数管理的高值耗材与医院资产也集中在手术室，如果将这些耗材的管理都交给了各家产品的多家供应商，反而会给手术室护士带来负担，因此 SPD 服务商根据长期的耗材管理经验，开发以及引入与 SPD 不同的手术专用管理系统，在耗材上附加专用的 ID 卡片，在库存和使用期限的管理上下功夫。

不仅是管理医用耗材，SPD 服务商还协助医院避免可收费耗材的申请遗漏。在繁忙的手术过程中，可收费耗材漏入电子病历的风险是难以避免的问题，SPD 服务商将手术室和导管科所使用的所有材料输入专用系统，向医院提交按患者分类汇总的可收费耗材的所需信息，帮助医院防止收费申请的遗漏。另外，通过将每位患者使用的耗材信息全部输入专用系统并存储在该系统中，可提高收费申请的可追溯性，顺利应对医疗器械的回收，也有助于提升医疗的安全性。

手术对医院来说是很大的收益源，因此提高手术室的周转率也是非常重要的一点。关于手术的大数据利用，可以从每间手术室的详细周转率，每个术式的工作时间做分析，发现可以改善周转率的重点，为安排最适合的手术日程提供有效信息。此外，对于工作时间以外的手术，分开紧急病例以及其他情况的病例进行分析,对控制医护员工的加班也给予一定的帮助。此外,SPD 服务商利用耗材管理的丰富经验,在汇集每种手术所使用的正确的耗材费用的同时,考虑诊疗费、员工数、工作时间等因素并计算总成本,按诊疗科、术式、医生多维度进行详细分析并向医院提出改善收支的方案,从各种角度帮助手术室提高收益能力。

手术套包是手术室内的耗材管理、周转率改善的方法之一,根据各种术式,事先准备手术所需要的所有一次性产品,做成一个包装,使任何人都能快速取出,而且使用后的耗材也容易管理。在日本,手术套包作为一种耗材组套销售产品,市场已非常成熟(截至 2016 年市场规模为 19 亿元)。许多医院已经引进了手术套包,特别是剖宫产、脑外科等紧急性高的手术;心脏外科等使用耗材多的手术;白内障、腹腔镜等使用与患者无关的共通耗材的手术;骨科等要求高清洁度的手术中,可以将手术套包的效果发挥得更大。

在使用手术套包之前,在准备手术所需的耗材时,必须打开分开包装的所有部件,取得必要的数量,非常费时。另外,在有详细规格的情况下,寻找正确的商品(型号)也有一定的难度,如果不能确定使用量的话,实现适当的库存管理也非常困难。使用手术套包的话,基本上所有需要的耗材都已备齐,所以可以节省收集耗材以及剥拆包装的时间,减少术前准备时间,使护士有更多时间花在护理患者上,此外,手术室的周转率也会提高,手术次数的增加可以使医院的收益增加。而且,在计算手术后的手术费用时,使用耗材的成本计算也会变得容易。

手术套包内的耗材为患者进入手术室后,在清醒之前所使用的几乎所有的常用耗材,具体列举在手术过程中所使用的医疗材料如下。

① 确保输液线(在血管中确保输液线,使用输液套装、静脉留置针等)。② 麻醉(根据手术方式确定局部麻醉或全身麻醉,使用麻醉用穿刺针、注射器、注射针等)。③ 尿管理(暂时或持续地排出膀胱内的尿,使用球囊导管、尿袋等)。④ 消毒(用消毒药消毒术野,使用消毒药、棉球、镊子等)。⑤ 排水(展开手术巾准备吸液,使用手术巾类)。⑥ 切开(用手术刀等切开皮肤和患部,使用手术刀、电刀等)。⑦ 吸引(吸引血液和渗出液,使用导管套件等)。⑧ 缝合(用缝合线或器械对患部进行缝合,使用缝合线、缝合针等)。⑨ 排液(插入排出渗出液用的管子,使用引流管、排液袋等)。⑩ 闭创(用胶带等缝合皮肤,使用缝合机、胶带等)。

其中，例如①、③主要是护士使用的医用耗材，②是麻醉医生，除此之外主要由主刀医生使用。手术套包也有按照手术中的使用顺序，为实现迅速展开耗材而对包装下功夫的商品。手术套包可以网罗手术中使用的医用耗材的约八成，关于剩下的两成，有一些是因为需要手术开始之后根据使用者决定尺寸的耗材（橡胶手套等）、或有一些高值耗材（气管等）很难在合适的价格范围内提供，但手术套包能够覆盖八成的耗材，已经可以充分削减医用耗材的准备时间了（日本最大一家手术套包厂家显示每一个病例大约可以减少准备耗材时间的 2/3）。

如果大量增加手术套包的种类，是否会反而导致更多的库存呢？其实导入手术套包可以缩小医院持有的单品耗材的库存以及管理业务，节约更多库存空间并加以有效利用。虽然，日本的手术套包价格并不便宜，与耗材单品比较，设计和包装的工程会导致套包的成本提高，但使用手术套包不但可以减少无用的开封材料的损失，管理成本、准备时间等总成本，还可以提高手术的安全性、手术室的周转率、进而增加医院收益，性价比可以说是非常高的，因此在日本，手术套包的销售业务每年在快速成长。

4. SPD 标准化管理 · 在日本，SPD 服务商拥有固定的经营管理方式，可以按照关键绩效指标（key performance indicator，KPI）来评价每家 SPD 中心仓库（物流中心）的经营结果。主要目的是将整体服务标准化以及问题点明确化，由 SPD 服务商独自设定的具体指标如表 3-7 所示，可以根据每项指标的公式计算出定量的结果，在各家 SPD 物流中心之间进行公平的评价。

表 3-7　日本 SPD 标准化管理清单

	营业利润率的上年同期增减率（营业利润÷收入）	增减率	根据当年与上年同期的实际业绩计算
	营业收入的上年同期增减率	增减率	根据当年与上年同期的实际业绩计算
经营管理	每人每小时营业利润（各家物流中心）	环比	物流中心员工每人每小时产生的营业利润（营业利润÷各家物流中心员工的工作时间）
	每人每小时的营业利润（各家物流中心）	环比	物流中心员工每人每小时产生的营业收入（营业收入÷各家物流中心员工的工作时间）

续　表

采购相关业务	毛利率	预算完成率	与毛利指标对比
	集中采购相关业务	使用比率	集中采购品的使用比率（每个季度）
物流相关业务	滞销库存	标准值1%	滞销库存金额÷总库存金额（定义：按入库或最后销售日开始计算超过6个月未被使用的库存）
	库存周转率	标准值0.75	定数销售总金额÷总库存金额
	仓库业务效率	环比	（入库＋出库）÷仓库业务时间
	采购订单业务效率	环比	医院直送÷采购订单业务时间
综合评价	定性评价	年底定性评价	
	预算完成情况	年底评价	

计算出各家物流中心的成绩之后，可以对全国多家仓库据点进行标准化的KPI统一管理。各家物流中心则根据KPI考核结果进行相应的改善措施（图3－13，KPI是否达成由不同颜色显示）。

除此以外，SPD服务商每年将以公司社长名义提交年度的SPD实施报告给客户医院，这份报告同时也会被当成一种与医院沟通的方法。另外，也会对医院各部门实施问卷调查（调查对象为院长、事务部门长、护士部门长），整理回收问卷调查结果数据，并进行分析，再跟进对客户服务内容的改善工作。同时也对医院关心的领域实施问卷调查、有助于新服务的开发（图3－14）。

第三节·借鉴他山之石，促进国内医疗机构供应链管理发展

当前我国的医疗机构供应链管理水平还处在学习和发展阶段，需要积极参考国外的经验，结合我国的医疗政策及市场环境，不断地进行优化与完善。与美国、日本相比，国内的医疗机构供应链管理仍然有很大的进步空间，在精细化管理、成本优化、医疗资源的合理使用等方面可进一步优化。

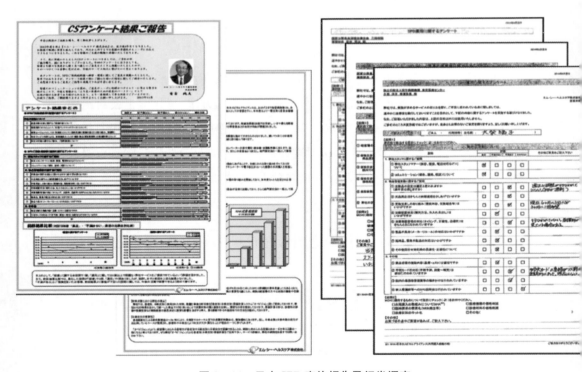

图 3-13　日本 SPD 标准化 KPI 考核结果

图 3-14　日本 SPD 实施报告及问卷调查

日本的医用耗材供应链管理优势在于其精细化及标准化。通过 30 年以上的 SPD 经验，一定以上规模的服务商已拥有相同的运作规范，并且可根据各项服务指标进行服务水平及效率的公平评价，客观分析各家医疗机构的供应链管理水平，对服务水平较低的医疗机构进一步改善，保持服务的持续性。目前国内的 SPD 运作模式在各家医疗机构之间参差不齐，有不少的繁杂工作，可以参考日本的精细化管理模式，进一步提高管理标准化，去除不必要的资源浪费。

美国与日本的医疗机构对于医疗成本管控的意识非常强大，因此，在医疗机构经营方面，简化采购流程，降低采购成本的动力更为明显。作为成本管控的方法，DRG 和 DIP 在国内实践运用较晚，目前还处于试运作阶段，但其内容都遵从了国际社会的普遍做法，如相对权重（related weight，RW）、费率（payment rate）、病例组和指数（case mix index，CMI）、变异系数（coefficient of variation，CV）、费用消耗指数、时间消耗指数、死亡风险评分等指标与国内 DRG 和 DIP 基本相同[9]。欧美日在此方面已拥有长年的运作经验，医疗机构实施 DRG 付费前后医疗费用结构的变化也非常明显，因此，国内专家可参考国外 DRG 评价指标及其内容，进一步优化我国的按病种付费系统。另外，从医疗机构管理的角度，使用 DRG 评价指标分别对医疗机构、科室、医生进行业务分析、费用消耗分析、医疗安全分析也是国外日常维护工作，可以借鉴这些国外经验，促使医疗费用结构更加合理，减少医保和医疗资源的浪费，使有限的资源更高效地用在需要的患者身上。

国药控股菱商医院管理服务（上海）有限公司（以下简称国控菱商）是 2009 年由国药控股股份有限公司和日本三菱商事株式会社共同出资，为了在国内开展日本模式的医用耗材 SPD 业务而成立的国内第一家致力于医用耗材 SPD 的专业服务公司（股份占比：国药控股 60%、三菱商事 40%）。国控菱商积极借鉴发达国家的医用耗材服务经验，结合我国医药行业竞争发展趋势的基础上，从商流、物流、信息流三流出发，构筑了新型的价值链服务体系，在原有物流延伸的基础上创新地推出了医院物流智慧供应链服务模式，即医用耗材的集中供应模式。本书中所提到的服务内容一般指国控菱商向医疗机构提供的内容，"SPD 服务商"若未做特殊说明，也一般指国控菱商。

第四节·总结与拓展

无论在哪个国家，医疗机构供应链管理都是随着各国医疗相关政策的改变而逐步发展的，因此，借鉴国外经验时需要了解各国的医疗制度，结合国内实际情况才可开展具体应用。在美国大有特色的药品福利管理模式（PBM）和集团采购组织模式（GPO）都由第三方企业组织推进，受益者的利益非常明显，在医疗费用控制方面也发挥了显著的效果。起源于美国的 SPD 概念反而在日本得到长足发展，SPD 服务对提高院内物流效率化和减轻医护人员非核心业务工作量做出了很大贡献。在日本，由于访问院内系统的门槛比国内更高，因此 SPD 系统与院内系统对接范围有限，但 SPD 基本模式已经成熟，拆分管理、术前准备等精细化管理做得非常到位，SPD 标准化内容也具有一定的参考价值。另外，日本 DPC 制度发展历史较长，在长期被迫降低成本的环境下医疗机构与 SPD 运营商均已累积了不少产品替换、集约化经验，如何使用大数据顺畅执行集约化方案也是一项有用的经验。

与国外相比，国内的医疗机构供应链拥有两大独有的特征：① 制度改革快速执行，具有较高强制性。两票制、零加成、阳光平台等政策以及由政府主导的高值耗材集中采购不给医疗机构以及供应商留下余地，在降低医疗流通成本方面，比任何国家都更快速地拥有了巨大成效。② 信息化快速发展，可积极应用医疗大数据。国内的信息化发展极快，与国外相比，更容易上下打通供应链管理各个环节所需要使用的系统，构造供应链管理云平台，实现医用耗材的全程追溯及闭环管理，同时，对接医院信息系统，也可应用医疗大数据进一步分析医疗服务的质量及效率。这两点特征结合国际经验的积极借鉴，可快速推动国内医疗机构供应链管理的发展及数字化转型，相信不久的将来国内的医疗机构供应链在数字化管理方面，很有可能会领先国外的供应链管理。

（苏宏通　许朝晖　张宇　金伦）

第四章
医疗机构的供应链管理发展沿革及现状分析

医疗机构的供应管理发展与我国医药卫生体制改革紧密相关,如图 4 - 1 所示,我国医疗机构供应链的发展可以分为三个阶段。在 2009 年的"新医改"实施之前,医疗机构的供应管理处于一个初级的萌芽阶段。国内大多数医疗机构的供应管理仍停留在药品、耗材、物资等从仓库到二级药房再到病区科室的初级院内物流阶段,并没有形成统一的供应链管理模式。2009—2018 年,医疗机构开始运用供应链管理的理念和方法,与医药供应企业、医药物流企业等建立密切的合作关系,开始重视信息流、物流与资金流的统一化集成化管理。在 2018 年国家医疗保障局成立之后,随着集中采购、"两票制"、医疗器械唯一标识等政策的实行,以 SPD 为代表的第三方主导型的供应链管理模式得到了广泛的应用。

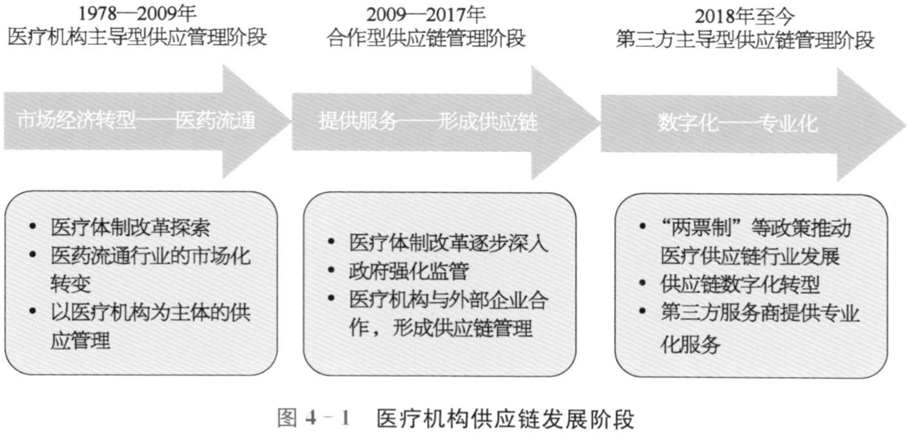

1978—2009年 医疗机构主导型供应管理阶段	2009—2017年 合作型供应链管理阶段	2018年至今 第三方主导型供应链管理阶段
市场经济转型——医药流通	提供服务——形成供应链	数字化——专业化
• 医疗体制改革探索 • 医药流通行业的市场化转变 • 以医疗机构为主体的供应管理	• 医疗体制改革逐步深入 • 政府强化监管 • 医疗机构与外部企业合作,形成供应链管理	• "两票制"等政策推动医疗供应链行业发展 • 供应链数字化转型 • 第三方服务商提供专业化服务

图 4 - 1　医疗机构供应链发展阶段

第一节·医疗机构主导型供应管理阶段(2009 年之前)

■ 一、现实背景

在改革开放之后,我国的医疗体制也随着社会经济的发展开始进行了不断的变革,庞大的人口基数、复杂的国情与有限的医疗资源决定了中国医改的道路只能是摸着石头过河。1979 年,卫生部、财政部、国家劳动总局联合发布了《关于加强医院经济管理试点工作的意见》;1985 年,国务院正式批转卫生部《关于卫生工作改革若干政策问题的报告》,提出"放权让利,扩大医院自主权利,鼓励医院创收和多渠道办医",标志着中国正式启动医改。1992 年,国务院下发《关于深化卫生改革的几点意见》,提出"建设靠国家,吃饭靠自己"的口号,意味着医疗改革正式向"医疗市场化"进军。2005 年,在经历过 2003 年的"非典"之后,医改进入转折点,关于市场主导和政府主导的争论是医改的一个重大焦点问题。在国务院发展研究中心出具报告指出:"中国卫生医疗体制改革基本不成功",时任卫生部政策法规司司长刘新明也称"市场化非医改方向",同时国务院总理温家宝在十届全国人大三次会议上提出"要切实解决群众看病难,看病贵的问题"。2006 年,医疗改革作为"十一五"规划的重要部分被提出,成为医药流通行业的又一次巨大变革。此阶段,药品采购开始实行招标政策,定价跟随招标结果,使得药品价格更加透明化、公开化。

在 2009 年期间,中国医疗物流行业以及医疗机构供应管理所处的宏观环境和行业特征具有以下几点。

(1)国家宏观经济发展的持续趋好,为医药行业的改革与发展提供了良好的外部环境。宏观经济的良好运行,整体经济增势强劲,初步呈现速度与结构、质量、效益相统一的发展势头,宏观经济环境为医药行业改革与发展奠定了坚实的基础。医药行业对宏观经济增长的贡献率进一步提升。医药行业被列入国家高新技术产业后,得益于国家政策的大力扶持,医药经济始终保持了旺盛的发展势头,在此期间实现了快于全国 GDP 一倍以上的增长速度。医药行业对宏观经济增长的贡献率进一步提升。

（2）行业生产销售的集中度和经济效益集中度显著提高。在日趋激烈的市场竞争中，通过全面的药品经营质量管理体系（GSP）认证促进了行业的规范化建设，通过资本运作实现兼并、联合、重组、整合现有药业资源，实现利润最大化和超常规发展，逐步改变医药企业多、小、散、乱的现状。

（3）市场监管力度加大，流通秩序不断得到改善。在全国市场经济秩序整顿和规范下，在打击制售假冒伪劣商品违法犯罪联合行动中，药品市场的监管得到了有力的加强。2009 年，国家食品药品监督管理局利用《药品经营企业许可证》换发之际，克服低水平重复，减少医药流通企业数量近 30%。及时组织 GSP 认证工作，监督经营企业依法经营、严格管理、规范行为，促进了企业结构的调整和企业素质的提高，有力地推动了市场流通秩序的整顿工作。

（4）物流项目建设方兴未艾。2002 年 7 月北京医药股份与国际著名物流设计生产制造企业西门子德马泰克正式签约，合作建立现代化医药物流配送中心之后，全国各地广泛掀起了兴建大型医药物流中心的热潮。国家相关部门大力支持医药物流的建设，国家经济贸易委员会和国家计划委员会先后批准授额国债贴息医药物流项目 11 个。广州医药有限公司正在与西门子合作兴建药品、器化、零售三个物流中心；武汉同济堂药业有限公司准备沿京广线、长江、沿海建立 7 至 8 家零售药店的物流配送中心；上海国大药房连锁公司和浙江亚太集团共同投资组建浙江国大医药物流有限公司。

（5）外资进入中国药品分销市场的步伐已悄然加快。2003 年，中国新兴集团与瑞士裕利医药控股有限公司合资的永裕新兴医药有限责任公司宣告成立，这意味着中国药品分销领域开放后境外资本的首次实质性介入。国际化、现代化、专业化的医药商业公司的行业进入标志着医药流通领域同外商合作的序幕已悄然拉开，外资进入中国药品分销市场的步伐正在提速。2005 年 1 月 1 日起，我国允许外国企业从事全方位的销售服务，包括药品的采购、仓储配送、批发零售和售后服务等，这将会对我国传统的医药批发、零售运作模式产生重大的影响，我国医药商业企业将面临世界级巨头的挑战。

（6）我国医药物流企业的物流运作手段较为基本和原始。2009 年以前，我国医药物流企业采用的是仓库、车辆和人员的堆积方式，实现以人工为主的商品储运,管理效率不高,流通方式落后,因此面对更大的商品吞吐,效率、速度、准确与成本等因素对发展造成影响。此外,管理方式较为简单和粗放。在该阶段国内医药商业企业大部分仍沿袭传统的运营模式,大都以具体业务操作为主要方式,管理环节较为薄弱,管理人才较为缺乏,管理制度不甚健全,仅有少数企业初步建立局部支持功能的物流信息管理及业务支持系统,大部分中小型企业的信息及物流管理系统有待今后逐步导入和使用。

■ 二、以医疗机构为主的供应管理模式

在以医疗机构为主的供应管理模式下,院内物流由医疗机构全权负责自理,医院负责药品、耗材的采购、收货、验收、仓储、出库、信息控制等流程。信息流、资金流与物流由医疗机构所主导和掌控,尚未形成真正意义上的供应链管理。

在该模式下,医疗机构的物流分为库内物流与交接物流两种,具体流程为,医疗机构下设的科室负责药品、耗材的交接物流,包括收货、检验,物流作业也全部由医院库房的工作人员负责;在药品入货后,由医疗机构负责保管、拣选、盘点这一系列的库内物流作业,并且将耗材药品等分拣完毕后,院内人员再将药品配送到各药房,耗材配送到各个科室,各科室人员再次进行收货、检验、拣选、盘点这一系列的库内物流作业,向患者配发药品,提供医疗服务。

在该阶段,供应链上的各个节点组织产生了初步的物流活动优化需求,其内容主要围绕单项内容展开。其中,库存管理的优化是这一阶段的重点。为了避免原材料或者产成品的积压、短缺等情况发生,上游的医疗生产企业需要预估库存需求,并由此安排采购、仓储等业务活动。同时,医疗物流企业也会对仓库设施、运输工具等加以改进以提高相应物流活动的效率;医疗机构的各级库房负责自身的库存优化。然而在这一阶段,医疗机构对物流活动的改进也往往是局部性的,尚未达到统筹协调的层面。供应链上游对需求的预测通常是根据自身过往习惯和经验积累,以简单估计的方式做出的,库存周转偏慢、占用资金偏多是突出的问题,由于供应链中的信息不对称普遍存在,也极容易出现"牛鞭效应"。此时医疗机构重视物流的稳定性,任何物流环节的波动或者变化都有可能给医疗机构的采购、库存带来挑战。

以上海市某三甲医院 A 医院为例,2006 年,该医院对于医疗耗材的管理主

要是依靠行政组织,实施"自上而下"的管理模式,即在主管院长等领导的决策下,供应科协助管理下的多重医疗耗材管理模式。

医疗耗材管理流程则是采购部门根据发票填入库票,保管人员验收物资,会计审核,审计科审计后签字,院长审批后签字,再由采购部门在财务科审核汇款,入库票返回供应科后再入库的管理流程。在这种模式下,A医院医疗耗材管理及医疗耗材采购主要表现形式有:医疗上使用的医疗耗材部分进货渠道是商家直接到科室推销。通过临床科室试用后,科室与商家直接交易产生,然后到供应科完善手续;有关专科专用的医疗耗材,通常是供应商到专科洽谈,由专科负责人将订购的医疗耗材数量及价格商定后转交设备处办理手续,或临用前通知,造成谈判中价格的困难。为了保证临床医疗工作的及时开展,以及全院工作的正常进行,医疗耗材在供应工作中存在"先出库、后入库",以及在物资核算工作中存在"先核算、后入库"的现象,造成了医疗耗材管理上的混乱。

■ 三、阶段特点

在传统医疗机构供应链管理模式中,医院等医疗机构占据供应链管理的主导地位。医院全面控制其经营的各种药品、耗材、器械,掌握物流、资金流、信息流,进行采购、收货、验货、出库、信息控制等活动。这种管理模式强化了医疗物资的属性管理,忽视了供应链的过程管理,各个使用节点的物流、信息流和资金流是人为分割开的。在传统的医疗机构主导型的供应模式中,物流、信息流、资金流的特点如下。

1. 物流特点

(1)物流的灵活性较低。这种模式下,医疗机构全权负责医疗用品的物流,由此产生的信息流和资金流也完全由医疗机构自己掌控,物流在供应链各个节点组织之间的可见性是有限的。由医疗机构提交订单到最终验收入库、配送到临床科室,涉及多个环节与主体;并且应急采购机制也不够完善,使得医疗机构对于某些突发需求或者应急的医用耗材采购更加滞后,不能满足临床科室的使用。

(2)人工成本较高。在医院内部,传统模式下的物流体系会耗费大量的人力资源,并且物流效率也较低。院内各种医疗物品的传输基本由医护人员或专职递送队伍完成,人流、物流交叉情况较为严重,经常导致人物流混乱的现象,存在各类人员交叉感染的潜在可能性以及物品受污染、受损、丢失的现象。

（3）部分高值耗材存在"先用后管"现象。随着科技的进步和医疗水平的不断发展，越来越多的新型、高值医用耗材进入临床使用。由于高值耗材的专业性非常强，往往需要根据患者术中的实际情况才可确定所需产品的规格型号，导致一些耗材在已经实际使用之后再到物资管理部门补全领用手续。这种"先用后管"的做法给医院采供管理、成本控制增加了难度，也存在安全风险。

2. 资金流特点·在该模式下，资金结算大都是通过现金、支票或转账方式进行；医疗机构向生产企业或销售企业采购所需医疗用品时，向销售方支付相应资金；在医疗机构向患者发售药品时，患者向医疗机构支付相应资金。

3. 信息流特点·该阶段的信息流还不够成熟，医疗机构供应链中只有简单的交易关系，在供应链中存在信息孤岛，信息流无法畅通。医疗机构的物流信息属于非公开信息，不对外开放，物资管理信息系统只限于医疗机构内部。并且供应链信息有限，系统主要提供药品、耗材、器械的种类和数量的信息，不能针对产品批号、仓储位置、质量状态等进行实时监控。

在医疗机构主导的供应管理中，医疗机构的信息一般都是通过人工采集、传输、汇总，信息具有单向性，供求双方存在较高的信息不对称。医疗机构的物流信息管理系统一般都是独立的单机系统，或者是一个局限于医疗机构内部网络的局域网系统。有的医疗机构可能实现了耗材在库房内部流转的管理，并且实现了与会计系统的集成对接，但没有实现对供应链全过程的集成。比如没有与供应商系统进行集成对接，采购耗材品规，数量的确认依靠人工发送，可能出现遗漏、错误；没有与医院内部的 HIS 系统集成对接，耗材使用的记账只能由手工完成，无法准确地核销医用耗材的使用情况，更无法对高值耗材实现追溯管理。

第二节·合作型供应链管理阶段（2009—2018 年）

■ 一、现实背景

2009 年 3 月 17 日，中共中央、国务院通过了《关于深化医药卫生体制改革的意见》和《医药卫生体制改革近期重点实施方案（2009—2011 年）》，标志着我国医药卫生体制改革拉开序幕。从 2009 年开始的新医改阶段，首要强调的是政府责任与投入，如图 4-2 所示，总体规划可以被总结为"四梁八柱"，即普遍建立比较完善的覆盖城乡的公共卫生和医疗服务体系，比较健全的覆盖城乡居民的医疗保障制度体系，比较规范的药品供应保障体系和比较科学的医疗卫生机构管理体制和运行机制。为了支撑这四个体系，同时建立"八柱"的制度安排，即医疗管理机制、运行机制、投入机制、价格形成机制、监管机制、科技和人才保障、信息系统、法律制度。

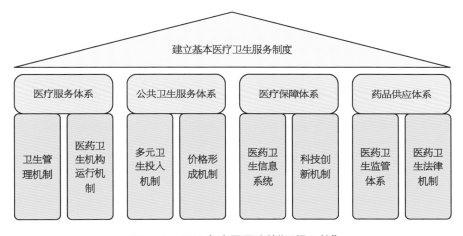

图 4-2　2009 年中国医改的"四梁八柱"

根据我国商务部 2016 年 6 月发布的《2015 年药品流通行业运行统计分析报告》[1]，从 2011 年到 2015 年，我国医药流通市场规模已经由 9 426 亿元增长至 16 613 亿元，整个"十二五"期间行业平均增长水平高达 16.6%，这一数字大幅度领先于同时期的国内 GDP 增长水平。不仅如此，根据我国商务部的统计，2015 年末我国药品流通业从业人数已经达到 534 万人，整个医药流通行业的全年销售总额占第三产业增加值的 4.9%。换言之，我国医药流通产业已经成为贡献 GDP 增长、促进就业以及推动医疗医药产业发展的一股重要力量。

2016 年底，国务院发布《"十三五"深化医药卫生体制改革规划》，在巩固前期改革成果、认真总结经验的基础上，进一步深化医药卫生体制改革，提出"到 2020 年，建立比较完善的公共卫生服务体系和医疗服务体系、比较健全的医疗保障体系、比较规范的药品供应保障体系和综合监管体系、比较科学的医疗卫生机构管理体制和运行机制；个人卫生支出占卫生总费用的比重下降到 28% 左右"。

表 4 - 1 "十三五"医改规划重要任务以及落地政策

序　号	重　要　任　务	相　关　措　施
1	建立科学合理的分级诊疗制度	医联体、多点执业、家庭医生签约
2	建立科学有效的现代医院管理制度	现代医院管理制度、取消药品耗材加成、医保控费
3	建立高效运行的全民医疗保障制度	医保统筹、按病种付费、鼓励商业保险
4	建立规范有序的药品供应保障制度	鼓励创新、两票制、集中采购、进口替代
5	建立严格规范的综合监管制度	深化审评审批制度改革、严监管、飞行检查
6	统筹推进相关领域改革	健全人才培养体系、鼓励社会力量参与办医

　　2009 年"新医改"实施之后，国家出台了一系列影响医疗制度改革的相关文件，如表 4 - 2 所示。"两票制"的推行深刻影响了医疗机构供应链管理的模式。"两票制"是指药品、医用耗材生产企业到流通企业开一次发票，流通企业到医疗机构开一次发票。"两票制"目的是压缩流通环节，使中间加价透明化，进一步降低医药虚高价格。2016 年 7 月，国家卫生计生委联合国家发展改革委、工业和信息化部、财政部、人力资源社会保障部、商务部、税务总局、工商总局、食品药品监管总局九部委联合发布《2016 年纠正医药购销和医疗服务中不正之风专项治理工作要点》，其中强调在综合医改试点省和城市公立医院综合改革试点地区的药品、耗材采购中实行"两票制"，这是首次在国家层面提出要实行耗材两票制。

表 4 - 2 涉及医药物流的主要政策

时　间	政策名称	主要内容及影响
2012 年 3 月	《"十二五"期间深化医药卫生体制改革规划暨实施方案》(国发〔2012〕11号)	● 明确 2012—2015 年医药卫生体制改革的阶段目标、改革重点和主要任务，是未来四年深化医药卫生体制改革的指导性文件 ● 提出推进药品生产流通领域改革。改革药品价格形成机制，完善医药产业发展政策，规范生产流通秩序

时　间	政 策 名 称	主要内容及影响
2015 年 2 月	《关于完善公立医院药品集中采购工作的指导意见》(国办发〔2015〕7 号)	● 坚持以省(区、市)为单位的网上药品集中采购方向,实行一个平台、上下联动、公开透明、分类采购,采取招生产企业、招合一、量价挂钩、双信封制、全程监控等措施,加强药品采购全过程综合监管,切实保障药品质量和供应 ● 借鉴了各省市药品集中采购的实践经验和创新模式,是药品集中采购又一个里程碑式文件,是统领国内省级药品集中招标采购的政策框架
2015 年 6 月	《关于落实完善公立医院药品集中采购工作指导意见的通知》(国卫药政发〔2015〕70 号)	在国办发〔2015〕7 号文的基础上,为了进一步细化制度设计,为各地在制定符合当地实际的药品集中采购方案,启动以省为单位的新一轮药品集中采购时,加强政策指导,增强操作性
2016 年 2 月	《关于第 2 批取消152 项中央指定地方实施行政审批事项的决定》(国发〔2016〕9 号)	● 允许第三方物流公司进入医药物流行业 ● 通过业务流和商流的有效分离,信息流引领物流和资金流,实现医药流通供应链的优化
2016 年 4 月	《深化医药卫生体制改革 2016 年重点工作任务》(国办发〔2016〕26 号)	明确了 2016 年在深化公立医院改革、推进分级诊疗制度建设、巩固完善全民医保体系、健全药品供应保障机制、建立健全综合监管体系等方面的医改重点工作
2016 年 12 月	《"十三五"深化医药卫生体制改革规划》(国发〔2016〕78 号)	"十三五"期间,深化医改工作将全面贯彻落实全国卫生与健康大会精神,以建立符合国情的基本医疗卫生制度为重点,在分级诊疗、现代医院管理、全民医保、药品供应保障、综合监管等五项制度建设上取得新突破。同时,统筹推进相关领域改革,主要包括:健全完善人才培养使用和激励评价机制,加快形成多元办医格局,推进公共卫生服务体系建设等
2016 年 12 月	《全国药品流通行业发展规划(2016—2020)》(商秩发〔2016〕486 号)	● 到 2020 年,要培育形成一批网络覆盖全国、集约化和信息化程度较高的大型药品流通企业 ● 支持药品流通企业与医疗机构、医保部门、电子商务企业合作开展医药电商服务,向患者提供非处方药的"网订(药)店取""网订(药)店送"等便捷服务,促进线上线下融合发展

续　表

时　间	政　策　名　称	主要内容及影响
2017 年 1 月	《关于在公立医疗机构药品采购中推行"两票制"的实施意见（试行）》（国医改办发〔2016〕4号）	● 压缩药品流通环节，使中间加价透明化，进一步推动降低药品虚高价格，减轻群众用药负担 ● 流通企业内部业务结构转变，配送业务将成为医药流通企业新的盈利模式 ● 公立医疗机构在药品验收入库时，必须验明票、货、账三者一致方可入库、使用
2017 年成文 1 月发布 2 月	《关于进一步改革完善药品生产流通使用政策的若干意见》（国办发〔2017〕13 号）	● 推动药品流通企业转型升级，健全城乡药品流通网络 ● 推行药品购销"两票制"，争取到 2018 年在全国推开 ● 落实药品分类采购政策，降低药品虚高价格 ● 建立药品价格信息可追溯机制，促进价格信息透明 ● 积极发挥"互联网＋药品流通"的优势和作用等
2018 年 7 月	《互联网诊疗管理办法（试行）》《互联网医院管理办法（试行）》《远程医疗服务管理规范（试行）》（国卫医发〔2018〕25 号）	● 医疗机构开展互联网诊疗活动应当严格遵守《处方管理办法》等处方管理规定 ● 在线开具的处方必须有医师电子签名，经药师审核后，医疗机构、药品经营企业可委托符合条件的第三方机构配送

2017 年 1 月，国务院医改办联合国家卫生计生委、食品药品监管总局、国家发展改革委、工业和信息化部、商务部、国家税务总局、国家中医药管理局八部委发布《关于在公立医疗机构药品采购中推行"两票制"的实施意见（试行）》（国医改办发〔2016〕4 号），国家版药品两票制试行文件正式出台，要求在公立医疗机构药品采购中执行"两票制"。"两票制"的推行使得医药供应链链条缩短，链条节点上的医药生产、医药流通、终端结合更加紧密，规模性生产企业拥有更强优势，部分传统物流配送企业向供应链服务商转型。产业园区聚集效应更加明显，药品配送效率大大提高，医疗服务水平得到提升，供应链扁平化趋势显著，医药物流呈现去中心化的发展趋势。

2018 年 3 月，国家医疗保障局成立，医保基金得到高度统合。此前分散在人力资源和社会保障部、卫生和计划生育委员会和民政部的职工医保、居民医保、生育保险和医疗救助资金集中由医疗保障局统一管理，"三医联动"工作进入了全新的发展阶段。

在我国进行"十三五"医改、"两票制"推行、一致性评价等对医药行业的创新性改革的情况下，医药物流行业也悄悄发生了变化。整体市场秩序得到了规范，剔除了冗余环节，一系列政策也利好我国医药物流、医药流通向高质量、高标准、严规范的方向发展。

■ 二、合作型供应链管理模式

经过 2009 年医改方案和"十二五""十三五"医改方案的实施，供应链管理理念开始深入人心，大部分医疗机构开始从供应链的视角系统地考虑物流、信息流与资金流的整合，以实现供应效率的提升和供应成本的降低。这一阶段逐步形成了合作型供应链管理模式，医疗机构开始与医药物流企业或者供应链服务商合作，由医药物流企业参与医药库存与管理，以便获得第一手的医药需求信息。医疗机构具有服务商的选择权，通过考察物流企业的供应实力、管理水平，选择合适的医药物流企业进行合作，降低自身的采购成本，优化医疗机构内部物流的管理流程，集中管控耗材、药品的验收、仓储、配送等活动，保障医疗物资的质量。

在该模式下，医疗机构的物流可以分为库内物流与交接物流两种，由物流企业提供的信息化供应链合作平台承担中介作用。其中，主要包括"医疗机构物资管理系统"和"供应链合作平台"两个部分，分别面向医疗机构各个部门的库内物流与外部医疗物资供应商的对接物流，详情如表 4-3 所示。该系统涵盖了医疗机构内外供应链管理的全过程，打通了之前分割的物流、信息流和资金流，实现了医疗机构供应链管理的流程通路。

表 4-3　合作型供应链管理模式主要流程

功　能　模　块		功　　　　　能
供应链合作平台		● 资产管理部发布订单 ● 供应商获取订单 ● 发票信息 ● 物流信息
医疗机构物资管理系统	计划管理	● 一、二级库房耗材采购 ● 采购计划汇总、审核、制订等
	物资管理	● 一、二级库房的出入库管理、库存管理 ● 成本追溯

在该种模式下，医院尚未实现零库存。物流管理活动一部分是医疗机构的人员负责，另一部分由医药物流企业的人员负责。因此在物资到货后，对于库内物流，医疗机构的工作人员进行验收、盘点、配送活动，医药物流公司人员负责耗材、药品的入库、保管等，双方各有分工。若医院实现了零库存管理，那么出入库都由供应商统一管理，直接对接到临床科室。

该阶段院内物流涵盖了从耗材领用申请、库存管理、订单发布到供应商配送、结算的全过程。对院内供应链进行了流程和制度的优化，并通过信息系统进行固化，使供应链全程智能化运行。院内所有科室的耗材按照使用周期，定期配送；定数发货的库存由供应商按照使用量设定。如果没有库存，就将信息传递到资产管理部以安排采购。对于使用量大、周期固定的耗材，系统可根据设定的采购周期，利用数学模型分析科室耗材的使用、历史采购情况，自动触发补货申请单，由采购人员确认，再生成正式采购订单。自动补货和临床主动请领相结合，能够保证及时采购，避免延误，提高效率，减少管理人员工作量。医院一、二级库房的出/入库信息、物资库存信息、移库信息等在系统中进行实时记录。在实物配送到后，库房扫描条码确认收货数据，实现基本入库管理；在实物发放到科室后，对每笔出库进行系统登记确认，实现基本出库管理；根据出/入库记录和库存物品信息，可进行库存盘点。

■ 三、阶段特点

在这一阶段，医疗机构开始借助现代的管理信息系统，围绕自身供应链建设需要开展优化工作，并且逐步考虑到医疗物资供应商的角色。在此期间，医疗物资供应商管理水平有了较大的发展，医疗机构通过与医疗物资供应商的密切合作来降低仓储成本、提高运营效率，两者之间的合作日益密切，在信息共享、物流衔接等方面实现了一定突破。

1. 物流特点·物流的信息化程度在这一阶段有了大幅提高，由此提升了耗材成本管控的能力与水平。对于耗材的配送、消耗过程，信息系统能够做到实时监控，动态核算耗材消耗成本。医疗物资的物流过程能够通过一系列量化的报表体现出来，比如医疗机构整体的成本报表、各个科室的成本报表、库房成本报表等，系统全面的报表精准量化了医疗物资的物流管理水平，降低了非常规损耗，提高了管理效率。

借助与医药物流企业的合作，医疗机构节约了部分耗材等物资在院内的仓储和配送成本,但是对于库房管理和配送出库环节,仍有不尽完善之处:一是耗材库房缺乏精细化管理。该阶段的医用耗材没有进行较为精细的分类管理,均是采用先行采购入库再用"以领代销"的方式进行核算,把科室领用量当作消耗量,完全计入科室的耗材消耗成本。这种计量方式并没有实现耗材成本的合理分配,将成本压力完全转移到各个临床科室。二是医疗物资的配送活动仍由医疗机构的人员负责,比如各个科室的临床医护人员。除了手术室等部分单位是有专门的工作人员进行配送,其他科室均需要临床人员前去领取。由此造成配送环节的效率较低,成本较高。不利于减轻医护人员的工作压力,也不利于医疗物资的配送效率和规范管理。此外,由于该阶段医疗机构仓库规模的限制,医用耗材种类繁多,出库配送环节的效率较低。

2. 资金流特点·在合作型供应链管理模式下,医疗机构实行先采购后付款的支付模式,在向患者提供医疗服务收到资金的一段时间内,再向医药供应商支付相应的货款。在这一过程中,医院的 HRP 在供应商配送时已经录入信息,并记账支出,但是直到患者使用后记账收入,造成支出与收入的不同步,中间流程缺乏监管,一旦出现问题难以追溯。

3. 信息流特点·在该模式下,供应商可以获取医疗机构的部分物流信息,真正意义上具有双向性的信息流开始出现。供应链能够及时根据医疗机构的需求调整生产和库存,优化自身的供给能力,但是医疗机构自身在物流信息管理与集成方面仍存在不足之处,不能满足供应链优化的需求。比如在对医疗机构的实地调研中发现,医疗机构内部物流的运转过程并不对外部合作供应商开放,信息系统缺乏集成匹配,不能针对耗材、药品的具体信息(如批号、仓储位置、质量状况等)进行实时监控。但是相比于医疗机构主导性的供应管理阶段,该阶段已经具有了初步的供应链信息系统,物流服务企业能够获取部分院内物流、交接物流的信息,供应链信息系统的集成化开始逐步实现。

第三节·第三方主导型供应链管理阶段——SPD 模式(2018 年至今)

■ 一、现实背景

虽然合作型供应链管理模式解决了物流效率、信息沟通等方面的短板,但是在医院的运行实践中，还存在若干痛点亟须解决，比如医疗机构与供应链服务商之间信息对接不够通畅，仍然存在信息孤岛等问题。2009 年开始实施新医改之后，如表 4 - 4 所示，"两票制"、"集中采购"、耗材管理改革等一系列政策的出台为医疗机构供应链管理模式的转型升级提供了动力和支持，第三方主导型的供应链管理模式开始兴起。2017 年正式推行的"两票制"压缩了医药流通环节，净化了医药流通环境。作为医改政策的重要一环，"两票制"与后续的一系列政策措施密切相关。

表 4 - 4　SPD 供应链相关政策梳理

政策时间	出台部门	政策名称	相关内容
2017 年 1 月	国务院医改办、国家卫生计生委、食品药品监管总局等八部门	《关于在公立医疗机构药品采购中推行"两票制"的实施意见（试行）》（国医改办发〔2016〕4 号）	● 药品生产企业到流通企业开一次发票，流通企业到医疗机构开一次发票 ● 集中采购机构编制采购文件时，要将执行"两票制"作为必备条件 ● 公立医疗机构在药品验收入库时，必须验明票、货、账三者一致方可入库、使用
2017 年 10 月	国务院办公厅	《关于积极推进供应链创新与应用的指导意见》（国办发〔2017〕84 号）	到 2020 年，形成一批适合我国国情的供应链发展新技术和新模式，基本形成覆盖我国重点产业的智慧供应链体系
2018 年 11 月	国家医疗保障局	《4＋7 城市药品集中采购文件》（编号：GY - YD2018 - 1）	国家组织药品集中采购试点，试点地区范围为北京、天津、上海、重庆和沈阳、大连、厦门、广州、深圳、成都、西安 11 个城市
2019 年 1 月	国务院办公厅	《国家组织药品集中采购和使用试点方案》（国办发〔2019〕2 号）	选择北京、天津、上海等 11 个城市，从通过质量和疗效一致性评价的仿制药对应的通用名药品中遴选试点品种，国家组织药品集中采购和使用试点，实现药价明显降低，减轻患者药费负担；降低企业交易成本，净化流通环境，改善行业生态；引导医疗机构规范用药，支持公立医院改革；探索完善药品集中采购机制和以市场为主导的药品价格形成机制

政策时间	出台部门	政 策 名 称	相 关 内 容
2019 年 7 月	国务院办公厅	《治理高值医用耗材改革方案》（国办发〔2019〕37 号）	完善价格形成机制,降低高值医用耗材虚高价格;规范医疗服务行为,严控高值医用耗材不合理使用;健全监督管理机制,严肃查处违法违规行为;完善配套政策,促进行业健康发展;坚持三医联动,强化组织实施
2019 年 9 月	国家卫生健康委、国家中医药局	《医疗机构医用耗材管理办法(试行)》(国卫医发〔2019〕43 号)	对于医用耗材进行严格定义,设定了医疗机构医用耗材供应目录,明确了医用耗材采购必须从集中采购目录中遴选,建立了医用耗材临床使用分级管理制度
2020 年 2 月	中共中央、国务院	《关于深化医疗保障制度改革的意见》	到 2025 年,医疗保障制度更加成熟定型,基本完成待遇保障、筹资运行、医保支付、基金监管等重要机制和医药服务供给、医保管理服务等关键领域的改革任务,深化药品、医用耗材集中带量采购制度改革,坚持招采合一,量价挂钩,全面实行药品、医用耗材集中带量采购
2020 年 7 月	国家药监局	《药品记录与数据管理要求(试行)》(2020 年第 74 号)	加强药品研制、生产、经营、使用活动的记录和数据管理,确保有关信息真实、准确、完整和可追溯
2020 年 7 月	卫生健康委、中医药管理局	《医疗联合体管理办法》(国卫医发〔2020〕13 号)	加强医联体内药品、耗材供应保障,在医联体内推进长期处方、延伸处方,逐步统一药品耗材管理平台。通过远程医疗、远程会诊、远程查房、远程教学等形式,逐步推进互联网诊疗,利用信息化手段,下沉优质医疗资源,提升基层医疗服务能力
2021 年 1 月	国家药监局、国家卫生健康委、国家医保局	《关于深入推进试点做好第一批实施医疗器械唯一标识工作的公告》(2020 年第 106 号)	全面启动第一批医疗器械唯一标识实施工作

政策时间	出台部门	政策名称	相关内容
2021 年 6 月	国务院	《医疗器械监督管理条例》(国令第 739 号)	强化企业、研制机构对医疗器械安全性有效性的责任,明确审批、备案程序,充实监管手段,增设产品唯一标识追溯、延伸检查等监管措施

2019 年 5 月,国务院办公厅印发了《深化医药卫生体制改革 2019 年重点工作任务》(国办发〔2019〕28 号),明确提出"深化医疗、医保、医药联动改革","加大药品和高值医用耗材改革力度,调整医疗服务价格,建立有利于医疗服务理顺比价关系、优化医院收入结构的医疗服务价格动态调整机制"。随后,国务院办公厅发布《治理高值医用耗材改革方案》(国办发〔2019〕37 号),实现"以量换价",按照带量采购、量价挂钩、促进市场竞争等原则探索高值医用耗材分类集中采购。同年,《医疗机构医用耗材管理办法》(国卫医发〔2019〕43 号)出台,明确了医用耗材的管理对象和内容,设定医疗机构医用耗材供应目录,规定医用耗材采购要求,建立医用耗材临床使用分级管理制度,同时也明确了相应的监管措施。

从一系列新医改的政策文件可以看出,监管机构对于医疗耗材的质量、管理、价格等方面做出了明确的指引,这一系列政策组合拳对于医疗耗材的管理及商业体系产生了较大的变革。产品推广盈利时代已经逐步淡去,服务付费逐渐兴起。对医疗机构来说,一系列政策之后,收费耗材及其管理将从结余贡献的角色变为成本角色;加之耗材统一编码等措施为耗材精细化管理提供了必要的基础设施,医疗机构应当强化耗材采购、管理、使用全环节的精细化管理,降低耗材采购管理成本、控制不当损耗。

对于医药供应链行业来说,医药供应链企业对接上游的医药生产企业与下游的医疗机构,是整个流通供应链的关键环节,肩负着优化供应链管理的责任和使命。在以往的合作型供应链管理模式日益不能满足需求的现实情况下,医疗供应链服务企业也需要寻找新的供应链管理模式和利润增长点,以帮助医疗机构实现信息流、物流、资金流的整合,提高医用物资管理效率,从而巩固渠道、扩大市场、实现盈利。

商务部发布的《2020年药品流通行业运行统计分析报告》指出，药品流通企业及专业医药物流企业在物流自动化和信息化技术应用方面的能力逐步提升。2020年，具有仓库管理系统的企业占调查企业总数的51.7％，较上年提高0.2个百分点；具有电子标签拣选系统的企业占调查企业总数的34.9％，较上年提高1.3个百分点；具有射频识别设备的企业占调查企业总数的29.1％，较上年提高1.8个百分点。在新政策及新市场的驱动下，医药物流企业不断提升自身竞争力，打造以供应链协同发展为主线、以高质量发展为目标的综合实力已成为行业共识。

目前，医疗器械SPD管理模式已经被越来越多的医疗机构所应用。2021年，中国物流与采购联合会医疗器械供应链分会对开展医疗器械SPD项目的488家公立医院进行调研统计分析。其中，开展医疗器械SPD项目的三级医院占比79％，三甲医院所占比例高达68％。医院类别主要以综合性医院为主，占比达85％，专科医院覆盖较少，且主要以妇幼医院和肿瘤医院为主。根据2021年全国医院SPD项目公开招标不完全汇总显示，2021年全年共有26个省市211家医院公开招标SPD相关项目，其中，山东（25家）、广东（24家）、浙江（20家）三地公立医院项目招标最多。

■ 二、第三方主导型供应链管理模式

第三方主导型供应链管理模式将供应链服务商的信息系统与医疗机构的信息系统相连接，基于统一的数据口径，将物流、信息流与资金流有机整合在一个系统之中。旨在构建价值增值导向、提质增效导向、创新服务导向的供应链管理体系（SPD供应链管理模式），该模式将医疗机构的耗材物流纳入统一平台下进行管理。第三方主导型供应链管理模式是以信息化条件下的定数管理为核心，将医疗耗材物资分为定数耗材、临时耗材和高值耗材，然后粘贴固定识别卡片，读取二维码，计算录入各个科室的使用量。在科室使用消耗后进行结算管理，根据科室的实际使用情况，实行自动补货，实现医用耗材的平稳供给，避免缺货的情况，第三方主导型供应链管理的基本流程如图4-3所示。

第三方主导型供应链管理模式下，供应链服务企业的主要项目内容如表4-5所示。

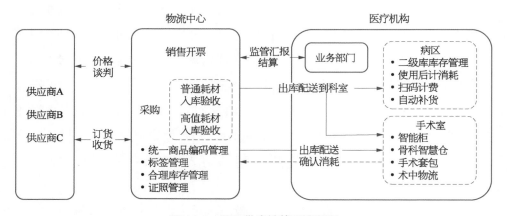

图 4 - 3　SPD 供应链管理流程图

表 4 - 5　SPD 供应链项目及内容

供 应 链 项 目	项 目 内 容
SPD 库房	• 由 SPD 供应商进行日常运营管理,保证向门诊住院药房及各大病区智能管理柜及时配送 • SPD 库房的耗材所有权归各供应商,医院科室申领送达签收后所有权转移至医疗机构 • 医疗机构负责对 SPD 库房及 SPD 供应商进行监督管理
临床科室二级库	• 医院门诊自动化设备由 SPD 供应商协调医院进行选型采购 • 门诊业务仍由医院自行管理;SPD 供应商只管理门诊周转库房和及时向自动化设备补充库存 • 耗材通过扫描条码或 RFID 感应收货,库房耗材进入门诊科室,科室人员确认收货后,物权由各供应商转移至医院 • SPD 供应商负责在门诊库房实施定数管理,掌握门诊消耗,主动补货
人员管理	• 医院原库房、住院库房、门诊库房人员仍由医院自行管理 • SPD 供应商派往医院的相关工作人员由供应商聘用考核,由医院监管
院内 SPD 物流信息系统	• SPD 供应商负责建设供应链管理平台,协调医院及各配送企业接入供应链管理平台 • SPD 供应商提供定制化的院内物流信息系统,支持医院耗材流通环节中的各项应用需求 • SPD 供应商对院内物流信息系统的上线与后续运维

　　1. 集中集约的采购配送服务·为医院提供所有医疗用品的集中采购配送服务,产品包含一次性医疗耗材(普通医疗耗材、植介入耗材)和总务耗材(办公、

五金、印刷品、电脑耗材、被服等）。

通过集约化的采购加强院内医疗耗材渠道管理，将医院从原先一对多的采购模式转为一对一，承担产品第一道质量风险；产品配送至临床科室，减轻医院原先配送的负担，大大降低院内人员在耗材服务上的工作。

2. **库房委托管理服务** · 提供医院仓库全托管服务，承担仓库前期装修、改造，如摄像监控、防盗设施、流程标识标牌、温度监控等；承担库房标准流程化设计、日常运维工作；管理医院一级库、二级库库存资金，通过一体式采购、条形码技术实现医院院内耗材零库存管理。

3. **人员派驻管理** · 在医院内建立一支专门为院内医疗耗材服务的团队，将原先的耗材管理人员和护理人员从繁琐的耗材管理工作中解脱出来，服务团队包括物流主管（仓库工作整体协调、供应商协调、承担仓库内部管理，协调人员工作，处理各种应急情况）、专职采购、订单专员（负责医院的耗材采购、临床需求订单处理工作、同时兼顾质量控制、负责产品验收、入库储存、运输及质量追溯）、仓储物流专员（负责医院的仓库管理、收货、理货发货、盘点、配送等）。

4. **信息化建设** · 为医院建立一站式采购服务平台，通过二维码技术完成从申请、审批、采购、验收、统计、汇总等全程信息化服务。将条形码技术运用到供应链管理的各个环节中，实现从物流配送的源头直至产品最终的全程条码化、可视化管理，承担前期信息化投入的软硬件费用及后期的运维。

■ 三、阶段特点

在这一阶段，第三方供应链服务企业与医疗机构之间展开紧密合作，供应链服务企业借助信息化工具，将医疗机构的耗材物流纳入统一平台下进行管理，从而优化整条耗材的供应链条，降低整个链条中的流通成本，进行耗材链条全程追溯，提升安全保障，符合新医改政策方向，最终实现医院、耗材供应企业以及患者三方的共赢。在第三方主导型供应链管理模式中，物流、信息流、资金流的特点如下。

1. **物流特点** · 医疗机构采购各类耗材的物流作业全部由第三方供应链服务企业负责。第三方供应链服务企业负责医疗机构从供应链上游企业采购医疗耗材的验收、保管、盘点、配送等的物流过程。在此模式下，SPD 供应链相当于把库存放在了临床，降低了医院中心库的存货压力。可以节省医疗机构库房的空间资源占用，获取直接经济效益，并且医疗机构抵御突发情况冲击的能力增强。系统实时盘点还将大幅降低人力成本，提高管理效率，综合控制耗材相关成本。

2. 资金流特点·在第三方主导型供应链管理模式下，医疗机构采用预入库的方式，在向患者发放药品、耗材时收回相应的资金，再向耗材供应商支付资金。SPD 供应链解决收支不匹配的问题，实现了一码一物。此外，在资金控制方面，供应链服务商的数据管理专员通过日常资金报表的维护，便可清晰地掌握医用耗材价格水平的波动，分析出拥有降价空间的耗材，实现成本优化。

3. 信息流特点·在此管理模式下，第三方供应链服务企业的信息系统与医疗机构信息系统已经统一口径，实现了无缝对接。耗材、药品的具体信息能够在供应链上下游通畅传递，医疗机构能够根据耗材的唯一识别码，实现对耗材名称、批次、仓储信息、使用情况的实时查询，并且能够及时掌握耗材的物流信息，追溯查询生产厂商、销售厂商、患者等信息，真正实现了医疗物资管理全过程的信息化。

■ 四、SPD 供应链管理模式的问题分析

虽然 SPD 供应链管理模式具有提高医疗机构物资管理效率、降低控制物资管理成本的优势，能够有效地助力医疗机构实现供应链数字化转型，实现精细化管理，但是在实际运行中，SPD 供应链管理模式仍然存在若干问题有待解决。

1. 医疗机构内部协调不足·SPD 项目的实施不仅需要医院采购部门、仓储部门的协调，还需要信息部门、人事部门、财务部门等多部门的配合和支持。对于 SPD 项目的建设和实行，医疗机构各个部门的配合度和积极性并不相同，部分科室无法理解 SPD 建设的意义、价值。此外，由于医疗机构内部的职能配置、人事安排都发生了相应的变动，部分员工可能产生负面情绪，这也会对 SPD 供应链项目的推行产生不利影响。

2. 第三方服务商良莠不齐·SPD 供应链服务商需要有专业的人员团队、技术方案，并且也需要一定的资金实力。现实中部分供应链服务商的实施经验不足，无法为医疗机构提供具有个性化的医用耗材供应服务；一些小规模的 SPD

供应链服务商的团队稳定性较低,专业服务能力与经验也相对不足。

3. 信息系统安全风险·医疗机构与 SPD 供应商之间实现了医用物资需求、库存管理、耗材领用等方面的信息实时共享,供应商的物流信息系统与医疗机构的业务管理系统之间无缝对接。然而这也增大了医疗机构信息系统的受攻击面,过度的信息共享可能导致医疗机构的信息泄露。

■ 五、完善 SPD 供应链管理模式的对策建议

1. 明确医疗机构供应链管理目标·医疗机构供应链管理的目标需要更好地适应新发展格局的要求。随着人民群众对健康的日益重视,新冠疫情影响下的预防性需求增长,以及互联网＋医保支付、国家医保谈判药品"双通道"等政策落地,供应链服务升级成为医疗机构提升业务能力的重要环节。医疗机构供应链转型的最终目的可以包括三点:一是更好地响应医疗体制改革的要求和号召,二是满足人民群众日益增长的医疗服务需求,三是实现医疗机构自身的高质量发展。

2. 建立 SPD 管理制度,实现部门有效协同·医疗机构顺利、有序、高效地实现供应链管理转型,需要综合考虑组织的内外因素。一方面,医疗机构需要加强顶层设计,完善 SPD 供应链的流程设计、岗位职责、考核指标等相关制度,为 SPD 供应链建设提供充足的资源支持。另一方面,医疗机构所处的环境千差万别,医疗机构供应链管理模式的创新应用需要医疗机构各个部门的协调配合,涉及后勤保障、医务处、采购处、财务处等部门。有效整合跨部门的知识和经验,是医疗机构供应链管理转型的重点内容之一。

3. 提质增效,增强第三方服务机构的竞争力·面临医药流通行业激烈的竞争,第三方供应链服务机构需要提升自身的核心竞争力,助力医疗机构"提质增效"。虽然现阶段药品流通行业结构调整和产业升级加快,行业规模不断扩大,但行业发展不平衡、不充分的问题仍然存在。第三方服务机构需要不断优化供应链管理水平,提高服务的专业性,以适应新领域、新业务、新技术的需求。

在本章梳理内容的基础上,有以下几点可供读者拓展思考:

(1)医疗机构供应链数字化转型能否更好地响应医疗体制改革的要求和号召、满足人民群众日益增长的医疗服务需求、实现医疗机构自身的高质量发展,

如何实现这些目标，有待进一步的实践探索。

（2）医疗机构如何顺利、有序、高效地实现供应链数字化转型。医疗机构供应链管理模式的创新应用需要医疗机构各个部门的协调配合，涉及后勤保障、医务处、采购处、财务处等部门，如何有效整合跨部门的知识和经验，是医疗机构供应链数字化转型的重点内容之一。

（3）第三方服务机构如何提升自身的核心竞争力、优化供应链管理水平、提高服务的专业性，以适应新领域、新业务、新技术的需求，这是未来需要关注的一项重要课题。

第四节 · 总结与拓展

本章立足于我国医疗制度改革的时代背景，系统梳理了我国医疗机构供应管理的发展沿革，并结合新时期的政策背景与新兴信息技术，讨论了当今第三方主导型供应链管理——SPD模式的应用模式与特点。

在2009年的"新医改"实施之前，医疗机构的供应管理处于一个初步发展阶段。在以医疗机构为主的供应管理模式下，医院内物流由医疗机构全权负责自理，医院负责药品、耗材的采购、收货、验收、仓储、出库、信息控制等流程。信息流、资金流与物流由医疗机构所主导和掌控，尚未形成真正意义上的供应链管理。

经过2009年医改方案和"十二五"医改方案的实施，逐步形成了合作型供应链管理模式，医疗机构开始与医药物流企业或者供应链服务商合作。大量医疗机构在这一阶段形成了基本的供应链管理理念，并开始从供应链整体角度考虑物流活动的全局优化。信息技术被应用到供应链管理的过程中，医疗机构也在提升物流效率与降低综合运营成本两方面做出了相应的改进，优化院内供应链流程，提高供应效率，对全院耗材的使用进行集中管控，保证质量安全。

随着集中采购、"两票制"、医疗器械唯一标识等政策的实行，在2018年国家医疗保障局成立之后，以医疗耗材的集中供应模式（SPD供应链管理模式）为代表的第三方主导型的供应链管理模式得到了广泛的应用。SPD模式将供应链服务商的现代物流信息系统与医疗机构的业务管理系统通过接口程序进行数据对接,统筹资金流、物流与信息流,以降本增效为导向,构筑新型的价值链服务体系,在原有供应链管理模式的基础上创新推出第三方主导型的供应链服务模式,即将医疗机构的耗材物流纳入统一平台下进行管理。

（许朝晖　苏鹏　马骏　杨军　李颖琦　梁思源　刘随意　施拥华　王尧　曹如刚）

第二篇

基于大数据的医疗机构
供应链重构

第五章

医院管理需求及整体管理基础

医用耗材作为医院最为重要的物资资源，需要对其进行合理管控，促使其形成良性的循环，成为医院发展的重要经济支撑。目前，公立医院不合理的逐利机制没有彻底破除，百姓"看病难、看病贵"的问题依然存在，医改的路径、突破口和切入点依然不明确。

为此，国家自 2012 年起开始出台相关管理政策，用于逐步规范医用耗材的管理。《"十二五"期间深化医药卫生体制改革规划暨实施方案》(国发〔2012〕11 号)、《深化医药卫生体制改革 2016 年重点工作任务》(国办发〔2016〕26 号)、《"十三五"深化医药卫生体制改革规划》(国发〔2016〕78 号)、《上海市 2015 年深化医药卫生体制改革工作要点》(沪发改医改〔2015〕2 号)等相关管理方案中明确了公立医院改革的总体目标及方向，即坚持公立医院公益性质，以破除"以耗补医"机制为关键环节。

医用耗材采购面临许多问题，其中主要的问题是采购价格较高且供应商数量较多，各类药品耗材种类复杂，管理困难且成本较高。为了集中解决上述问题，许多医院都运用 SPD 等集中采购方式实行药品耗材的管理突破。集中采购是遵循公平、公正、公开的原则，按市场竞争机制进行集中和专业的操作和规程进行统一采购管理。

第一节 · 大数据下的供应链管理要求

随着医院数字化程度的不断提高，医疗机构数据的种类及数量也在不断增加，大数据的发展成为医院发展的基本趋势。在大数据不断推广应用的背景下，许多医院开始探索供应链的管理改革，希望通过简化工作流程实现大数据的管理，控制成本，提高效率。

目前供应链的管理改革在医院的管理中改革实践较多地集中在药品及耗材管理中。医院的供应链涉及的耗材管理数量及品种比较多，医院在人力成本不断缩减的情况下必然需要对供应链管理进行集中管控。近年来国家更加重视耗材的集中管控，医用耗材的管理与医疗质量及医疗安全密切相关，国家对耗材管理的要求在不断提高。

首先，国家已经确认要进行医用耗材的分散统一管理，在不断推进国家码的同时要逐渐进行名称统一，不断提升医用耗材的科学化管理，系统统一的耗材管理档案才能实现 SPD 供应链管理的基础。其次，在监督管控方面，国家正在逐步加强耗材的遴选、采购、配备、使用、支付、结算等环节的监督。最后，在支付层面，也在逐渐推进常态化＋制度化的耗材集中采购工作，这对于供应链的基本管理也提出了很高的要求。在主要的管理品种方面，临床用量大采购金额高的基本耗材要加强管控。上述管控措施对供应链的管理提出了更高的要求，需要医院在进行各种品规管控的同时还要符合国家的管理要求。

■ 一、管理内容全面，要求明确

管理内容具有复杂性。医用耗材的品种比较多，在医院内涉及的流程也比较复杂，耗材的使用在临床科室，对整个物资的供应流程的具体情况及要求也比较复杂。医用耗材在申领、管理及使用过程中产生的信息量比较大，整个管理要求也比较复杂。

医用材料大多是作为一次性使用的材料，在临床管理上质量控制及安全性是管理过程中最为重要的管理要求。第一，耗材的准入要符合相关的卫生标准，许多产品在进入医院后还要进行相关的消毒操作，保障医用耗材的质量可靠且功能完善。第二，在品规的管理上要有非常科学的管理体系，能够科学精细化地区分医用耗材，同时登记品规跟型号，保障基本的管理要求符合医院的基本情况，这样的清晰的管理内容才能进行专业性的管理。第三，在医用耗材管理的区分上,目前全国还未有比较科学统一的分类目录。因为高值跟低值耗材的管理内容有很大的区别,因此,在设置管理内容时不能用同样的管理方式,要针对不同的材料的管理需求建立不同的管理内容。第四,在需求方面,医院针对国家、地区及医院的管理要求的不同,在管理内容的设置上也有非常大的区别及特殊性。

针对上述情况,新型供应链的管理要能够适应最新的管理要求。在管理内容方面需要满足以下条件。

(1) 管理内容的基本设计要全面。如何实现全流程的耗材供应链管理目前仍然缺少比较标准的答案。管理目录的"一品一规"是目前比较普遍的操作,由于耗材名称不统一的情况无法实现真正的品规完全明确,真正实现"一品一规"的管理还有待进一步提高。目前比较科学的是用大数据的信息管理工具记录相关的申请、配送及最后的结算等信息。但是,在解决了记录的问题之后,在耗材的分类统计功能上仍需进一步提高。因为耗材的供应链的基本要求除了产品供应之外后续主要的侧重会倾向于管理,如何实现科学的管理统计及分析功能将是供应链后续发展比较重要的方面。

例如,2021 年上海市发布了高值医用耗材(冠状动脉球囊类)的集中采购方案中规定未中选产品取消按比例分类自负部分,最高支付标准为 1 410 元,冠状动脉球囊药物涂层导管的最高医保支付标准为 16 080 元。但是在后续的管理中发现其中一款名为 PTCA 扩张导管也需要按照未中选产品进行医保支付。这就说明,名称跟功能的不统一为后续的结算及管理增加了非常大的难度,在类别的统计分析上也无法完成类别的管理。

(2) 主要的管理内容要能够实现。目前经过供应链的集成管理,基本的管理内容已经比较明确,需要的基础数据已经基本成型。但是随着管理要求的不断提高,主要的管理内容一直在不断变化。科学的管理要求一般都是高于实际管理,在确认管理内容时,很多时候都局限于管理,并未完全考虑管理内容实现的可能性。在这样的情况下,在增加或者分类统计时要从基础数据出发,在基础数据基本实现的情况下进行信息化、数字化、智慧化的改革。

例如,骨科类的产品,如果一家供应商能够提供骨科骨钉到钢板等所有种类的产品,那这家供应商将获得较多的采购机会;心内科的产品,如果一家供应商能够在同类品种中同时涵盖国产及进口品牌,那该供应商也将获得更多的采购机会。如果品牌型号较为多样,不能集中在一家生产商,可以尽量让同一家供应商代理多个品牌型号,尽量减少供应商的数量。供应商采购的量越大,则获得更多的利润,这样的集中采购在减少供应商的数量的同时进一步减少了同类产品的品种,便于管理。但是这样的实施过程还缺少实际的筛选标准,智能化及信息化的遴选技术仍有待加强。

■ 二、管理路径清晰,体系完善

医用耗材的供应链管理过程中,管理思路也非常重要,有明确的管理目的才能有明确的管理路径。在目前的供应链管理中,基本的管理内容都停留在采购端,但是作为完整的供应链体系,不能仅仅停留在一个方面,需要将管理下沉到使用端,包含整个从采购到使用的全过程。

第一,精细化管理路径融合。目前供应链管理主要是集中在配送方面,在配送上已经能够完全做到定数管理。从科室申请到配送模式已经相对比较完善,这种管理方式节省了医院大量的管理消耗并保障了基本的医用耗材供应。但还是缺少与医院管理的交叉融合,特别是新入院医用耗材的管理,从材料的申请到实际入库并纳入配送还没有完全能够对接。对接后的耗材管理,医院在整个管理内容中也需要进行融合,医院的基本管理要与供应链厂家进行对接。

第二,管理路径要有序并尽量包括基本的管理内容。在精细化管理过程中要从医用耗材的申请开始至配送至科室,包括后续的科室使用情况都能够进行管控。因为,医用耗材的使用与医院的整体收入及后续的医保结算等问题相关。随着管理要求的不断提高,后续还可能涉及医用耗材使用是否合理的问题。因此供应链的管理路径必须要有一定的拓展,不能仅仅局限在供应这个阶段。

例如,医院目前根据医保管理要求都需要进行合理的医保结算,医保结算的管理要求越高对耗材的管理要求越高,如表5-1所示。科惠的一款非吸收性聚酯缝线,在医保收费结算时要求限眼部、心脏、血管缝合,在这样的要求下,不但需要进行前期的采购管理,还需要在使用过程中进行限制,其精细化要求就更高,那就需要有更合理的管理思路及体系,才能精细到每款医用耗材的产品。

表 5-1　医保收费要求

品　　名	收　费　要　求
冲吸式消融电极	不得同时收取与经胃镜、肠镜特殊治疗激光、电凝、电切加收的 150 元
一次性使用黏膜切开刀	
一次性使用精密调节输液器	限 16 岁以下人群、孕妇使用
一次性使用输液器带针	
结肠胶囊式内镜诊断系统	限不适于结肠镜检查者
一次性使用胆胰管成像导管	
子镜推送导管	限常规办法不能明确的胆胰管疾病和巨大胆总管结石直视下激光碎石
子镜推送导管(SpyScope)	
子镜推送导管(SpyScope)	
钛质通气管	
钛质通气管(Spiggle)	限成人分泌性中耳炎
通风管	
血管重建装置	
血流导向密网支架	限大型或巨大型动脉瘤、多发串联的动脉瘤、血泡样动脉瘤、梭形或夹层动脉瘤患者
血流导向栓塞器械	
神经监护气管插管	限高度怀疑或确认甲状腺恶性肿瘤,病变超 2 cm 以上
眼内冲洗灌注液	限后段手术和非正常晶体手术
电子支气管内镜系统	限活动性肺结核、艾滋病、有明确药敏结果的广泛耐药菌感染、涉及公共卫生安全的不明原因肺炎的危重症患者
可视插管软纤支镜系统	
一次性电子支气管内镜	

续　表

品　　名	收　费　要　求
医用生物胶体分散剂	限溃疡、感染伤口
改性甲壳素创面修复凝露(创面修复生物胶)	限溃疡、感染性伤口使用
改性甲壳素创面修复凝露(创面修复生物胶)	
改性甲壳素创面修复凝露(创面修复生物胶)	
颅内覆膜支架系统	限外伤性或假性动脉瘤、血泡样动脉瘤、夹层动脉瘤、巨大宽颈动脉瘤、颈动脉海绵窦瘘及弹簧圈栓塞治疗后复发的动脉瘤患者
颅内覆膜支架系统(Willis)	
无线压力导丝	限稳定型心绞痛患者,冠状动脉临界病变、长病变、分叉病变患者
压力导丝	
压力微导管	
结扎夹	限胸、腹腔镜手术使用
结扎夹和自动结扎钳(Hem-o-lok)	
连发施夹器和钉夹	
连发施夹器和钉夹(LIGACLIP)	
内镜施夹钳	
胸腔引流系统	限院外持续引流患者
一次性高频内镜手术用切除刀	限肿瘤大于 3 cm 或占管壁半圈以上的 ESD 手术
一次性使用高频切开刀	
超声高频外科集成系统超声刀头	指超声高频外科集成手术设备
超声高频外科集成系统切割闭合刀头	

■ 三、管理功能完善,信息化支撑

在管理人员的设置上,医疗机构还需要应对医院的管理需求,不断提高信息化水平。

第一,管理人员的功能要进一步明确。目前,供应链的引入节约了医院大量人力成本。医院的基本工作只需要进行耗材采购与使用的监管。但是,这样的情况也使得许多管理人员对基本的供应情况及供应问题了解不够深入及时。因此在人员功能的设置上还需要进行明确的工作内容分工。此外,供应链管理不仅仅是简单的供应链操作,还需要进行数据的分析及优化,比如某些耗材市场价格的对比及调研,以便进一步节约医院的耗材成本。但是,此类工作的责任需要明确到个人,管理人员的工作职责也需要进一步优化。因为目前的供应链基本都集中在供应商,因此,基本的供应链配置的也是仓库管理及配送人员,且比较侧重于配送。随着医院管理要求的不断细化及提高,人员的配置不能仅仅集中在配送上,还要更加侧重于管理。

第二,管理过程中的信息化应用需进一步加强。目前,供应链的追溯功能已经较为完善,但是耗材管理的内容涉及耗材申领、财务结算等系统,信息数据流还不够畅通,存在较多信息孤岛,导致在耗材管理过程中很难从一个点切入,实现耗材的追溯管理。例如,目前大部分可收费耗材都已经在阳光采购平台上有采购价格,实现阳光平台采购,但是基本上每个产品的价格各不相同,需要在实际管理过程中进行产品的对比论证。但是市场上同类型产品的价格数据缺失,需要医疗机构花费很大的人力、物力进行价格的辨别分析,还需要对整个市场开展调研工作,保障整个耗材管理体系的合理化。

■ 四、运营管理优化,智能化应用

在管理内容、路径及人员都明确的情况下,后续的基本管理要侧重于实际的运营中。这种运营不仅仅是医院的运营,还涉及供应商的运营,并且需要将供应链的运营与医院的运营相结合,不断优化并提高智能化管理水平。

第一,运营管理的整体思路优化。在供应链的管理中基本的管理焦点集中在供应链的优化方面,在后续的管理上还要进一步加强。基本的供应链管理技术已经得到了很好的改善。但是运营方面还比较弱,还不能进行整体管理的优化。

第二,与医院的运营管理相结合。目前医院供应链的管理大多数是基础工具的优化,但是供应链的基本用途是服务于医院的,因此供应链的运营管理需要与医院的运营管理相结合。医院的运营管理是用管理的意识提高整体的管理效率，因此，在考虑整个战略决策、计划决策及控制决策方面还是需要与医院的整体供应链相结合，实现整个运营管理的系统增值。

第三，智能化管理工具的应用有待进一步加强。近年来，随着智能化技术的发展，运用数字化引导整个医用耗材管理成为发展的一种必然趋势。智能化的管理能够在减少人力成本的情况下形成更加科学的服务方式，也能针对更加专业的耗材针对性进行高值耗材的管理。

在不可收费耗材的管控过程中，首先，在申请的前期要对申请范围进行限制，同时对科室的申请进行规范，明确基本的领用目录。其次，在用量上，要对申请的数量进行限制，针对不同科室制定不同的申请标准，并按照标准进行申请。再次，要重视数据分析，定期做好统计分析及效能分析，确保耗材使用的合理性。最后，在二级库房的管控中要定期进行盘点，与整个财务的收费进行对标，分析差异性并进行改进。

在可收费耗材的管理流程上，首先，要对申请进行分析，与实际的手术操作数量进行对比，确保申请及入院的合理性。其次，对成本的管理及分析，可收费耗材目前已经全部实现了阳光采购，价格基本固定，集中采购也越来越多，因此在使用上要进行合理性的管理，这样才能进一步控制成本。最后，使用合理性的论证，可收费耗材的管理与患者息息相关，供应链不仅仅是要考虑供应问题，还要兼顾供应的方向，要使得供应的合理性更加科学，打破传统的供应方式。

运营管理涉及了医院的整个收入及支出，与财务收费息息相关。合理的运营管理需要实时掌握医院的收入、支出、耗占比等，并且需要做到针对每个科室的分析。然而，目前的统计分析还需要从系统上获取每月的数据才能进行分析，无法直接随时获取各项管理数据，极大降低了医院运营管理的效率。

■ 五、供应链重构总结

供应链的管理重构，需要从框架到管理细节进行落实。首先要明确管理的内容，主要是获取医用耗材的基本管理要素，建立科学的管理体系。同时，明确管理体系中的各项管理要求，在管理要求明确的前提下，运用信息化及更加科学的智能化管理工具,改善并提高整个运营管理的精细化工作。

供应链的重构主要是为了解决医院的实际管理问题,重构的目标是建立一套从采购到收费的实际管理供应体系,并且配套实施合理的监管控制机制。在合理监管控制的基础上进一步节约医院的采购成本,提高医院的精细化管理水平,并且在信息化功能健全的基础上实现智能化管理。

第二节 · 医院面临的运营管理的挑战及问题

医院耗材采购的主要问题是采购价格较高且供应商数量较多,各类药品耗材种类复杂,管理困难且成本较高。医院面临来自各个方面的管理要求,首先,医用耗材的基本使用需满足临床的需求,并且要进行严格的管控;其次,医院需要进行价格的对比分析,进行供应商的系统管理;第三,需进行市场的竞争对比,选择合适的供应商。这样的情况下必然导致整个运营管理工作量的大幅上升。

■ 一、行业管控严格,改革推进力度不断加大

医用耗材行业政策方面管控严格,《"十二五"期间深化医药卫生体制改革规划暨实施方案》(国发〔2012〕11 号)等文件明确要求医院及供应商尽量降低医用耗材采购成本,同时要求实施国家耗材集中采购,上海市目前已经实施了晶体、冠状动脉球囊、冠状动脉支架、关节等耗材的集中采购。相关公立医院综合改革和控费文件明确要求控制公立医院费用不合理增长、取消药品加成、降低业务收入中的药品收入比重,并对药占比、耗占比提出具体要求,力争城市公立医院药占比(不含中药饮片)总体降到 30%,耗占比降至 20%。但是目前缺少医用耗材集中采购管理的典型方案或管理案例,医院在管理方面缺少良好的可行性强的指导方针,医院"医药分开"的改革存在一定的困难。

目前,很多医院都实施了 SPD 供应链管理,但是这种管理模式主要广泛应用于集中采购。虽然 SPD 模式能够减轻医院的管理负担,实现部分耗材的信息化管理,但是在耗材的整体控制上仍需进一步加强。目前的管控仍未涉及科室

的实际使用问题，这样的医用耗材供应链管理是否能够进一步满足后续的管理要求，还需要进一步改革并应用。

■ 二、医院管理粗放，监管依托不清晰

在医院管理方面，在管理方式上缺少精细化管理，供应商数量较多导致整体安全监管困难，医用耗材零加成，已使得耗材由利润中心转移到成本中心，医院运营成本压力增大，并出现大面积亏损，内部运营管理需要进一步调整、变革和优化。在这样的情况下，容易导致"过度医疗"的现象，不仅增加了患者的治疗成本，也增加了医院的监管负担。

医院的管理需要精细化至每个产品及规格。目前市场上的医用耗材名称比较多，同类型产品注册证名称差别非常大，同时各类产品的规格型号也有很大的差别。因此在耗材的管理过程中更加追求精细化，精细化的过程需要基础数据的支撑。因此，专业化的管理要以统一的信息化为基础。

当前的医用耗材采购模式下，尚未实现医用耗材结构的合理化。医生用药、使用耗材仍然存在一定的选择空间，医生与耗材销售代表之间仍然存在利益联系，其流通、使用的利益链条未有效切断，在药品、耗材的使用上还存在不合理的医疗行为。为了促进医院合理用药、合理诊疗，减少患者不合理的医药费用，提高医院的整体服务水平，需要减少医生用耗材的选择空间，最大限度地割断医生与医药代表之间的利益链。在此基础上，才能有效促进学科及人员整体水平的提高，促进各项学科发展。

■ 三、物资生产流通方面管理复杂多变

采购价格仍存在压缩空间，未能形成多个单位联合乃至区域内的统一采购，"以量换价"的优势还体现得不够充分，采购最大筹码和优势的带量采购未有效实现。目前的采购环节中存在定价虚高且价格滞后的问题。各类产品种类复杂繁多，为了实现中标，存在很多恶性竞争，导致流通环节存在很多问题，彻底实现量价挂钩的采购还需要进一步改进。目前，需要充分研究如何在保证质量和疗效的基础上，发挥市场机制作用，利用集中带量采购优势，协商达成药品耗材的合理价格还需要有较为合理的集中采购机制，实现真正的集中采购。

　　在目前的管理实践中,医院已经认识到供应链改革对医院管理的重要性,但是基本的研究内容主要集中在某一个环节或者供应链管理的某一个方面。但是,供应链管理是一个系统完整的流程,需要综合分析并进行有效的资源整合,才能进一步推进供应链管理的完善。

　　目前,供应链管理重点是供应管理,主要内容是外部采购管理,涉及医院的部分相对较少。医院内部的供应链管理涉及采购、配送、库存等,其中物流、资金流、信息流是医院供应链管理的核心,供应链管理涉及采购层、经营管理层及执行层。目前的供应链管理对象主要是医院的外部供应,主要是医院与供应商之间的管理,目标最大化的供应链不是重点在某个节点上进行管理,而是需要强化所有的节点,占据主导优势。

■ 四、信息化管理机制系统性亟须提升

　　医疗机构之前的医院信息系统、耗材管理系统、财务系统等系统均是独立发挥作用,为医院提供单一的信息数据。作为一个个信息孤岛,各个系统之间没有数据互通。在大数据时代,可以通过信息化手段,运用数据分析工具,对医院的耗材使用进行品规梳理,通过数据全流程流转,降低人工录入的工作量和差错率等显得尤为重要。信息化的整合作为 SPD 的重要组成部分,通过"从代采服务转为专业采购、从配送服务转为辅助经营"这两个转变,为医院提供一体化线上平台和线下统一配送服务。

　　针对各个系统之间"信息孤岛"的现象,许多医院已经开始了针对性的改善,设计了一部分互相对接的信息系统,旨在实现全程的信息化。传统的供应链涉及生产厂家、供应商及配送商等,这些角色之间缺少直接的信息沟通渠道。目前集中的供应链管理已经能够将这三个主体关联起来,建立完整的数据节点,实现供应链的信息化。然而,不同的 SPD 供应链的管理公司实际信息管理内容及功能仍在不断的完善中,还未将第一级代理商信息及同类产品价格等前期采购的数据纳入系统中,与医院的整个管理还存在脱节的问题。

■ 五、管理问题总结

　　上述管理问题从管理及物流等各方面总结如图 5 - 1 所示。

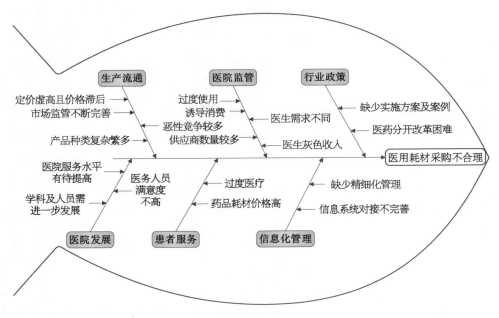

图 5-1 医用耗材集中采购存在的主要问题

综上所述，医用耗材的管理过程中从管理控制、医院监管、生产流通、信息化等方面都存在一些有待改进的问题，特别是目前医保管控和集中采购方案的不断落地，需要医院在耗材管理过程中实施更加科学的管控，以此应对不断变化的政策环境及管理要求。

第三节 · 大数据供应链实现的基本解决方案

医院目前的数据比较多，且各个数据之间关系复杂，这是医院大数据建设的基础情况。医用耗材的数据是医院大数据的重要组成部分，诊疗过程中对耗材成本的管控也是成本管理的一个重要内容。供应链管理涉及供应链信息、流程、资源的综合管理。供应链服务商在服务于医疗机构的过程中，重点是对这些方面进行合理的调整，使其更加适应医疗行业的发展和管理需求。因此，供应链重构是建设大数据供应链的一个重要环节。

现阶段，越来越多的服务公司开始辅助医疗机构进行供应链的重构。以国药控股菱商医院管理服务(上海)有限公司为例,以下简称"国控菱商",国控菱商是首家将 SPD 服务概念引入中国的医疗器械经营企业,以面向医院的医用耗材供应链服务为核心业务。利用多年的医用耗材管理服务经验和累积的海量数据,不断创新并探索数字化的解决方案,公司的供应链服务正将向 DIGS(digital information GPO service 数字信息集中采购服务)数字化供应链服务转型。

针对现有采销数据的深挖,DIGS 实现了对多种场景的支持,包含集中采购、多病种付费、医用耗材质量及成本管理;通过软件、硬件的数据互联互通,利用现代化物联网技术,实现数据的透明化、可视化,降本增效。DIGS 利用人工智能自我学习,在医疗诊断过程中,实现自动推送相应的耗材使用建议;条码化管理,按照"物-码结合"的方式进行耗材追溯管理,站在医院经营角度,辅助医院经营。

结合医院提供的标准化模式,针对产品在不同科室的消耗、备货、结算的不同,设计了五种服务内容:普通耗材在所有科室的定数服务(配合智能普耗柜)、可收费耗材精准确费的 HIS 收费标签服务、高值植入介入耗材寄售的智能柜服务和手术室手术套包服务、骨科智慧仓库服务。并辅以智能化设备(智能高值耗材柜,智能普耗柜、手术室物流机器人),完善并优化医院整体 SPD 运营模式。

■ 一、医疗大数据基础

医疗机构的数据基础较多,数据构成、数据结构均较为复杂,各项数据之间有明显的交叉。因此需要科学划分医用耗材,以便实施专业化的管理。

医院病种成本的核算是对治疗过程的成本核算综合评价,病种收费为医院医保结算提供了新的依据。目前国家非常重视医疗项目的成本核算工作,已经推行按病种分值付费(diagnosis-intervention packet,DIP),主要考虑到了每个病种的成本,进而进行精细化的成本核算,有指向性地发展医疗技术。

医院成本核算也需要遵循一定的原则,其中包括:合法性原则,即核算一定要符合法律规定;可靠性原则,即要求医院的数据准确,保障完整性;相关性原则,即各类成本需要与经济决策相关,能够合理评价。除此之外,成本核算还要在周期上、权责上及实际成本控制及收支配比上符合基本的判断。

医院的医疗成本涉及很多方面,收入与成本的分类比较复杂,如何实现复杂数据下的供应链管理是解决成本核算的关键。

　　根据现行的财务规定，医院的主要成本可简单分为支出成本及收入成本。其中，支出成本主要可分为基础设施成本、医院管理成本、医院财政补助、医院科研项目及其他成本支出。收入主要分为医院医疗收入、财政补贴收入、科研项目收入及其他成本核算，其中公立医院的医疗收支和药品收支实行分开管理，分别核算。

　　医疗成本分类基准如表 5-2 和表 5-3 所示。

表 5-2　医疗成本项目分类

分　类	目　次	分　类　基　准
类目	9	按照医院经济管理的要求
亚目	35	按照医院成本核算的要求
细目		按照专业技术的要求
醒目		单项医疗成本

表 5-3　医疗成本项目的分类标准

类　目	亚目（细目）	说　明
药品费用类	西药、中药、自制制剂	西药按学科专业设细目
医疗设备材料类	医疗仪器设备、医疗设备维修费、医疗器械材料	医疗仪器设备按其原值设细目；器械材料按医疗业务性质设细目
科研教育训练类	科研费、教育训练费	
营房管理类	水费、电费、取暖制冷费、营房折旧费、营房设备折旧费、营房设备维修费、消毒费	可按科室名称设细目
保障服务类	车辆管理费、通信装置管理费、保洁费、被服管理费	保洁费金额较大时可在亚目中单列
管理费用类	医用公杂费、行政公杂费、本院人员医疗费、差旅费、外诊费、镶配费、坏账准备	

类　　目	亚目(细目)	说　　明
开办费用类	基建费	
人力成本类	人员工资、津贴、奖金、其他补助	
其他费用类	社会公益服务费、医用图书购置费、特支费用、银行贷款利息	

由上述成本分类可以看出,医院的成本分类比较复杂,除此之外还有许多医疗资源,也是构成医院大数据的基础。

综上所述,医院的整体数据比较复杂,需要多方面综合考虑成本支出。医用耗材成本作为医院成本管控的重要组成部分,在成本核算过程中要对每个科室使用医用耗材的成本进行精确的统计,对每个项目进行合理的分析,以此实现更好的成本控制,实现医院的开源节流。然而医院的医用耗材贯穿于整个治疗过程,要有科学的大数据基础才能拆分到每个医疗项目及每个病种,同时又能合并到每个科室进行分析,有了科学的医用耗材数据基础才能实现完整的耗材管理。

■ 二、主数据建设

(一) 主数据管理的重要性

商品主数据管理(master data management,MDM)是企业物流、系统、财务等各项功能的基础。安排专业团队整理商品主档,以及持续维护使其时刻保持最新状态,更是顺利地推进工作的关键因素。除了用于自家企业内的业务管理,主数据通常也可以是与客户、供应商等相关的,并且需要在一系列的商业活动中保持一致性、完整性、可控性。

在医疗行业,维护医疗用品的主数据也同样是一个不可回避的课题,特别是针对医用耗材这种厂家多、经销商多、种类多、规格多,并且对于质量管理要求非常高的产品,需要构筑一套统一且完整的主数据系统,并且需要进行实时维护。比如,在日本,有专业企业以销售医用耗材主档为主要业务,其收录了在市场上流通的 100 万多种类医用耗材,拥有 40 年以上的历史。该公司开发的统一编码给同一个品规的医用耗材赋予一个特定的编码,可避免供应商、SPD 服务商、医疗机构在日常的订货业务、库存管理、物流管理时出现数据错误的风险，该统一编码也实时与国家医保编码进行对接，医疗机构申请医保付费时可直接引用该编码对应的医保信息进行计费。另外，该公司也具有独家的统一医用耗材分类体系，是一种基于诊断、治疗等概念的阶层性分类，可用于医疗机构的耗材采购数据分析。该公司称其独自开发的主档数据为医用耗材的百科词典，拥有日本市场 1 500 家以上的厂家产品信息，并且可根据统一商品编码、GSI 编码、商品名称、厂家、分类等多项字段搜索耗材信息，节省 SPD 服务商、医疗机构等众多企业维护主数据的成本。

（二）统一商品主档

在国内起步较早且供应链建设较完善的公司已经建立了自己独有的代码体系并在 SPD 管理中进行了应用，效果显著。按照注册证信息对全国的耗材设置一个固有的代码（以下称为统一商品编码），通过统一最小单位录入商品信息，在多家医疗机构引进医用耗材 SPD 时，都可使用同一代码来统一管理医用耗材的价格、库存、销售等信息，实现物流上一元化的管理。

作为全国首家 SPD 运营企业，国控菱商目前已经登录了 60 万条以上的统一商品主档数据，并且为了维持最新的商品信息，不断地在维护其内容（图 5 - 2）。

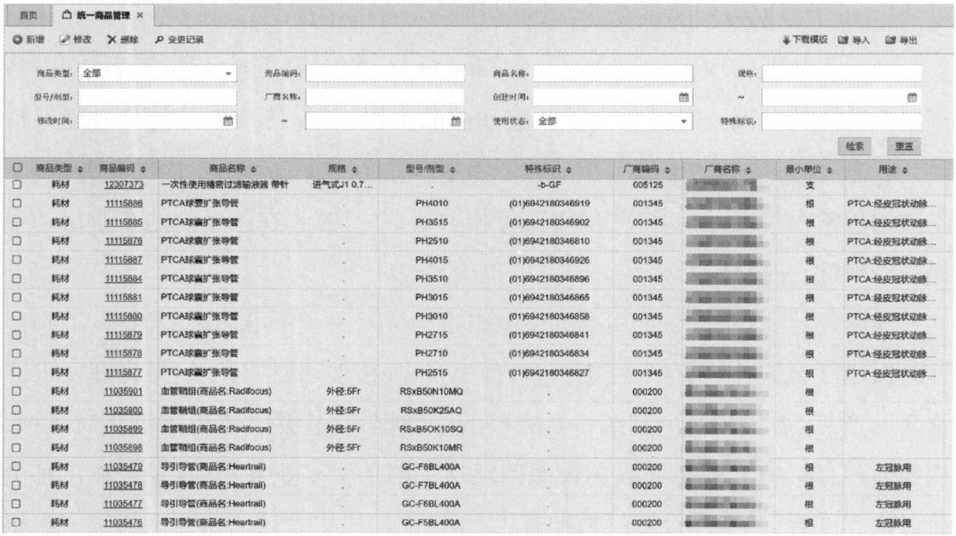

图 5 - 2 统一商品主档

该统一商品主档结合质量管理要求，由 9 个必填字段（商品类型、商品编码、商品名称、规格、型号、特殊标识、生产厂商、最小单位、进口代理商）及 7 个非必填字段（用途、功能、品牌、包装规格、包装单位、国家统一编码、UDI 编码）组成。

在日常维护的工作中，质量部根据产品相关证照信息对统一商品主档进行审核，同时与产品实物或实物照片进行比对，从而判断统一商品主档信息的正确性，反馈后由管理产品信息的部门对统一商品主档信息及时修正。另外，在日常的 SPD 运营中，如果工作人员在使用统一商品主档时发现信息有误或者有重复数据，也可提交反馈，并由专业部门对统一商品主档信息进行修正，保持主档数据的准确性及完整性。

《医疗器械唯一标识系统规则》（国家药品监督管理局公告 2019 年第 66 号）及《关于做好第二批实施医疗器械唯一标识工作的公告》（国家药监局、国家卫生健康委、国家医保局 2021 年第 114 号）明确规定，规范医疗器械唯一标识系统建设，加强医疗器械全生命周期管理，国家药品监督管理局制定医疗器械唯一标识数据相关标准及规范，组织建立医疗器械唯一标识数据库，医疗器械注册人应当按照相关标准或者规范要求上传、维护和更新唯一标识数据库中的相关数据，并对数据真实性、准确性、完整性负责，鼓励医疗器械经营企业和使用单位在经营活动中积极应用医疗器械唯一标识，做好带码入库、出库，实现产品在流通环节可追溯。

医疗器械唯一标识（unique device identification，UDI）由产品标识（device identifier，DI）与生产标识（production identifier，PI）构成，DI 是识别注册人/备案人、医疗器械型号规格和包装的唯一代码，是从数据库获取医疗器械相关信息的"关键字"，是唯一标识的必需部分，而 PI 是识别医疗器械生产过程相关数据的代码，根据实际应用需求可包含医疗器械序列号、生产批号、生产日期、失效日期等等。通过统一商品主档与 DI 的匹配，并在物流管理业务中，积极采用先进信息化手段，自动解析 UDI 信息，对医疗器械在生产、经营、使用等环节进行了精细化管理。当前已具备完善的 UDI 全生命周期管理应用和运营体系，对外可实现供应商 UDI 规则管理、医疗机构 UDI 应用情况查询、区域医联体 UDI 应用查询管理、卫生健康委员会/患者 UDI 自助查询，对内可实现 UDI 下载匹配管理（包括国控菱商和医院）、UDI 解析规则管理、UDI 与 SPD 标签化管理、UDI

预验收和配送管理、UDI 计费使用管理、UDI 全程追溯管理等具体工作，并且应用统一商品编码进一步辅助医院的收费管理以及追溯管理，为医院的耗材精细化管理提供更好的数据管理基础。

《医疗保障标准化工作指导意见》（医保发〔2019〕39 号）制定了医保医用耗材编码规则和方法，通过统一医用耗材分类和编码促进医保精细化管理，特别是在治理高值医用耗材方面有着重要的基础性作用，进一步实现"三可"，即可比较、可监管、可分析。可比较是指通过统一分类和编码实现各地、各医疗机构之间数据的互认，推动高值医用耗材在地区间、医疗机构间的数据比较，实现信息的公开透明；可监管是指可以强化对生产、流通、使用的各个环节的监督管理，促进各部门联动共同做好监管；可分析是指可以实现国家和各省市之间高值医用耗材的数据互通，开展大数据分析运用，提高治理能力，也可以大大减轻企业在各地招标采购环节重复报送产品信息的压力和负担。统一商品主档同样对接了国家医保编码，并且在 SPD 精细化管理过程中，SPD 系统与阳光平台进行对接，支援医疗机构上传收费耗材的工作，并且通过与医院 HIS 系统进行的对接，辅助医护人员的收费工作，减少错收费、漏收费的次数，提高收费工作的效率及准确性。

在这样的管理机制之上，供应链服务商拥有较为全面的大数据基础，能够构建一个庞大的数据库，可使用统一商品编码分析医用耗材的销售数量、库存量及对各家医院的销售价格等各种数据。然而为了实现供应链的有效管理，还需要将上述销售数量、库存数量与实际的领用、使用及收费进行对比并进一步分析，掌握整个耗材的数量流并监管使用情况。

（三）统一商品分类

为了进一步的数据分析，国控菱商以 2017 年版新修订的《医疗器械分类目录》的 22 个大分类为基本框架，同时结合国家医保分类、ICD‐10 分类等分类字典信息，最终完成了独自的分类字典表，开发了独有的统一商品分类。国家医保分类是如表 5‐4 所示的 17 类大分类，而 ICD‐10 分类则是疾病和有关健康问题的国际统计分类，是世界卫生组织（WHO）依据疾病的特征指定的分类，现有第十版版本包括 15.5 万种编码。统一商品分类按照医疗机构临床实际使用需求及医用耗材的特性进行耗材的阶层分类，分为四层，第一层是对应 ICD-10 的疾病分类(内分泌疾病、肿瘤等 23 种,如表 5-4 所示),第二层是医用耗材的大分类(卫生材料、止血器材等 39 种),第三层是手术手法·用途分类(320 种),第四层是详细用途及商品属性的分类,合计 1 349 分类(表 5-5)。

表 5-4 医保分类及统一商品分类第一层

序号	医保大分类 17 项	ICD 编码	统一商品分类第一层 (对应 ICD-10)	备 注
01	非血管介入治疗类材料	02	肿瘤	仅限肿瘤治疗及诊断用医用耗材
02	血管介入治疗类材料	03	血液和造血器官/免疫异常	
03	骨科材料	04	内分泌/营养/代谢系统	
04	神经外科材料	06	神经系统	
05	心脏外科类材料	07	眼和附器系统	
06	人工器官、组织及配套材料	08	耳和乳突系统	
07	口腔材料	09	循环系统	包含脑血管疾病
08	眼科材料	10	呼吸系统	包含鼻咽喉
09	体外循环材料	11	消化系统	包含牙科
10	血液净化材料	12	皮肤和皮下组织系统	包含整形外科
11	吻合器及附件	13	肌肉骨骼系统	包含骨质疏松症等
12	修补材料	14	泌尿生殖系统	包含妇科、乳腺外科
13	中医类材料	15	妊娠/分娩/产褥期	
14	基础卫生材料	16	围生期	
15	止血防粘连材料	17	先天性异常	包含染色体异常
16	注射穿刺类材料	19	损伤/中毒/其他外因作用	包含骨科创伤
17	功能性敷料	L1	临床共通(治疗)	独自开发

序号	医保大分类 17 项	ICD 编码	统一商品分类第一层 （对应 ICD-10）	备　注
		L2	临床共通（手术）	独自开发（包含整形外科）
		L3	临床共通（检验）	独自开发（包含放射科检查、内镜检查）
		L4	临床共通（其他）	独自开发（护理等/诊疗外耗材）
		L5	医疗装备共通	独自开发（中央供应室、设备科等）
		ZZ	对象外	独自开发

表 5-5　统一商品分类（第二层至第四层）

大分类（第二层）		中分类（第三层）		小分类（第四层）	
AA	卫生材料	AA02	纱布	AA0200	纱布
Ba	治疗器材	AA04	棉片	AA0202	纱布（带消毒液）
Bb	注射器材	AA06	纱布棉球	AA0204	纱布（含银）
Bc	输液/输血器材	AA08	棉球	AA0206	油纱布
Bd	经肠营养用器材	AA10	棉签	AA0400	棉片
Be	康复器械	AA12	绷带	AA0402	棉片（带消毒液）
Ca	手术器材（通用）	AA14	医用胶黏带	AA0600	纱布棉球
Cb	手术器材（头颈部）	AA16	创可贴	AA0800	棉球
Cc	手术器材（胸部）	AA18	脱脂棉垫	AA0802	棉球（带消毒液）
Cd	手术器材（腹部）	AA20	敷料	AA0804	石蜡棉球
Ce	手术器材（骨骼/皮肤）	AA22	床单	AA1000	棉签
Cr	手术器材（机器人）	AA88	其他卫生材料	AA1002	棉签（带消毒液）
DD	引流器材	Ba02	眼罩	AA1200	绷带

续　表

大分类(第二层)		中分类(第三层)		小分类(第四层)	
EE	缝吻合/止血器材	Ba04	洗耳球	AA1202	弹力绷带
FF	麻醉器材	Ba06	卷棉子	AA1204	网状绷带
GG	中医理疗器材	Ba08	伤口护理材料	AA1206	弹力绷带(自黏性)
HH	牙科器材	Ba10	吸氧材料	AA1402	固定胶带
JJ	造影器材	Ba12	气管维持材料	AA1600	创可贴
KK	血管介入手术器材	Ba14	气管插管材料	AA1800	脱脂棉垫
LL	心脏电生理器材	Ba16	气管切开术材料	AA2002	带护垫薄膜
Ma	体外循环器材	Ba18	雾化器材料	AA2003	带护垫薄膜(含银)
Mb	血液净化器材	Ba19	定量气雾剂(MDI)吸入疗法材料	AA2004	薄膜
NN	内镜手术器材	Ba20	人工呼吸/麻醉器材料	AA2006	水胶体
Pa	假体器材	Ba22	急救复苏器材料	AA2007	水胶体(含银)
Pb	脑外科植入器材	Ba30	冲洗用材料	AA2008	聚氨酯泡沫
Pc	眼科植入器材	Ba32	胃管	AA2009	聚氨酯泡沫(含银)
Pd	耳鼻喉科植入器材	Ba34	肠管	AA2010	聚丙烯酸树脂
Pe	牙科植入器材	Ba36	造口护理用材料	AA2012	藻酸钙
Pf	心外科植入器材	Ba40	人工胰脏材料	AA2013	藻酸钙(含银)
Pg	消化科植入器材	Ba52	膀胱留置导尿管	AA2015	活性炭纤维布(含银)
Ph	骨科植入器材	Ba54	导尿材料	AA2016	聚酰胺纤维层(含银)
Qa	洗净/消毒器材	Ba60	避孕材料	AA2018	胶原蛋白(可吸收)
Qb	灭菌器材	Ba72	固定支具/固定带	AA2020	硅凝胶膜
RR	医务人员器材	Ba74	石膏绷带	AA2022	几丁聚糖
SS	护理器材	Ba76	夹板/石膏	AA2062	醋酸氯己定
TT	临床检验/诊断器材	Ba78	牵引器/牵引带	AA2070	抗菌敷料

大分类(第二层)		中分类(第三层)		小分类(第四层)	
UU	医药器材	Ba80	封闭负压疗法用材料	AA2099	未分类
WW	医用软件	Ba86	放射治疗用材料	AA2202	防水型
ZZ	对象外	略		略	
合计39种		合计320种		合计1 349种	

　　使用统一商品分类进行多角度的分析,可同时有效满足医疗机构内部不同的管理层级和临床对于不同医用耗材的各种数字化要求。根据医疗机构业务需求,可以及时更新分类数据,并且统一商品分类由专业团队实时维护,保持完整及最新的分类词典(统一商品分类维护平台如图5-3所示)。灵活应用统一商品分类及SPD系统数据,不断向客户提供医用耗材成本优化方案,可为医疗机构及供应链服务商的价值创造做出贡献,实现双赢的局面。

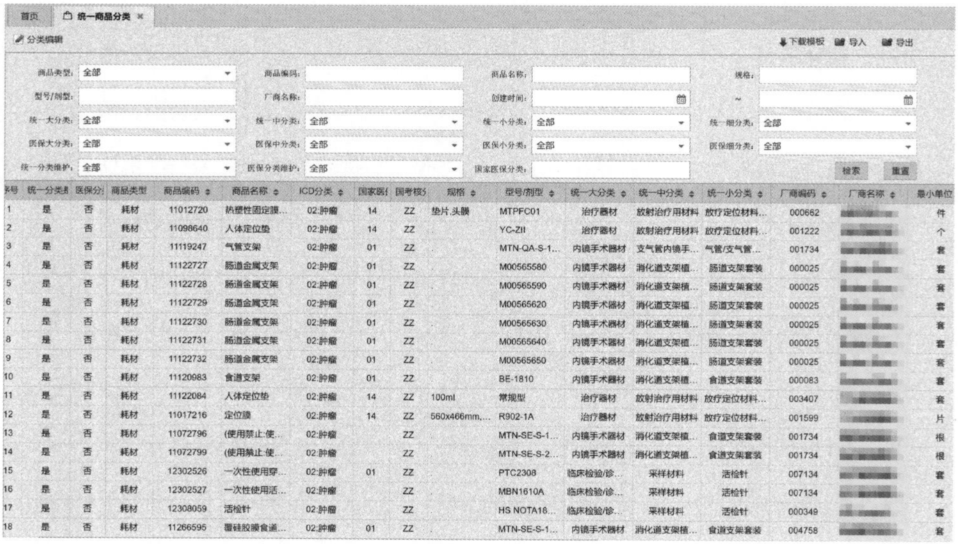

图5-3　统一商品分类管理平台

■ 三、信息化建设

在两票制、零加成等政策全面铺开之后,医院进入了成本时代。原先的营收部门转变为成本中心,再加上新版财务制度的发布和越来越严格的医疗控费,医院的运营压力日渐增大。为了能够更好地帮助医院实现降本增效,打破原有常规的供应模式,重筑新型合作关系,结合宏观政策和我国医药行业竞争发展趋势,参考借鉴发达国家的医疗耗材服务案例,从资金流、物流、信息流三流出发,构筑新型的价值链服务体系和质控监管闭环体系,在原有物流延伸的基础上创新推出医院物资智慧供应链服务平台模式。

信息化是数字化转型的基石,也是数字化供应链之路的开端。为了提升院内物流管理形象和服务水平,在保障科室消耗供给及安全等前提下,医疗机构与供应链服务商共同合作,进行模式创新,与国际领先的医疗供应链 SPD 管理模式接轨,外部实现协同商务,院内物流实现专业化分工。实现各方互利共赢,患者利益最大化,为医改零差价政策下实现降低医院物流管理成本,以及践行医改降低耗材占比,提供一个优秀的、可落地的医用耗材管理新模式。

1. 系统平台建设"医耗云"总体架构·以互联网、物联网、大数据、人工智能等技术手段为基础,实现医用耗材(高值耗材、中值耗材、低值耗材、试剂及手术套包)的集中配送、集中运营以及医院零库存。

以耗用为界线,耗用后物权转移至采购单位,以此作为医院与供货商,运营商与供货商费用支付结算的依据。从而实现真正耗材零库存,确实有效地降低医院的运营成本。通过信息系统接口对接,打破信息孤岛,实现医院内外信息化互联互通。使用信息化管理覆盖医用耗材物流作业全流程可视化,实现耗材全生命周期追溯与跟踪记录。实现结算对接,及时准确传输消耗数据,帮助财务部门快速准确结算,不错算漏算。

通过大数据分析平台,帮助医院运营管理进行数据分析、绩效统计提供数据统计报表支持。利用智能化管理,自动推送补货通知。系统平台后期升级、开发能力强,在项目实施过程中能根据用户提供的需求对系统进行优化、升级、开发新功能等。以下为"医耗云"整体架构(图5-4)。

2. 业务架构·从供应链管理的信息服务、采购前院外产品主档管理、供应商准入、产品准入以及产品资证管理;采购中采购配送全流程跟踪,条码化管理,集中采购,临床使用消耗管理;采购后医院情况监控仓,供应商评价体系、产品多

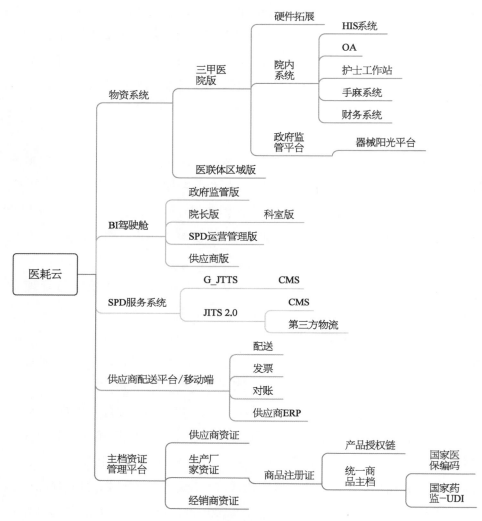

图 5-4　"医耗云"整体架构图

维度设计、账务结算服务、高值耗材追溯等各个环节出发，将第三方配送服务商纳入服务体系，以加入流程管控点并结合物联网技术实现资源释放和成本精确及可控。

以下为业务架构示意图（图 5-5），供应链服务商全力打造一套符合实际市场、业务需求、真正能为医院和相关用户解决问题的智能供应链管理平台，旨在为医院、供应商、监管方各个角色提供最优质的线下服务和线上体验。整个系统平台的优势为统一高效、互联互通、信息共享、智能管控。

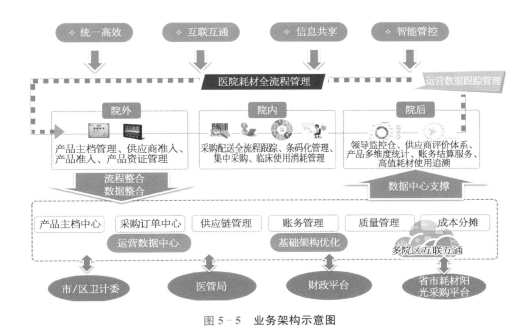

图 5-5　业务架构示意图

以下为医耗云平台的业务板块：主要由主档和运营中心、智能化供应链服务两大模块，互相配合，持续优化，解决了整个供应链中供应商管理复杂、产品信息混乱；医疗耗材精准管理难度大、医护服务强度高，医院精细化管控薄弱以及成本管控难的问题。其中院外主档和运营中心包含 6 大模块，分别是供应商主档信息、授权链主档信息、条码化标准信息、产品主档信息、资证主档信息、医疗机构主档信息；院内模块包含采购订单中心、SPD 智能仓储中心、定数管理中心、销售配送中心、智能柜管理中心、账务结算中心。

智能化供应链服务按照服务的流程可以划分为三个部分，一是院外阶段，主要包括供应商和产品的准入平台、采购订单平台、供应链配送平台；二是院内阶段，主要包含临床申请协同平台、多级库房管理平台、智能仓储管理平台、账务管理平台、高值/植入性管理平台，医用耗材消耗管理平台；三是院后阶段，包括成本管控所需要的支付与结算平台和监管与统计分析平台。

3. 对接模式·医耗云平台采用多模式对接模式，SaaS（software-as-a-service）接入，分布式部署多种形态部署灵活接入医耗云平台，以下为多模式接入示意图（图 5-7）。

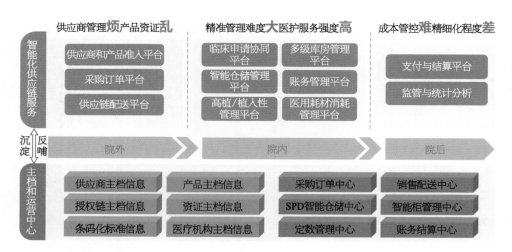

图 5-6 智能化框架示意图

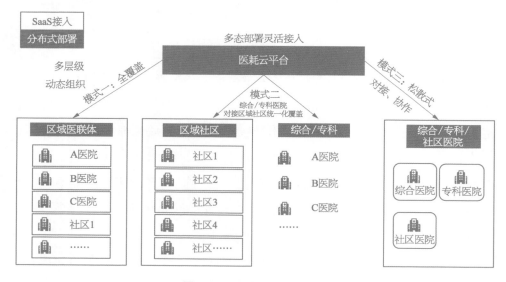

图 5-7 多模式接入示意图

（1）模式一：区域医联体应用模式。

适用于区域性医疗联合体（以下简称"医联体"），分布式部署，综合性医院/专科医院实行单点本地部署，可提供院内仓/院外仓 SPD 服务，而社区卫生服务中心接入云平台。

提供院内仓统一配送服务。线上线下业务一体化能够快速形成系统化、标准化区域性统一配送服务和管理应用体系。以下为部署示意图（图 5-8）。

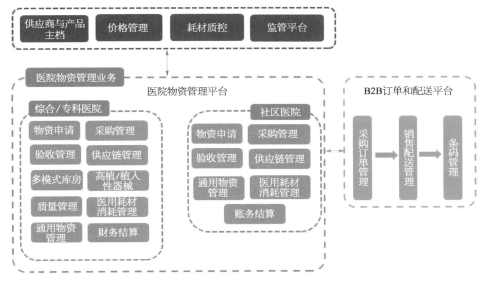

图 5 - 8　医联体应用模式示意图

（2）模式二：区域化社区应用模式。

在综合性医院物资系统不变的前提下，采用云平台与现有院内物资系统进行对接，可以提供院内仓/院外仓 SPD 服务，专科医院与社区卫生服务中心接入"医耗云"云平台，提供院外仓统一配送服务，统一标化区域内社区物资管理和配送体系，提高社区物资供应链和管理效率（图 5 - 9）。

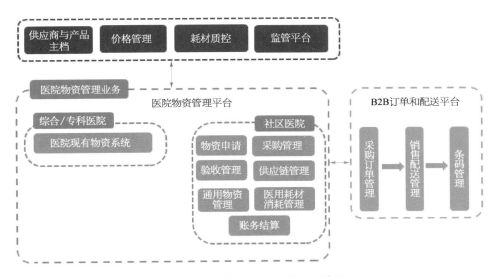

图 5 - 9　区域化社区应用模式示意图

（3）模式三：松散式对接模式。

该模式采用标准化数据接口，统一医用耗材主档信息和配送服务，与区域内医院仅涉及配送接口对接，此种模式更加适用于单体医院，对区域性的管理没有很大的优势（图 5 - 10）。

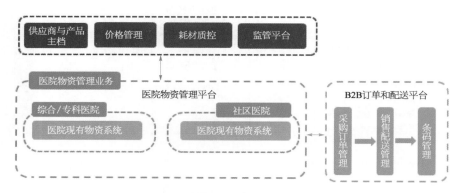

图 5 - 10   松散式对接模式示意图

4. 模块介绍

（1）资质证照合规性管理模块：资质证照管理包含内容为供应商目录及资质证照，生产厂家目录及资质证照、商业授权链管理以及产品资质证照。以下为具体的业务流程（图 5 - 11）。

各供应商在医耗云平台进行本企业及上游企业（经销商、厂商）的资质证照维护（资证维护界面提供 OCR 图片自动识别功能）。根据平台提供的统一商品字典进行供应商商品目录维护，根据企业经营商品目录信息进行产品资证维护及对照，相关资料维护完成后，国控菱商质量部根据各供应商推送的资证及商品信息进行审核，审核严格按照公司医疗器械供应商资证审核规程以及医疗器械首营品种审核规程进行。审核通过后，医疗机构物资系统可通过服务接口直接获取资质证照信息进行查看。并且医耗云平台会对资质证照信息进行异常预警管理，证照效期提醒（已过期、即将过期、正常），及时通知供应商更新证照信息。

（2）采购订单管理模块：医耗云平台院内物资模块支持多种采购模式，包含上下限自动采购计划、申领转采购计划、手工零星采购模式；采购订单既可以通过平台发布，也可以进行微信/短信做及时通知，提升了订单响应效率；响应订单时，可操作多种方式（订单部分响应、订单拆分、订单合并），并且同时支持根据医疗耗材批号/效期发货（图 5 - 12）。

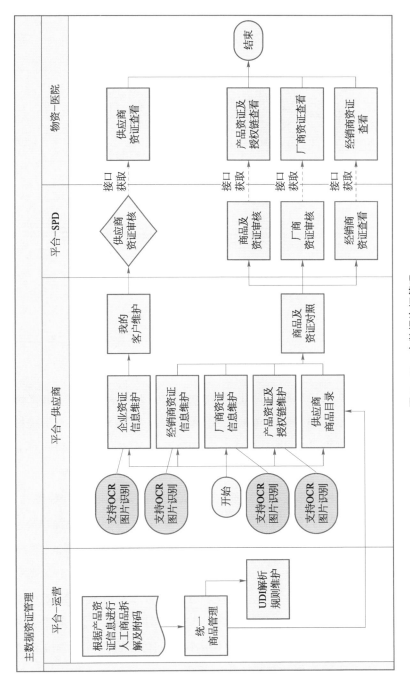

图 5 - 11 主数据资证管理

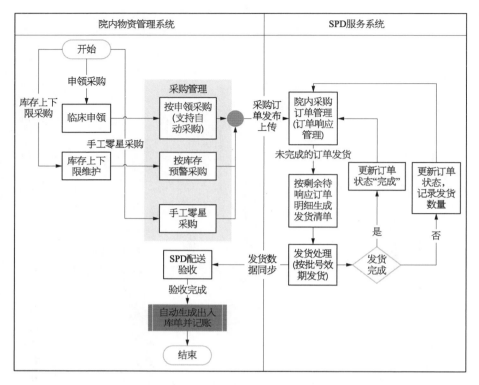

图 5 - 12   采购订单管理流程

医院采购模块可以根据商品上下限设置自动生成采购订单，也支持通过申购转采购或者手工新建采购订单的模式，医院可以根据 SPD 服务系统推送的配送数据进行扫码验收入库与发票录入。SPD 服务系统通过 WebService 的方式接收物资系统的采购订单，引用并转为 SPD 服务系统的销售订单。

SPD 服务系统可以指定批号效期，分多次或一次完成配送，并将配送结果，包括物资系统的采购单号、商品批号效期、配送数量等自动同步给医院物资系统。

（3）寄售管理模块：针对医院中价值较高，并且使用后结算的医疗耗材，供应商采取寄售制模式，如图 5 - 13 所示。SPD 服务系统通过标签方式对寄售品进行预验收，实行一物一码管理。SPD 服务系统将预验收标签数据同步给医院物资系统，物资系统自动完成预验收，并同步给医院 HIS 系统/收费系统。HIS系统/收费系统完成扫码计费后，将使用的标签回传物资系统。物资系统根据标签内容倒生成采购请领单，同步给 SPD 系统。SPD 系统接受物资的请领数据以及使用的标签数据，生成配送数据同步给物资系统。从而实现从预验收入库到

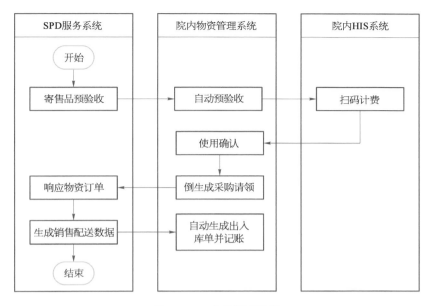

图 5 - 13　寄售管理流程

扫码使用,再到最终结算的全流程追溯。

（4）库房管理模块：SPD系统入库验收,支持扫描或人工验收,自动或人工维护物资批号、效期等信息;验收后发行SPD标签,并支持绑定RFID标签,以支持智能柜/屋的使用;SPD系统入库上架支持按货位上架,将货品和货位号进行绑定;也支持局部自由货位绑定,可根据实际情况进行货位调整,满足实际操作需求。

SPD系统根据医院物资的采购订单数据生成配送数据（发货并出库）,将对应的货品条码信息、批号效期等信息同步给院内物资系统;院内物资系统获取到SPD系统的配送数据并进行验收,支持手工验收或扫描配送单条码验收（接入PDA或其他扫描设备）;针对申领采购的情况,支持临床端进行配送确认处理或自动确认。

院内物资系统支持多级库房管理,对于备库物资支持通过调拨的方式进行移仓处理,实现自动调拨入库管理;院内物资系统临床二级库SPD标签管理模块,实现SPD标签验收入库、使用消耗及标签盘点等业务,实现院内SPD标签的全生命周期管理。

院内物资系统库房库存盘点支持多种形式盘点：① 手工盘点并盈亏;② 通过接入扫描设备,扫描标签盘点并手工盈亏;③ 通过接入PDA等移动设备,进行扫描盘点并根据当前系统库存自动生成盘点盈亏数据（图 5 - 14）。

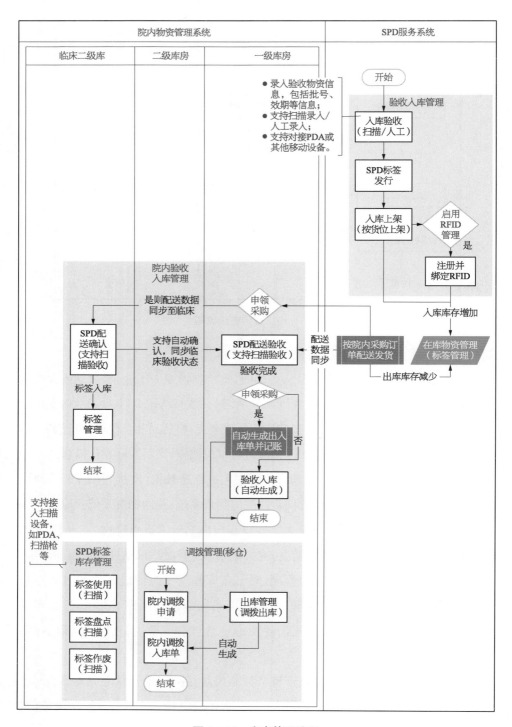

图 5 - 14　库房管理流程

（5）数据分析管理模块：该模块将系统记录的累积销售和采购数据转化为有价值的数据化服务，通过对底层数据的全量抽取（供应链管理平台、SPD 服务系统以及医院内 HIS 系统、LIS 系统、HRP 系统、OA 系统等），对基础数据进行过滤清洗，根据各方需求建立模型，做底层计算，最终可形成面向主题的（多维度、多指标）数据分析及汇总（图 5 - 15）。

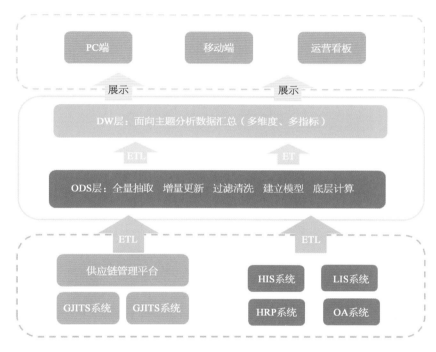

图 5 - 15　数据分析架构

例如，通过基础信息统一口径（商品、单位、分类、厂商、供应商），可以根据采购和销售数据进行分类统计、月度汇总、季度汇总计算出同比、环比，从而测算市场趋势；通过近 3 个月的采购数据，可以计算采购周期及数量；对库存商品设置滞销、不动销、效期区间设置进行有效管理库存；对上游企业配送时效性、配送准确率、配送质量进行供应商评价等。

（6）骨科耗材管理模块：智慧仓承载客户、业务、质量、仓储等骨科特有业务流程。骨科智慧仓与外部数据对接，包括经销商，政府数据等，智慧仓与厂家系统进行数据对接，实现骨科耗材全流程数据流通，SPD 服务系统承载标准采购、销售及财务的业务流程，整个架构支持骨科物流的双向性及器械业务的合规与适应性（图 5 - 16）。

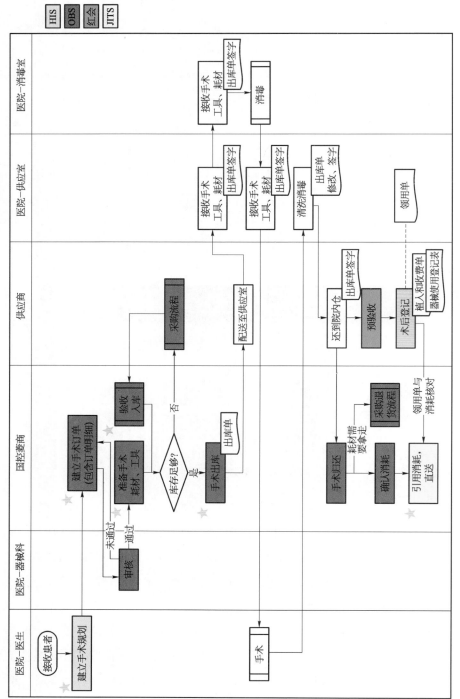

图 5-16 备货情况下骨科流程

采用物流、仓库及业务管理模式,同时兼容平台及医院合规性要求,通过数据统一,流程集成实现系统间集成,不存在多套系统独立运行。该架构支持未来快速设仓及将服务和系统能力延伸至客户处(经销商、厂家等),包括接口化能力。

(7)供应商管理模块:供应链管理平台对上游企业进行分类维护(厂商、经销商、供应商),供应商通过平台进行资证维护及上传,可以通过平台及时地查看订单信息,并且在平台上进行配送情况录入及发票维护(图5-17)。

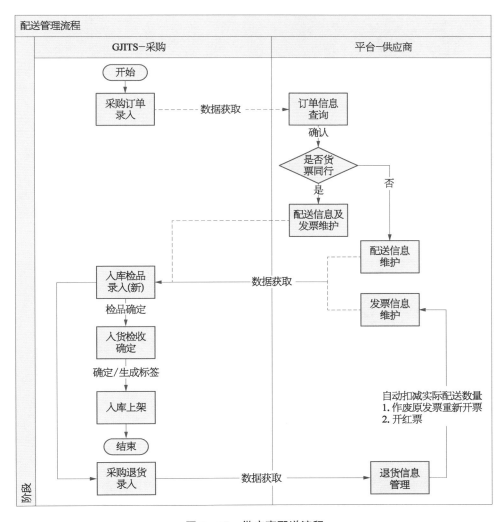

图5-17 供应商配送流程

（8）医耗云的监管与统计分析：医耗云平台从不同用户的角度出发，为用户体现相关的监管与统计分析指标。可以同时给医院以及政府机构提供监管服务，从产品角度，可展示上海阳光平台最低价，辅助医院进行耗材价格的控制；从供应商服务角度，可以进行供应商评价；从原厂角度，可协助原厂进行学术推广，以及产品替换；从供货商角度，可实现线上实时的对账服务，缓解供应商的资金压力。通过整个平台的监管与统计分析建立信用体系，能够有效保障平台各方用户的权益。

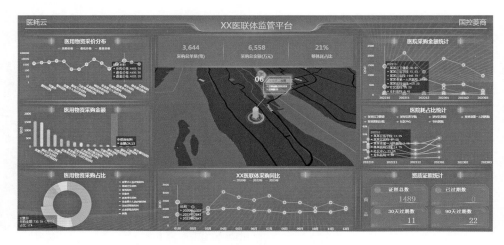

图 5-18　监管驾驶舱示意图

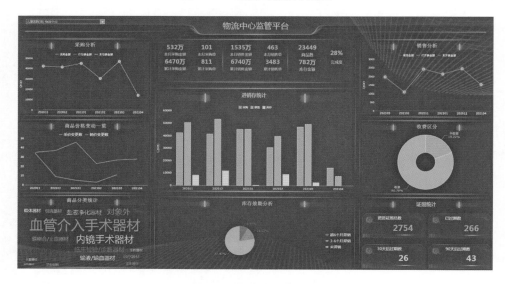

图 5-19　物流监管平台

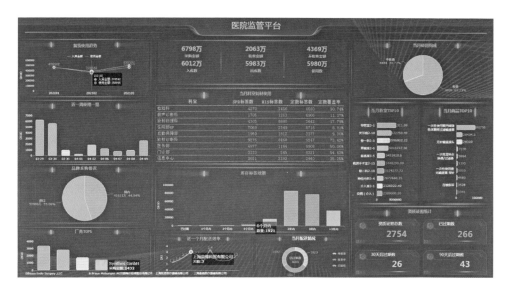

图 5-20　医院监管平台

第四节·总结与拓展

医院实施 SPD 供应链后,在供应链管理水平方面有了较为明显的提升。SPD 集成的配送管理使医院规避了库存风险,实现合理化库存,实现了采购到配送的一体化管理。从申领到消耗采用全程信息可视化管理,便于管控,提升效率,实现了医用耗材的安全监管,保障了质量安全,避免多家供应商采购引发的质量方面的风险。通过信息化的统计分析,确保了所有信息的安全覆盖,能够监管医用耗材的使用有效期,规避过期风险。同时,也可以合理地设置产品的价格,形成专业的集成管理,使产品的价格更加合理有效。

在服务质量方面,通过优化供应渠道,降低了采购成本;通过建立院内仓库,提供院内集成化的物流服务,降低了人工成本;通过二级库房托管,结算方式延后,真正实现零库存,将整个医院的服务质量进行了优化提高。医院将节约的成本用于优化基础建设,加强人才培养和学科建设,换取院内的各项服务,促进医院服务项目的不断发展。

在管理方面，降低了医院医用耗材的采购成本，破除了"以药补医"的现象，实现了临床医用耗材的合理使用，避免了浪费。此外，运用以资源为基础的相对价值比率（resource-based relative value scale，RBRVS）全面考核，实现了薪酬制度深度改革，用良好的绩效引导并促进临床科室业务的合理增长。

在社会效益方面，医用耗材集中采购后，部分耗材的成本降低，直接降低了患者医用耗材的使用负担，社会价值明显。耗材供应链的实施最大可能隔断医生与医药代表之间的利益链条，将流通环节"水分"挤干，消除"诱导消费"和"过度医疗"的现象。患者在就医过程中实现了"不该装的材料不装、不该使用的材料不使用"，供应链的变革能够直接将医用耗材集中采购节约的成本反馈于民，减少患者就医过程中检查及耗材的费用。医用耗材供应链管理模式有较强的管理前瞻性，催生了医用耗材采购行业发展。这样的模式社会影响力较大，SPD供应链实施完成的医院已基本推广至医院所有院区。同时将集中采购的模式进行推广至业内其他大型医院，主要的医院包括复旦大学附属中山医院等上海28家医院，近200家医疗机构进行讨论，希望能够建成政府采购的规范模式，扩大医用耗材集中采购的影响力。

（陈薇　吴懿俊　徐文蔚　刘随意　许朝晖　苏鹏　马骏　杨军）

第六章
数字化供应链服务

数字信息集中采购服务(digital information GPO service，DIGS)是国药控股菱商医院管理服务(上海)有限公司(以下简称"国控菱商")数字化供应链服务的专属名称，以信息化作为支撑业务流程的运行机制。借助技术，赋能业务，以业务流程为核心，结合完善的医疗耗材供应链流程商业智能(business intelligence，BI)的分析应用与业务流程融合，用以监管及监控流程运行状况，并且根据公司现有供应链流程，进行行业标准化模型的构建，建立整体 SPD 质量标准体系，从而逐步形成极具国控菱商特色的数字化供应链服务体系。

针对客户医院的整体 SPD 建设，分为三大阶段逐步展开，过渡平稳，可以使医院逐步适应。

第一阶段：全面物流管理，导入信息化平台，帮助医院进行耗材的基础数据梳理，并重新进行供应商谈判。优化价格的同时根据质量要求，整理耗材证照信息，根据医院实际情况，建设院内/院外仓库，承接医院一级库，实现全院集中配送。与此同时，收集医院病区的二级库耗材的使用情况，进行 BI 分析。根据数据结果，进行定数管理。并且实行 HIS 计费标签服务，进行收费耗材的计费工作，从手工计费转变为扫码计费，提高收费的准确率，从而实现客户医院的全面物流管理。

第二阶段：随着全面物流管理的稳定进行，逐步开始信息科技加持。根据医院的实际需求、基础建设情况以及耗材的使用情况，在耗材使用基数大并且价值相对较低的科室病区内投入使用低值耗材智能柜，实现智能仓储，科室耗材用量看板等功能，实现自动化耗材申领，以及辅助护士管理耗材的数据监管。在手术室/数字减影血管造影（digital subtraction angiography，DSA）投入使用高值耗材智能柜/智能屋，采用超高频射频识别（radio frequency identification，RFID）技术，耗材实行一物一码，对耗材实行寄售制管理（即货权属于供应商，采用智能设备进行管理，医院使用后结算），并且可以配合手术室物流机器人作为耗材从手术室无菌库房运输到手术间的工具。为减轻手术室术前准备压力以及辅助梳理手术耗材使用情况为后续医院实行 DIP/DRG 打基础，实行手术套包服务。

第三阶段：为促进医院高质量发展，结合现有政策以及医院的发展要求，对

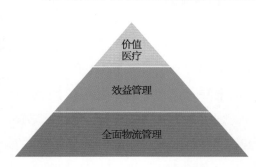

图 6-1　供应链数字化管理示意图

医院整体耗材进行数字化分析。成立耗材成本优化小组，逐步展开耗材成本优化工作，并且建设医用耗材大数据分析平台，辅助医院进行耗材的临床评价。支持医院的耗材合理化使用，促进临床实践改进。根据国家骨科关节类集采政策的实行，以骨科为重点学科的医院，可进行骨科智慧仓的服务，实现骨科业务的闭环管理。骨科智慧仓的集成度高，并且与医院系统互通互联，能够规避骨科耗材的流转风险。

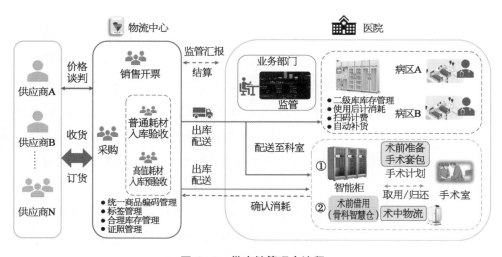

图 6-2　供应链管理全流程

项目中标签约后,SPD服务推进的每一个环节都有数据化管理支撑,体现在以下方面。第一,根据中标服务内容评估投入成本(包含初期成本以及运营成本);第二,执行仓库设计,结合医院所在区域,耗材体量以及医院现有的仓储条件,确定院外仓服务还是院内仓服务。同时根据耗材消耗规律,设定合理货位,设计经济的拣货路径;第三,针对不同科室的服务上线定数、智能柜、手术套包等;第四,通过累积的数据分析,优化医院耗材成本。定期进行项目评估,循环推进,实现闭环管理。

第一节 · 全面物流管理,提高管理效率

SPD服务商为医疗机构提供所有医用耗材的集中采购配送服务,通过集约化的采购加强院内医用耗材渠道管理,将医院从原先"一对多"的采购模式转为"一对一",承担产品第一道质量风险;产品配送至临床科室,减轻医院原先配送负担,大大降低院内人员在耗材服务上的工作。

同时,利用医疗机构原有仓库资源提供医疗机构仓库全托管服务,承担仓库前期装修、改造,如摄像监控、防盗设施、流程标示标牌、温度监控等;承担库房标准流程化设计、日常运维工作。仓库内货品物权归SPD服务商所有,承担医疗机构一级库、二级库库存资金,通过一体式采购、条形码技术实现医疗机构院内耗材零库存管理。若医疗机构没有一级库或根据医疗机构实际需求,SPD服务商另外在院外建立中心仓库,通过中心仓库提供补货配送服务。

全面物流管理的第一步为整体的医院项目评估,确定医院的耗材采购体量以及医院的供应链管理需求。在服务内容评估表(表6-1)中,维护相关基础信息以及承诺的服务内容,医院基本信息:医院名称、床位数、科室数量、医院年采购额(包含高值耗材、普通耗材)对口行政科室(常规为设备科/采购办)联系人,以及约定的项目上线日期及支付账期等。

根据以上的医院基本情况以及需求,确认项目的人员及硬件配置(表6-2)。

表 6-1   服务内容评估表

服务类别	具体内容	医　院　需　求		
低值耗材业务	SPD 形态	□定数＋非定数	□配送	
	线上申领	□要	□不要	
	配送次数	各科室　5 次/周		
	低值耗材柜	□要	□不要	
办公用品业务	服务范围	□有	□无	
	操作模式	□SPD 系统	□第三方物流	□无
手术室管理	手术包（术前准备）	□YES	□NO	
	高值寄售品库存	□管理 YES（智能柜有）	□管理 YES（智能柜无）	□管理 NO
DSA 管理	高值寄售品库存	□管理 YES（智能柜有）	□管理 YES（智能柜无）	□管理 NO
HIS 对接	HIS 标签	□要	□不要	
	HIS 对象范围	可收费耗材		
其他特殊对应				

表 6-2   人员岗位职责及配置表

岗位名称	岗　位　职　责	配置数量
院内仓负责人	● 指导和规范小组成员的日常作业 ● 指导和规范与客户的良好沟通和服务 ● 维护医院客户关键对口人员和科室的客户关系 ● 通过量化指标，对医院项目日常工作进行现场管理 ● 组织和带领 SPD 小组执行培训计划 ● 对作业差错开展差错分析、纠正和预防措施的实施 ● 配合其他业务部门开展本项目内新业务的落地实施 ● 对下属实施绩效考核，定期谈话，帮助下属提升工作绩效 ● 不定期与临床科室进行沟通，了解临床需求 ● 处理各类突发事件，并遵循公司制度及时上报	1

续　表

岗位名称	岗 位 职 责	配置数量
订单员	● SPD 系统下的销售订单操作 ● 根据医院项目需求操作医院系统或其他非 JITS 系统的订单作业 ● 销售退货及其他个性化的订单相关作业 ● 销售单据、医院领用单(采购单)、医院签收单、发票复印件归档与保管 ● 对作业差错开展差错分析、纠正和预防措施的实施并如实实时上报 ● 日常 5S 工作,每日下班前做好负责区域安全自查工作 ● 向财务提供准确的开票信息,核对、复印、登记 ● 掌握发票在院内各操作与审批环节的流向,保障及时入账	根据耗材采购量安排
采购员	● 首营、日常订货、直送记账、勾票、付款申请单、采退等作业 ● 采购价格维护,销售价格核对,保障采销价格的准确 ● 收集供应商资料并进行提交首营申请 ● 采购合同的制作、相关单据归档、保管 ● 对作业差错开展差错分析、纠正和预防措施的实施并实时上报 ● 配合医院完成收费产品阳光平台授权和议价 ● 日常 5S 工作,每日下班前做好负责区域安全自查工作 ● 监控库存动销状况,及时上报和协助处置不动销和近效期库存	根据耗材采购量安排
验收员	● 负责到货的现场质量验收,对购进或退货产品实施验收 ● 做好验收记录并保存 ● 负责区分合格产品与不合格产品 ● 质量相关作业的单据的及时传递、归档与保管 ● 对作业差错开展差错分析、纠正和预防措施的实施,并如实实时上报 ● 日常 5S 工作,每日下班前做好负责区域安全自查工作 ● 配合开展相关质量工作	根据耗材采购量安排
仓管员	● 产品进、出、存、退的实物及系统操作 ● 仓库日常巡检,每日下班前做好负责区域安全自查工作 ● 按公司管理规定实施定期盘点,对盘点差异查明原因并及时处理 ● 向临床/二级库实施产品配送 ● 对作业差错开展差错分析、纠正和预防措施的实施并如实实时上报 ● 库房与配送作业相关的单据的及时传递、归档与保管 ● 完成医院客户和上级交办的专项工作任务 ● 定期进行仓库中产品及设施设备的日常养护工作	根据耗材采购量安排

根据以上信息，进行数据分析，进行公司运营利润预测。

■ 一、智能化中心仓库建设

1. 全程条码化管理，高效拣选・验收员以 GSP 标准要求为原则进行验收，验收完成后，医疗耗材入库进行耗材的赋码工作。全程条码化管理，扫描条码上架至精准货位，区域内实行自由货位管理，可根据实际耗材库存量及体积等因素灵活调节货位。

数据运用在仓库设计比较多的是优化拣货路径，使拣货路径及货位合理化。我们会根据一定周期内的耗材的拣货频次的规律，设定黄金货位减少拣货动线距离提高拣货效率。例如，一个出库单有 20 个产品，原先将其拣货齐全需要走 342 m（图 6 - 3），在优化之后，只需要跑动 74 m 就能完成该单据的拣货（图 6 - 4）。

系统智能化批号效期管理，系统会根据实际耗材的批号效期，自动安排先进先出，解决实际仓库中先进先出实现比较难的问题，全程由 PDA（personal digital assistant）进行货位及效期批号拣选，降低了对人员的需求，提高了拣货的准确性及效率。

2. 对接集成库内智能设备，提升作业自动化效率

（1）智能贴标机：因医疗耗材的特殊性，全程标签化管理会产生大量贴标签的工作。人工操作不仅工作量大，还影响整体入库拣货效率。因此引入了智能贴标设备，代替人工贴条码，操作简单。可以根据医疗耗材的形状特异性，进行标签粘贴，大大减少了人员的工作量，提升了业务效率。

（2）AGV（automated guided vehicle）货到人拣选机器人：AGV 无人搬运车自动导引装置，能够沿规定的导引路径行驶，具有安全保护以及各种移载功能的运输车，可通过电脑来控制其行进路线以及行为，或利用电磁轨道（electromagnetic path-following system）来设立其行进路线。电磁轨道粘贴于地板上，无人搬运车则依循电磁轨道所带来的讯息进行移动与动作。

AGV 以轮式移动为特征，较之步行、爬行或其他非轮式的移动机器人具有行动快捷、工作效率高、结构简单、可控性强、安全性好等优势。与物料输送中常用的其他设备相比，AGV 的活动区域无需铺设轨道、支座架等固定装置，不受场

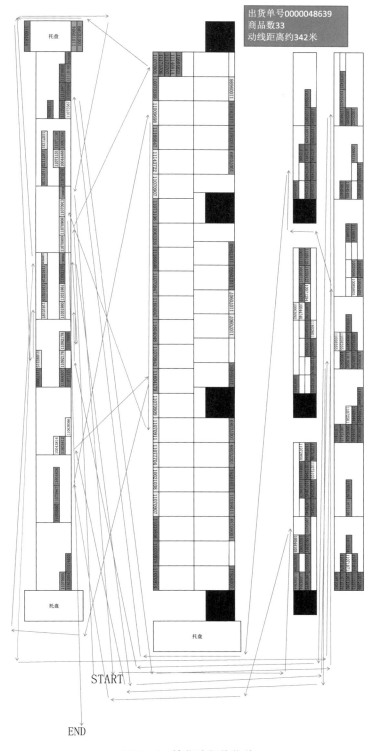

图 6 - 3　拣货路径优化前

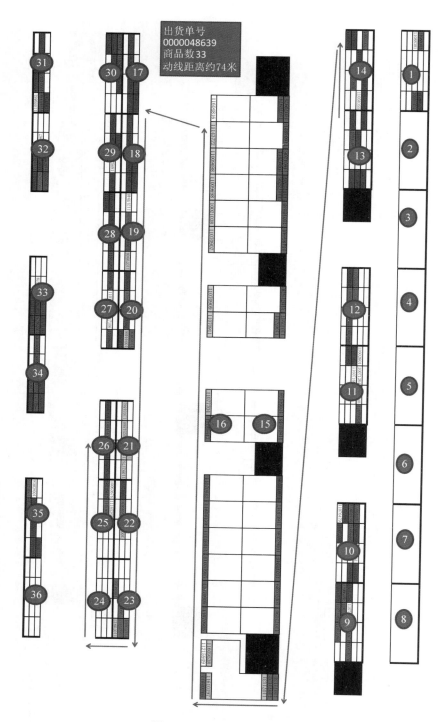

图 6 - 4　拣货路径优化后

地、道路和空间的限制。因此,在自动化物流系统中,最能充分地体现其自动性和柔性,实现高效、经济、灵活的无人化生产。

针对一些价值较高,体积小且型号密集型的医疗耗材,在中心仓库专门划分出了智能拣货区域,整体布局设计。采用货到人拣选机器人,入库时人工收货完成后,根据需上架的商品规格呼叫 AGV 搬运不同类型的货架至离线补货区进行补货,完成后 AGV 再搬运货架入库。出库时系统可根据订单属性进行订单优化,将同一属性或订单重合度较高的订单整合在一个批次中。同时进行任务下发分配,这样可保证订单同时拣出,提高拣货效率,而 AGV 在接收任务后搬运货架至出库工作区,人工拣选至播种墙,拣选完成后出库。

■ 二、二级库数字化定数管理

1. 定数的定义 · 根据科室病区二级库的使用消耗数据,做定数管理数据化分析。定数管理是根据医院需求,对备货产品进行定数自动补货的服务。1 个月内需多次使用的医用耗材设定 1 周的使用数量为定数,与医疗机构各科室的负责人一起商讨后决定定数商品的规格、数量,配送频率基本上采取每周 1～2 次配送方式。国控菱商使用独有的 SPD 标签(图 6-5)实现院内物流信息化以及效率化,根据科室的使用情况扫描粘贴在产品外包装上的 SPD 标签后,系统会录入使用信息等情况,产生补货清单。之后定期配送到科室,节省医护人员在耗材库存管理以及院内配送等方面所花费的时间,同时,也可通过定期做合理的补货配送,避免库存过剩、过少/缺货,实现适量化的库存运营。另外,国控菱商需要与医疗机构协商决定结算方式,若医疗机构采用使用后结算可降低医院库

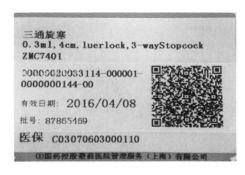

SPD标签包含的信息:
A 产品名称及规格
B 唯一的产品编码及内含数
C 产品的有效期及批号
D 产品的医保编码

图 6-5　SPD 标签

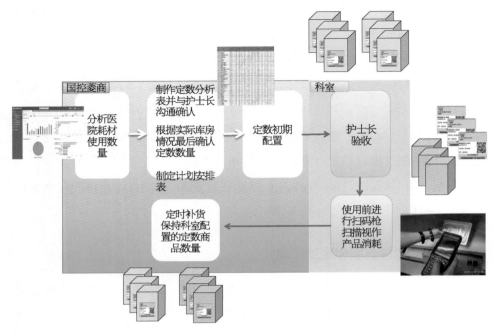

图 6-6 国控菱商定数管理流程

存风险,同时也可取得降低医院耗材库存成本的效果。针对每个科室不同的情况,可按科室目前的场地现状给予个性化的二级库流程再造和摆放格局重建,通过投入一定的耗材储物设备,更适用于耗材拆分以后的摆放和使用回收。

2. 定数的确认及修改流程

(1) BI 数据分析。基于医院历史使用数据分析,确认科室月使用量大于 1 的耗材,计算每种耗材的周使用量,并且结合每种耗材具体的包装情况,提出每个耗材定数建议数据。

(2) 与临床科室沟通确认(图 6-7)。根据数据分析情况,与临床使用周期以及临床实际储存情况,调整定数数量,临床确认签字,并且确认首次定数配送时间。

科室	商品编码	厂商名称	商品名称	规格	型号	指定期间使用量	月使用量	周使用量	包装	包装单位	提案定数	科室确认
22楼病区	10063356		一次性使用负压引流器	1000ml		245	40.83	10.21	1	包	11 → 8
22楼病区	10070385		针管回缩式静脉留置针	24G×19mm		800	133.33	33.33	50	盒	1 → 2

图 6-7 启动前定数确认

（3）系统导入。将确认好的定数数据导入系统，并设置首次配送启动时间。

（4）定数数据调整。定数并不是设置好之后就一成不变的，是需要根据病区二级库耗材的使用情况（季节性/阶段性）及定数使用覆盖率固定周期进行分析（图6-8），提出定数调整方案，与临床科室做确认。

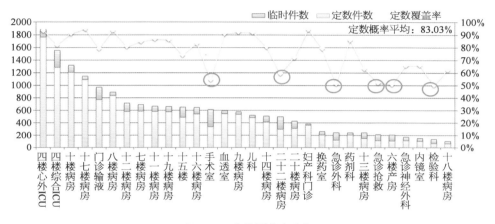

图 6 - 8　定数覆盖率分析

SPD实施后医疗机构只需对接一家SPD服务商，医院无需自行管理仓库，仓库成本及配送人员成本均由SPD服务商承担，缺货时也可通过SPD服务商平台优势，迅速寻找提供可代替商品的供应商。另外，医疗机构实施SPD定数管理后，耗材手工申领件数整体上有了明显下降、减轻耗材申领的业务量，在某家客户医院定数管理实施前，平均每月科室需要申领18 000件，而在实施后只需申领500件，降低了97%的申领量。总业务量相当于减少了80小时，大大减轻了医护人员的非医疗业务量。

3. 可视化设备·定数化管理的实行，使医院二级库耗材的管理效率上得到了大幅度提升，设定好的数量可以减少护士的耗材申领时间，为了使二级库的耗材管理上更加方便，SPD服务商对医院二级库增加了可视化设备，使医院二级库管理更加便捷、高效。

（1）电子货架标签：电子货架标签，是一种在超市、便利店、药房等显示价格信息的电子类标签。主要放置在货架上，可替代传统纸质价格标签的电子显示装置，每一个电子货架标签通过有线或者无线网络与商场计算机数据库相连，并将最新的商品价格通过电子货架标签上的屏显示出来。将电子价签引入到医院二级库中,可以在上面设置显示耗材基本情况等信息,便于护士对医疗耗材的批号效期管理及实际取用,并且电子货架标签成功地将二级库收纳货架纳入了计算机程序,便于二级库耗材位置变更而进行的手工更换耗材标签的情况,并且对显示内容进行了重新设计,针对临床二级库的实际使用需求,对标签显示内容进行了优化,除了基础的耗材名称、规格、型号、单价、生产商之外,还加入了定数基数数量、耗材的批号效期,以及配合 SPD 物流标签回收情况,而同步显示的当前库存数量(图 6 - 9)。

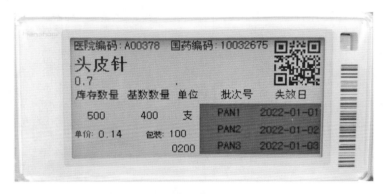

图 6 - 9　电子货架标签

当库存数量≤基数数量时,标签内库存数量的底色会变成红色,以此提示,便于耗材管理人员进行跟进,避免科室缺货的情况发生。

当失效日期≤90 天标签内对应的失效日底色会变成红色,以此提醒耗材使用者优先使用,避免因过效期而造成浪费。

(2)二级库看板:根据医院对二级库的管控需求不同,为了辅助医院二级库耗材管理,二级库门口选配电子看板,显示终端为一体机电脑,用于显示二级库当前库存以及定数基数、扫描标签数量,近效期提醒等内容(图 6 - 10),库房情况一目了然。

并且协同配置了扫码枪,护士将耗材从二级库拿出使用时,直接扫码,确认消耗,快捷方便。

(3)低值耗材 RFID 智能终端:由于场地等原因部分病区无专门存放耗材的库房,医疗耗材等物资分散摆放在治疗室内,库存盘点难度较大,而一些有库房的病区,被服、耗材、杂物等都存放在内,具体使用量及申领量难以把握,而病

××新院(普)

	当前信息汇总	
科室：	耳鼻咽喉头颈外科护理单元	
科室代码：0024		
当天已扫标签：0	在库数量：130	124件
30天累计扫描标签：	近效期产品：	2件

库存明细

序号	备注	商品名称	规格	型号	单位	当前库存	定数	效期剩箱	效期	物流中心库存
1	近效期	医用酒精消毒棉球	65g/瓶	XFJ7-Q	盒	1	8	2		36
2	近效期	一次性使用吸引管	9.3mm(7.28)		包	1	4	2		8
3		真空采血管		367841	盒	3	1	3	2022-12-31	7
4		医用酒精消毒棉球	65g/瓶	XFJ7-Q	盒	3	8	3	2023-01-01	36
5		真空采血管	紫膜 13x75		盒	1	1	4	2023-02-25	30
6		真空采血管	分离胶/二氧化硅加剂 全色头盖 纸质标签.5mL，Φ13x10mm		盒	2	2	4	2023-03-31	17
7		一次性使用鼻氧管	Φ5x2000mm	A型	小包	1	5	4	2023-04-14	13
8		一次性使用心电电极		FT-1H-136	包	10	10	4	2023-04-26	32
9		真空采血管	二氧化硅 红色头盖 纸质标签.5mL,13x100mm	367814	盒	1	1	4	2023-04-30	19
10		医用酒精消毒棉球	65g/瓶	XFJ7-Q	盒	4	8	4	2023-05-01	36
11		一次性使用采集拭纸			包	1	1	4	2023-05-17	3
12		解析引膜碘皮肤粘膜消毒液	500mL	蓝盖平福 冰面 有粉型	瓶	1	2	4	2023-05-24	26
13		一次性使用灭菌橡胶外科手套	7		副	1	3	4	2023-07-28	29
14		一次性大便标本采集瓶	8mL	BB-灰	包	1	3	4	2023-07-29	29
15		一次性大便标本采集瓶	8mL	BB-灰	包	1	1	4	2023-07-31	93
16		压舌板	竹制		包	3	4	4	2023-08-15	0
17		一次性使用吸引管	9.3mm(7.28)		盒	1	1	4	2023-09-01	26
18		吸痰吸性吸引导管	6cmx2cmx0.5cm,2片/袋		小包	4	5	4	2023-09-24	13
19		一次性使用鼻氧管	Φ5x2000mm	A型	包	1	1	4	2023-10-01	35
20		一次性使用医用眼药杯	中圆水杯	可倾型	包	1	4	4	2023-10-31	53
21		一次性使用吸痰管	8Fr	可倾型	包	1	1	4	2023-11-10	27
22		一次性使用吸痰管	6Fr	液体	罐	1	2	4	2023-11-15	28
23		洁芙柔抗菌洗手液	1L	II耳	盒	2	5	4	2023-11-30	1
24		霞合牌消毒棉签	50支装	1312	盒	1	1	4	2023-12-05	16
25		无菌敷贴	9x10cm	III耳用	盒	1	1	4	2023-12-31	21
26		一体式吸氧管			包	1	3	4	2024-01-01	29
27		一次性使用灭菌橡胶外科手套	6.5	蓝盖平福 冰面 有粉型	盒	1	1	4	2024-01-10	20
28		一次性大便标本采集瓶	8mL	BB-灰	包	1	2	4	2024-01-13	28
29		儿童温计（气体压领式体温计）	B型(1~300抽/包)	QPZ605B	罐	2	2	4	2024-01-15	
30		活力佳面消毒巾（一次性医用消毒擦布）			包					

图6-10　看板页面显示内容

区又无场地投放其他的仓储设备,进而采用低值耗材 RFID 智能终端,医疗耗材定数管理模式基础上,为病区提供一种智能化、可视化的医疗耗材管理方式,此种设备一般放在病区二级库库房门口或护士站附近。

物流标签升级为 RFID 标签(图 6 - 11)。

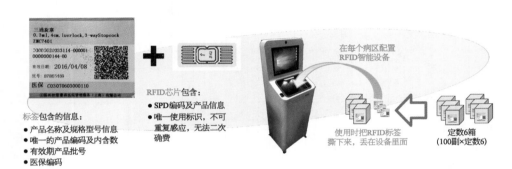

图 6 - 11 物流 RFID 标签示意图

SPD 物流标签具有二次粘贴的功能,方便易撕取,定数使用时,把 SPD 物流标签撕下来,指纹打开智能终端,把标签直接投入设备中,设备自动感应确认回收耗材,周期性自动补货,实现二级库的使用后结算。

整个智能终端采用指纹或账号密码登录,界面上可查询一定时间段内科室耗材的使用情况,通过精细化管理,可查询当前库存余量,实现科室成本可视化(图 6 - 12)。

根据 RFID 标签回收情况,得出一定时期内耗材使用情况,针对特殊情况调整定数基数,保证货物及时供给。设备还配置了摄像头,可查看监控视频。并且设备配置了万向轮,移动方便。

4. 二级库扩容设备 · 根据病区实际仓储情况,一些医院因为场地问题,初期未配置病区二级库。随着就诊人数的增加,耗材使用量也呈现逐年上升的趋势,二级库的扩容势在必行。低值耗材柜采用组合柜形式,不受场地限制。

低值耗材柜采用主柜＋副柜的模式(图 6 - 13),可根据临床实际场地情况以及耗材备货情况进行配置,支持指纹/刷卡开门方式,耗材随取随用,满足不同科室的实际存货需求。采用全面屏操作系统,配置医耗云物资管理操作后台,搭配手持扫码枪,护士取用低值耗材时,可在柜子上直接扫描做消耗。

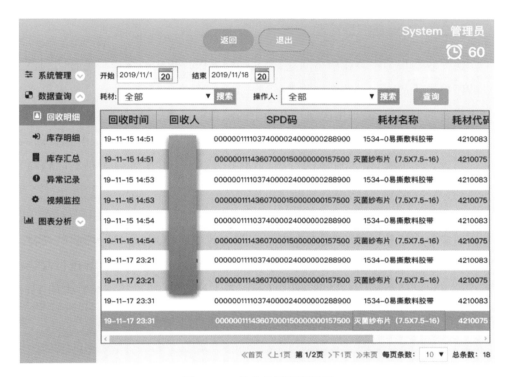

图 6-12 移动终端页面显示

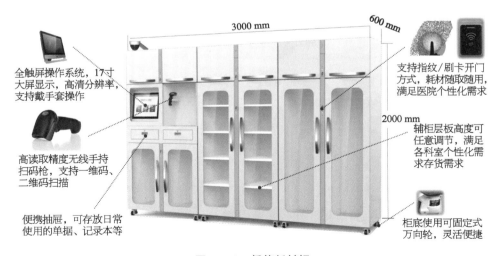

全触屏操作系统，17寸
大屏显示，高清分辨率，
支持戴手套操作

高读取精度无线手持
扫码枪，支持一维码、
二维码扫描

便携抽屉，可存放日常
使用的单据、记录本等

3000 mm

600 mm

2000 mm

支持指纹/刷卡开门
方式，耗材随取随用，
满足医院个性化需求

辅柜层板高度可
任意调节，满足
各科室个性化需
求存货需求

柜底使用可固定式
万向轮，灵活便捷

图 6-13 低值耗材柜

■ 三、HIS 计费标签管理

医疗收费行为中存在诸多问题，会直接影响医疗机构的声誉与患者的利益，导致医患矛盾的增加。在医疗收费管理中，首先由临床科室（也就是使用科室）录入患者的费用，后多采用医嘱与电脑中的收费项目逐一核对的方法，存在误差大、效率低的现象。特别是医用耗材的计费情况，尤为复杂，根据每个患者的实际耗材的使用情况，录入对应的费用，这对护士来说，工作量较大还难以核对。此时，强化医院收费管理以及规范收费行为是医院管理的重点。

可收费耗材精准确费的 HIS 计费标签服务，在医疗器械唯一标识（UDI）还未全面成熟应用前，国控菱商率先建立了 HIS 计费标签体系，针对可收费耗材，粘贴使用最小计费单位的 HIS 计费标签，联合医院对收费系统 HIS 进行改造，使其可以识别国控菱商粘贴的 HIS 计费标签。计费时，通过扫描标签中的 HIS 需要读取的信息实现产品与患者收费的关联，精确使用。

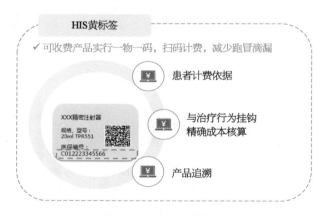

图 6 - 14　HIS 计费标签

HIS 计费标签上的流水码是唯一存在的，就像每一个可收费耗材的身份证，可反向促进护士计费时的准确性。并且每个 HIS 计费标签与物流的 SPD 标签是有父子关系的，一定时间范围内，病区内收了多少耗材，计费多少耗材，即可计算出中间损耗差异，可以给病区二级库做数据核对，也给医院耗材监管部门监管数据。

由于医院耗材使用种类繁多，普通耗材采取库存备货的方式，高值耗材则采取寄售制度，货权归属于供应商。为区分此两种耗材，并且能准确地分辨出耗材归属，方便结算，HIS 计费的标签使用了颜色区分。根据医用耗材的库存归属不同，以及与医疗机构结算方式的不同，使用不同颜色的标签对医疗耗材的属性进行区分。标签上的内容，除必要字段，也可根据医院需求进行调整。低值可收费耗材，属于库存管理商品，配置为黄色标签，可直接于仓库粘贴 HIS 收费标签；高值可收费耗材，属于非库存管理商品，供应商寄售在医院，医院计费后再进行结算，配置为蓝色标签，为了提高耗材配送效率，供应商可以在送货前，本地登录云平台录入送货的耗材信息，直接将 HIS 收费标签打印并粘贴至耗材上，送货至库房时，无需库房再进行打印。

HIS 计费标签是患者的计费依据，它的全面使用，使医院的治疗行为与精确的成本核算挂钩，与此同时又能做到耗材的全面追溯。

第二节・智能化技术支撑，优化医院管理

近年来，大数据、互联网、人工智能等新技术迎来了前所未有的发展，为健康医疗事业发展带来了新的思路，创造了互联网医疗、智慧医疗等新的应用模式。实践证明人工智能、大数据等技术对于提升医疗服务质量、优化医疗资源配置、改善医患关系、缓解医疗供给矛盾能够发挥重要的科技支撑作用，必将引领医疗模式的重大变革。因此，国家相继推出多项政策，鼓励各级医疗机构进行健康医疗与新技术的融合探索，建设智慧医院。

2017 年 7 月，国务院印发《新一代人工智能发展规划的通知》[国发〔2017〕35 号]明确提出：探索智慧医院建设，推广应用人工智能治疗新模式新手段，建立快速精准的智能医疗体系。

2018 年 1 月，卫生计生委、中医药局发布《进一步改善医疗服务行动计划（2018—2020 年）》，方案倡导创新医疗服务模式，满足医疗服务新需求，以"互联网＋"为手段，应用互联网、物联网等新技术，实现配药发药、内部物流、患者用药安全等信息化、智能化管理。建设智慧医院，调动医务人员积极性，提升患者满意度。

2019 年 3 月，国家卫生健康委办公厅发布《关于印发医院智慧服务分级评估标准体系（试行）的通知》，要求医院智慧服务分级评估工作中需要具有药品试剂与配送服务系统并有配送应用。进一步为智慧医院的建设指明了方向。国家卫生健康委召开主题为"信息化质控和智慧医院建设"的新闻发布会。会上指出智慧医院 2019 年全国工作重点：第三个领域，面向医院管理的"智慧管理"。现在面向医院管理的系统包含物资管理，例如医院大量的药品、耗材、检验试剂等的管理。医院精细化管理很重要的一条是精细化的成本核算，用于这些医院内部后勤的管理。这一大领域就是用于医院的精细化的信息化管理。

从以上政策中不难发现，国家大力支持新型技术在医疗领域的应用，积极推动智慧医院的建设，为人民谋福祉。智慧医院是在智慧医疗概念下对医疗机构的信息化建设。智慧医院需有遍布院内的有感知能力的智能化应用，通过众多能感知的智能化设备及系统间的集成与联动，才能真正实现智慧化医院的主动响应和持续优化，切实提升医护工作效率，减少医疗差错。

随着基础物流工作的逐步平稳，基本解决医院对普通耗材精细化的管理需求，整个供应链数字化管理是一个金字塔（图 6-1），我们为全面物流管理打下了一个坚实的基础，下一步的工作就是辅助医院进行耗材的效益管理，在原有基础上加快信息化建设，数字化供应链依赖信息的支撑。国控菱商在业务结构方面进行重构，结合各类信息化手段，实行系统一体化，智能柜管理，机器人物流，手术套包，实现耗材全程追溯，实现医院的效益管理。

一、智能设备引入

1. 高值耗材 RFID 智能柜/屋·目前，市场上有多数 SPD 服务商对客户医院进行了智能耗材柜的投入，但是并未进行与医院其他系统的对接，智能柜系统独立存在，对医院管理来说，其实相当于一个高级的铁皮柜子，而国控菱商的智能柜，全面接入医院系统，与医院数据互联互通。

针对手术室/DSA，国控菱商专门制定高值耗材柜配备智能管理系统的解决方案，对高值耗材进行统一管理。通过信息化控制进行高值耗材的动态管理可将其精准定位，并实时监控。同时与医院的 SPD 系统、HIS 系统无缝对接，在多个环节实现耗材的可查、可控、可追踪。

智能耗材柜使用行业内顶尖的超高频 RFID 技术，符合国际标准，读取准确率高达 99.9%，柜门采用屏蔽材料处理，完美防止信号溢出。具备指纹、刷卡、密码三种登录方式，灵活选用；支持指纹、刷卡两种开门方式，并配备指示灯，清晰辨认开门结果。高配工业级计算机，具有强大的数据处理能力。创造性使用消音电磁锁，将 开关门声音降至 40 分贝以下，符合手术室标准分贝大小，开关门体验性好。系统支持全流程电子化记录，减少纸质记录，使医护人员从繁重的手工登记、清点、盘点中解放出来，投入到专业的工作中。

高值耗材采用一物一码的模式，追溯管理实现从生产厂家到最终患者的全生命周期追溯，形成高值耗材 从市场准入到临床使用的全程追踪。供应商收到医院耗材需求后，将所需耗材做出库处理，送货到国控菱商处。国控菱商先对高值耗材进行预验收，对质量、数量及品规等信息的审核。审核通过后，可做预入库处理，并将入库信息同步到智能耗材柜中，并在 RFID 打印机上打印标签粘贴。接收到医院一级库配送的高值耗材后，由责任人直接放入智能柜中。智能耗材柜系统与 SPD 系统对接，实时查看补入的高值耗材信息以及患者使用信息等，手术完成后医护人员需扫描高值耗材 RFID 标签，关联相关患者与耗材信息。以下为智能柜业务流程（图 6-15）。

根据客户医院的实际情况，场地及手术要求不一致，智能耗材柜并不能满足所有客户医院的需求，针对耗材使用量大，品种繁多的大型综合医院，国控菱商将基于 RFID 超高频射频技术进行了使用升级。RFID 超高频射频技术从智能柜升级成智能屋，打破了原有智能柜管理的储存局限以及操作方式，提高了高值耗材管理效率。并根据医院管理要求，优化了系统软件内容，使操作更加便捷以及可视化，根据手术室现有耗材库房条件，重新设计建造了以金属材质为框架的大型 RFID 射频识别设备，由于是根据库房空间定制化建设，故将其命名为"智能耗材屋"，此项升级既减少了手术室护士在日常管理及取用高值耗材的时间成本，又提高了手术室高值耗材的管理效率以及准确性，实现了高值耗材的全流程精细化信息化管理。

应用效益：

（1）安全：支持指纹、密码、刷卡三种快速登录方式，登录安全；基于患者

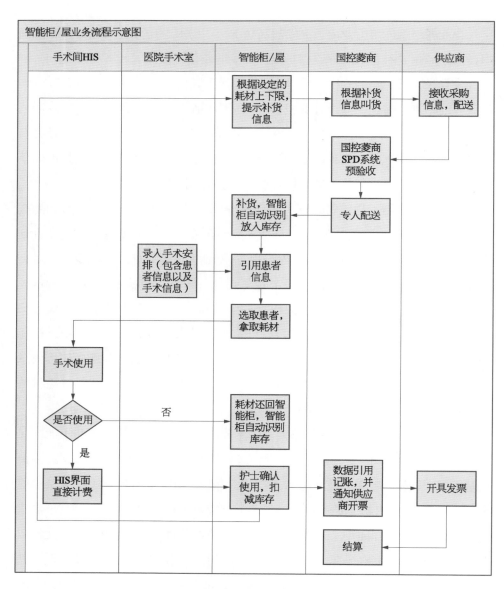

图 6–15　智能柜业务流程图

信息和耗材信息结合进行取用，取用安全；耗材来源及去向全程记录，实现高值耗材可查、可控、可追溯，追溯安全；自动解析耗材名称、规格型号、效期信息，自动记录作为后续信息流转来源，效期安全；实时监控保证物品存储安全。

（2）规范：物资管理流程化，服务流程规范化。耗材取用便捷。指纹、刷卡的便捷式开门，保障耗材取用安全。耗材溯源便捷。植入、使用、库存、操作、损退记录全流程电子化。

（3）经济：节约取用耗材时间，提高责任医师服务效率；流通全流程电子化记录，减少纸质记录，节约管理成本。

（4）精益：物资管理精益化，差错率控制在万分之一以下，管理更加多元化。服务流程规范化。库存管理透明化，保证物资与账目的一致。

（5）对账分析：耗材柜系统对接 HIS，已使用商品在 HIS 端计费完成后，将商品消耗信息同步给耗材柜系统，耗材柜系统对比商品信息并进行库存扣减。耗材柜在执行盘点操作时，可对柜内实物库存进行批量盘点处理，并将盘点数据与 SPD 中系统库存数据以及 HIS 中消耗数据作对比。

2. 手术室物流机器人 · 物流机器人系统集成了机器人、传感器、软件系统等的综合性、专业性、智能化、信息化系统。与工业物流机器人不同，医疗物流机器人运行场景更为复杂，安全可靠性要求更高。手术室物流机器人主要运用到手术室内，无需对建筑进行破坏性改造，使用场景对新老院区适配性高。实施部署过程快速便捷，机器人布置灵活，按需增减。无铺设轨道等固定装置，不受场地、道路和空间的限制，设置柔性强。

由于医疗场景的特殊性，如封闭性、高洁净、隔离要求等，使得一些现代化的物流模式如轨道物流、气动物流等难以切入。手术机器人系统打破了医院物流壁垒，建立了自动化、无人化的物流模式，是医院物流的重大革新。机器人可以在医院环境下进行配送，不需要对建筑改造，安装简单快捷。这种新型医疗物资自动化配送与管理技术将会是智慧化医院未来发展的必然趋势。

物流机器人配送助力医疗机构高值耗材精准化管理。手术室是为患者提供手术及抢救的场所，是医用耗材使用最为频繁集中的临床一线。其医疗耗材消耗有别于普通病区临床科室，呈现出消耗量大、需求频度密、对术中突发的紧急性需求响应要求快的特点，是医院信息化、智能化、智慧化建设的重中之重。随着医院经营的发展，患者/家属对医疗服务要求越来越高，建立一个科学、高效、可靠的手术室医用耗材物流系统日益重要。

手术室内的医用耗材运输具备如下主要显著特点。① 品类多样：以高值耗材为主。② 消耗量大：手术室耗材用量一般占全院用量的70％～80％。③ 配送频率高：除了术前集中耗材配送至各个手术间之外，由于手术进展存在的不可测因素，术中经常会出现多次临时突发的耗材需求。④ 响应速度快：术中临时突发的耗材需求，临床对耗材配送的响应速度希望尽可能要快。

鉴于手术室医用耗材配送的特点与目前实际运营中遇到的瓶颈，物流机器人作为一种新型的智能物流方案应用到手术室的耗材配送中（图6-16）。

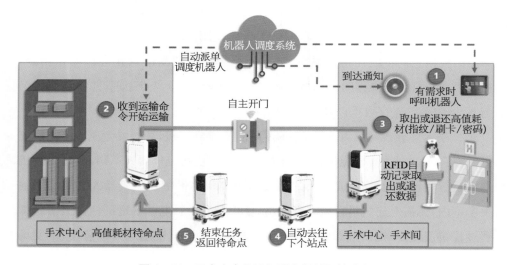

图6-16　手术室内物流机器人耗材运输流程

有别于传统的人力人工运输，物流机器人通过其自身的高新科技软硬件，能够解决长期以来困扰着手术室内医用耗材配送的痛点难点：手术中护士只需通过手术间内的PC客户端下达临时耗材需求（包含所需耗材的型号以及数量），通过数据传输，就会提醒驻守于耗材库房的第三方库管员进行对耗材的分拣，如长时间未操作，机器人也会自动提醒；库管员将所需耗材装入至机器人箱体内，关闭箱体门，物流机器人就会通过其自身搭载的激光、超声波、红外、视觉导航软硬件，完成路程规划（有多个不同目的地配送任务的情况下）、躲避障碍物，并在到达目的地后自动停入预先设定好的停车点位，然后向手术间内的提示音箱发出指令，通过声光提醒护士所需高值耗材已到货请取货。护士无需在术中去耗材库房取耗材。

由于高值耗材的诸多特性，手术室高值耗材采取超高频RFID技术管理，实行一物一码管理。每个耗材上均贴有写入高值耗材产品信息的 RFID 标签。基于机器人厢体内部搭载的 RFID 射频识别硬件，实现高值耗材最小使用单位颗粒度的管理，系统出库台账的自动生成。机器人系统与临床 HIS 收费系统之间进行系统对接，能够在机器人系统中导出高值耗材的收费记录与使用记录，实现手术室内医用耗材从耗材需求发起至耗材收费的全流程记录数据可追溯。实现了手术室对高值耗材全流程追溯管理需求，各个流程环节都有系统记录，解决了由人为失误造成的数据失真等问题。由于省去了原先许多不必要的重复流程环节及人工操作步骤，流程数据产生的及时性也大大提高，方便临床及时核对数据记录与实际耗材消耗之间的差异，避免了错收费、漏收费、多收费的发生。

▪ 二、手术术式套包管理

手术术式套包管理是大数据利用的另一个方向。根据医院手术麻醉系统的基础数据以及 HIS 的每台手术的收费情况，海量数据分析，评估出每个术式使用的耗材情况，以及平均使用的耗材数量。结合实际情况，最终确认套包内医用耗材的使用规律（种类及数量），并针对每天的手术排期提前准备，在手术前配送至各个手术室。同时在每个套包上有关联到套包内耗材收费的套包码，在手术结束后可以通过扫码的方式一次性对套包内的所有耗材计费，减少耗材计费的时间，并做到精准计费。

将医院手术室的耗材做手术套包管理的目的一是为了减轻护士的非医疗工作量，二是提高手术室人员的工作效率。

由于手术室是耗材使用大户，对手术室耗材做了针对性改善内容。

（1）针对常规使用的医疗耗材，如输液器、口罩、帽子、手套等，设定合适的定数，使用后结算。既能将手术室内的耗材库存合理化管控，减轻了医院库存空间，又减少了医院对常规基础耗材的管理工作，手术室无需做此类产品的库存管理。

（2）提供不同类型的手术套包。根据事先做好的各种手术类型的耗材清单、按照手术计划准备、配送耗材。配送的套包耗材和事先在术前准备室里设定好库存（一次性手术耗材），通过设定适量化库存同时起到库存压缩作用。不适宜放入套包中的耗材事先配置在手术室内，再结合手术套包中的耗材对应手术的实施。

以下为手术套包流程图（图6-17）。

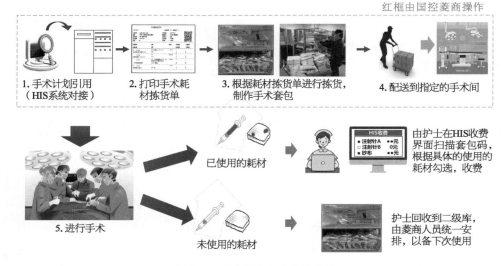

图6-17　手术套包业务流程图

首先根据大数据对院内的累计一定周期的手术收费情况进行分析，根据耗材的使用强度以及实际医生使用情况的分析，确认每个术式套包中的耗材的品种及数量。以上海某一三甲医院产科手术为例（表6-3），为保证手术耗材使用时更全面，初次设定时，均次手术使用量≥0.5的耗材作为基础套包内容，根据后续实际使用情况，会做使用调整。

表6-3　手术套包案例-低位子宫下段剖宫产

手术名称	产　品　名　称	均次手术使用量	套内耗材标识
低位子宫下段剖宫产	一次性使用无菌导尿包（含导尿管）/包	0.71	√
	可吸收性缝线 VCP345H/包	1.12	√
	可吸收性缝线 VCP359H/包	2.00	√
	负压引流器 2 000 ml 无止溢阀，含酵素/个	2.00	√

手术名称	产　品　名　称	均次手术使用量	套内耗材标识
低位子宫下段剖宫产	钛镍记忆合金组织吻合器/根	0.94	√
	针管回缩式静脉留置针/支	1.00	√
	电子注药泵/只	1.00	√
	一次性使用连接管/支	0.82	√
	一次性使用腰硬联合麻醉穿刺包	1.00	√
	耐药三通/只	1.06	√

　　手术套包的整个流程根据医生的手术计划,由手术室护士对次日手术进行排班和手术间的确认,然后将确认好的数据传输给国控菱商。国控菱商在SPD系统中对需要进行手术套包的计划进行引用,并打印手术耗材拣货单,由专人根据耗材拣货单进行拣货,制作手术套包,打印手术套包清单与耗材包一起配送到指定的手术间,由跟台护士进行签收确认。次日医生进行手术时,可以直接使用。已经使用的耗材,护士在 HIS 收费界面,直接进行扫描手术清单上的套包码,HIS界面改造后,可直接显示套包内的耗材清单,包括医疗耗材的商品信息以及效期、批号与 G-JITS 的 HIS 标签码(唯一码)。护士根据具体的使用耗材进行勾选、计费;而未使用的耗材,则由护士回收至手术室二级库房,由专人统一安排退回,以备下次使用。手术套包的使用在改善了各种业务的同时也帮护理人员构建了一个可集中精力处理照看病患的环境。

■ 三、骨科智慧仓

　　随着深入推进高值医用耗材集中带量采购改革,以及骨科关节类国家集中采购的实施落地,国家组织骨科脊柱类耗材集中带量采购的公告发布,骨科带量采购的实施,必然会引起行业震荡,带量采购的实行,骨科的采购价大幅下调,导致骨科经销商利润降低,伴随服务费用不足以覆盖业务员原有的服务水准。骨科智慧仓不仅仅是简单的 SPD 高值耗材物资供应，而是行业政策变动下的医院管理升级。

院内骨科耗材目前管理的难点。

（1）实物管理：耗材实物管理逻辑复杂，关节类、脊柱类、创伤类耗材管理方式与难度各不相同，另外还需要管理与维护手术所需使用的工具，院内院外的管理深度与管理效率都面临很大的挑战。一台手术耗材的需求量可达 200 件左右，入院清点核验牵扯供应商资质审核、产品数量清点/质量核验/入库产品登记等劳动密集型工作环节。在品规繁杂、多包装形态、多管理模式以及双向物流特性的骨科高值耗材管理上，耗材管理深度和管理效率受到挑战。

（2）信息流管理：由于骨科的特殊性质，实际使用时采用先使用后结算的方式，耗材的物流与信息流完全分离；需求信息传达至供应商阶段容易出现信息丢失，配货及供应容易出现问题（如骨科手术订单一次出库涉及上百品规）；供应链响应速率有限，紧急要货情况下（如随机性突出的创伤手术），供应准确率、供应效率不稳定；先用后管式管理模式，信息流与耗材流容易出现不匹配情况，事后下单并非全程追溯，应对药监监管（如植入类耗材全流程追溯要求）有压力；在院内收费环节，实际使用耗材明细与收费明细匹配对应有难度，影响医保基金报销。

（3）服务管理：骨科的价值链完全围绕医院手术展开，针对手术的专业供应与医学服务要求较高。院内耗材供应不能用送货逻辑管理，存在多方协作；仓储/手术配台，一台骨科手术耗材涉及上百品规耗材/器械，专业配台依赖于专业医学知识；双向物流特性下耗材大量频繁出入库，劳动密集型服务；专业配送须结合手术时间、耗材/器械统一消毒时间，准时保质送至指定场所，院外应急配送需求常见，为满足创伤类等随机性手术需求，配送服务要求更高，院内耗材流转服务需要专人负责，牵扯手术前送消毒服务、手术后送返消服务、逆向配送回仓库服务等。

配套工具等手术必需的相关服务，提供与手术耗材相配套的手术工具，新型耗材/工具使用培训指导，以及合法合规手术中指导。

政策变动下，集中采购，导致利润下降，品牌集中，进而导致供应商缩减，区域配送商出现,可能会形成中标耗材大范围需求,考核要求提升以及供不应求现象出现。骨科高值耗材管理面临供应能力降低,从无限供应模式(即只要医院需要,市场就能满足)到有限供应模式(即只有市场足够,医院才能被满足)。

服务资源也从对人的依赖转变为对体系的依赖,常规管理模式中,自手术医师传递手术需求开始,上游经销商承担手术耗材拣货配台、物流配送、院内流转服务、消毒服务、伴随服务等多项服务内容,相关服务经验几乎全部掌握于上游供应商;医院对供应商物流配送能力、医学服务能力的依赖在带量采购推行下将成为风险点;供应商缩减,末端医学服务资源紧随缩减,对供应商服务的过度依赖须尽快解决;带量采购政策已明确伴随服务及计费、消毒服务及费用承担等内容,需要依靠整体医学资源供求体系探索长期发展模式。

医院院内管理模式也从从前的粗放式管理转变为精细化管理,医用耗材零加成政策、带量采购政策及未来 DIP/DRG 全面推行,医院端收入将进一步缩减,医院收入空间被压缩,原有骨科手术相关医学服务资源缩减,医院端将承担服务成本(即伴随服务费用),整体管理成本上升。而监管要求却不断增高,例如 UDI 贯标、全流程追溯等,对院内信息化水平建设、合规管理等提出了更高的要求,中标耗材使用情况将纳入医院绩效考核范畴,院内绩效考核及激励改革紧迫性提升;信息化建设、管理流程优化、提升医疗服务质量,是建设骨科智慧仓的目的。

骨科智慧仓的建设分为几个探索阶段。首先需要理解骨科手术的管理特性,满足骨科手术要求并不是简单的耗材送货管理模式。植入类耗材需要使用医疗耗材类管理逻辑,依托现有院端的 SPD 管理逻辑来满足。管理重点为合规管理以及保障供应,骨科手术中所使用的工具类管理,需要参照医院设备类管理逻辑,需要医院端的资产化管理能力,对于工具器械的运行状态做实时的监测管理,而骨科手术的正常运作离不开医学服务资源的支撑,手术服务须在多环节多阶段针对性满足。

为了将骨科纳入 SPD 供应链中,需要对现有供应链进行升级,原有的 SPD 模式无法支撑骨科运转。从智慧仓建设、信息系统和流程升级、专业服务团队搭建三方面展开工作夯实骨科耗材管理"实物流—信息流—服务流"协调基础（图6-18）。

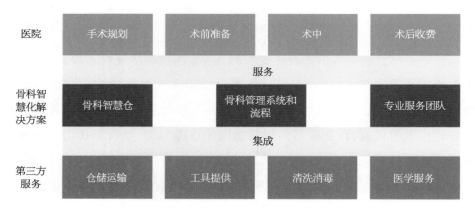

图6-18　建设思路

　　建设骨科智慧仓，提供存货、流通等功能元素，保障骨科耗材集约化管理的空间基础。搭建骨科管理专业系统和流程，把临床、消毒供应室等接入，推动院内骨科管理低成本运营。贯通院外第三方服务至院内，承接部分服务及管理，探索长期发展的服务模式，最终建立专业的骨科供应系统，推动医院耗材数字化管理升级。

　　1. 建设骨科智慧仓·根据骨科管理特色，改造了院内骨科专用仓库，使用了工具智能识别系统、工具管理系统、一物一码追溯系统、钉盒识别系统、骨科目视化系统、生物识别系统、防错与监控系统，智能作业系统（骨科的管理系统），见图6-19。基于骨科智慧仓提升入院质控要求，根据骨科耗材的不同形态，设定针对性验收策略，实现骨科耗材的快速验收，使得骨科耗材在空间上实现集中管理，成为整体耗材供应链搭建的基本结构的承载。

　　骨科智慧仓拥有专业的骨科供应链系统，可推动医院耗材管理数字化升级，针对骨科专业工具设计的专业化骨科工具及钉盒管理的标准图谱，针对骨科耗材的特殊性，基于大数据建设了骨科手术组套及手术模板，AI视觉辅助系统，秒级核验，保证耗材不丢不错，上手快，易操作，严格遵守药监合规性要求，支持UDI，一物一码，高效双向物流。

　　骨科智慧仓的运作将渗透至骨科手术的整体流程与服务，实现跨越式效率提升，以下为骨科智慧仓整体流程图（图6-20）。

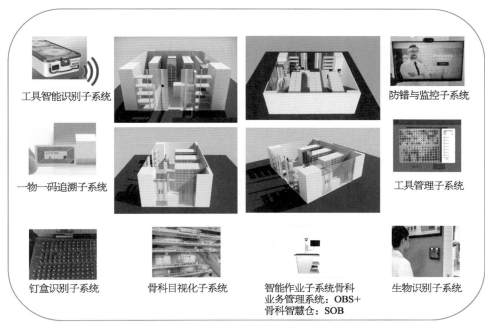

图 6-19　骨科智慧仓子系统

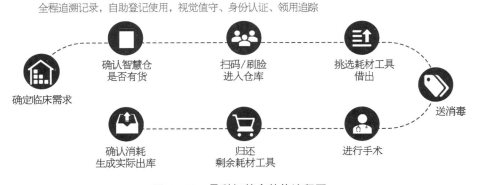

图 6-20　骨科智慧仓整体流程图

2. 搭建骨科管理系统及流程·通过搭建骨科管理系统,提升医院内信息化管理水平,推动实现 UDI 贯标工作,以及耗材全流程追溯,满足药监局的管理要求,通过 SPD、医院版骨科智慧仓系统实现与院外供应商数据互通,更有利支撑 UDI 贯标及带量采购政策落地;打通物资系统与院内洗消系统和手术系统,实现植入物及手术器械的全程可视化双向追溯。

内置智能 UDI 解码引擎，打造标识码统一体系支撑 UDI 贯标，向下兼容多种产品和运作模式，对于骨科特定产品或其他高值类产品，已经实现唯一化，对识别效率不高、供应链 简单的产品，也可以向下兼容；UDI 解码引擎的整体设计，相比起直接采用 UDI 模式，在出库作业上提升了 80% 的效率，在回库核验及盘点作业效率上提升了 90%，在追溯速度上提升了 70%，以下为解码引擎示意图（图 6 – 21）。

图 6 – 21　解码引擎示意图

可以 100% 追溯和确认自身骨科产品的状态，有效地防止产品的混入或者合格证制假等问题，控制骨科产品流动风险。

通过改造管理流程，提升院内耗材精细化管理水平，打造适应医院内基于手术的骨科运作场景，借助大数据支持，使骨科耗材从经验性管理转型至知识性管理，有效提升各运作场景效率。

标准化手术需求管理，以医生习惯及医院手术需求拉动供应链，接入医院手术排期，对排期手术进行医生个性化的手术调整到相应配合，从口头传递至标准包下单，方便快捷准确。

计费阶段由"手工计费"升级为"扫码计费"，省略手工录入订单步骤，更准确、方便、快捷。手术后进入返回消毒流程，返回消毒过后耗材再次流经院内智慧仓，确定"未回库"耗材明细，与计费信息二次双向核对，确保计费环节"耗材流——信息流"严格匹配，确保一致。严格计费环节双向二次数据核对，确保计费准确、管理闭环。

3. 成立专业服务团队 · 引入行业前沿管理经验，对院内骨科仓库管理人员开展专题培训，使其对骨科现有的关节类、脊柱类、创伤类耗材有一定的基础知识，对骨科手术相关的各类服务进行切分（例如伴随服务、洗消服务等），探索适应长期发展的服务模式。搭建院内服务团队，在院内信息化支持下承接院内流通等服务。

实施骨科智慧化解决方案对医院端管理有长远意义。通过骨科智慧仓的管理，实现骨科耗材管理的临床化、专业化和数字化。为推行 DRG/DIP 奠定了数据基础。

第三节 · 数字化加持，实现合理管控

随着"两票制""零加成"、DRG 等新医改政策的不断深化，医疗机构的耗材收入不断下降。除了前述的精细化管理，医疗机构同时也需要严格管控成本，优化调整医疗服务价格，提高医保资金的使用效率。

《国务院办公厅关于推动公立医院高质量发展的意见》（国办发〔2021〕18号）对公立医院明确地提出"建设智慧医院"的要求，《公立医院高质量发展促进行动（2021—2025 年）》（国卫医发〔2021〕27 号）为贯彻落实医疗机构的高质量发展，进一步明确，健全运营管理系统，加强全面预算管理、成本管理，深化医疗服务价格和医保支付方式改革等是公立医院需要完成的重点任务。未来医疗机构的经营压力将持续加大，在控费趋势下，医疗机构的创收空间将越来越小，而数字化转型则是公立医院实现高质量发展的重要支撑，如何利用新一代数字化信息技术与医疗服务深度融合，在主动全面开展成本管控的基础上，同时建设智慧医院，推动医疗机构高质量发展成为公立医院当前面临的难题。

为积极响应国家政策，促进医疗机构高质量发展，医疗机构院内物流模式发展也需要快速加强数字化转型。医疗机构针对第三方 SPD 服务商的要求更加多样化，服务商投入的信息技术、软硬件设备、医疗专业运营团队等资源只是启动 SPD 服务的基础。目前已存在一定的同质化竞争现象，而在医疗机构逐步加强预算管理、控制医疗成本、对智慧化管控需求大幅提升的情况下，今后医疗机

构更加需要供应链服务商提供的专业服务。供应链服务商可以通过数字化大数据分析，侧面辅助医疗机构精准决策及有效经营的智慧化支援服务。

一、耗材成本优化

对医疗机构来说，管控成本比较直接的方法是严格控制药品、医疗器械、试剂等的采购成本。其中，医用耗材品规繁杂，价格体系混乱，医疗机构的盲目采购导致耗材成本无法得到控制，耗占比指标不达标。近年，为了更加规范医保采购，从根本上纠正医用耗材的虚高价格问题，减轻患者医疗费用的负担，国家及各地区政府主动推动各种高值耗材的带量采购。关于我国高值耗材市场的各细分领域，血管介入类占比最高为 32％，其次是骨科植入类占比为 26％（数据来源：中物联医疗器械供应链分会 2020 年度不完全统计），而国家组织的集中带量采购政策也是从这两大领域下手，冠状动脉支架平均采购价从 13 000 元降到 700 元（降幅 95％），人工髋关节及膝关节采购价从 30 000 元降到 6 000 元（降幅 80％）。除了国家组织的带量采购，各地域组织的带量采购范围也在渐渐扩大，已成为医用耗材降本手段的主要趋势。

国控菱商作为医用耗材 SPD 服务商的先锋企业，不仅在不断地提升精细化管理质量，满足信息化管理要求，在数字化高质发展方面也积极引用国外的运营经验，建立了一套全新的大数据应用方案。第五章中描述了统一商品主档的通用性及主档里所有的产品，均与独自开发的 1 349 种小分类信息对应。在统一商品分类的基础上又引入了 ICD - 10 分类与医保耗材分类，这 3 种分类的相辅相成促进了统一商品主档的进一步完善，强化了耗材分析能力，预测未来的医疗形势并提供采购支援，提供具备完整性、通用性、实用性、独特性的医疗耗材全方位的数据分析。

（一）耗材价格分析

医用耗材的大数据分析分为两大板块，即"单一耗材价格基准化分析"和"同种同效分析"。

1. 单一耗材价格基准化分析·单一耗材价格基准化分析主要是面向客户的统计分析服务，医疗机构、厂家、供应商所需的数据分析可通过基准化分析强化采购战略及谈判能力。单一耗材价格分析需要使用的数据信息主要是每个

SPD 项目所涉及的各个医用耗材的医疗机构采购价和 SPD 服务商的进货价。大数据管理部门的专员通过日常维护医疗机构采购价格评级化基础表,便可清晰地掌握各家医疗机构的医用耗材价格水平,分析出拥有降价空间的耗材,通过强化与上游供应商的谈判能力,实现单一耗材的成本优化。

医疗机构采购价格评级化基础表是大数据分析业务的根本,包含通过长年的 SPD 经验所累积下来的所有重要且敏感的数据。可以说是在面向数字化转型的过程中,为了向医疗机构提供数字化供应链服务时最有需要、最有价值的信息。该基础表包含的信息具体分别为商品信息(商品编码、商品名称、规格型号、最小单位、注册证、是否带量采购产品)、分类信息(统一商品分类的大中小分类、ICD 分类)、供应商信息(耗材供应商名称、所有 SPD 项目内提供同一商品最低供货价的供应商名称)、医疗机构信息(使用耗材的医疗机构名称、所有 SPD 项目内同一商品最低采购价的医疗机构名称、各家医疗机构的采购数量)、收费信息(是否收费产品、医保编码)、价格信息(各家医疗机构的采购价、SPD 服务商进货价、所有 SPD 项目内同一商品最低医疗机构采购价、所有 SPD 项目内同一商品最低服务商进货价、服务商加权平均采购单价、阳光平台最低价、服务商进货价与所有 SPD 项目内同一商品最低进货价的差额、服务商进货价与同一商品阳光平台最低价的差额)、价格评级信息(医疗机构采购价的价格评级、服务商进货价的价格评级)等。

其中,价格评级具体设定 7 种,分别为 S、AA、A、BB、B、C、D,根据各项公式自动计算出医疗机构使用的某种耗材的价格评级,反映在医疗机构采购价格评级化基础表之中,并且每月由大数据管理部门的专员进行更新及数据分析(具体评级的范围、定义及计算公式详见图 6 - 22 及表 6 - 4)。

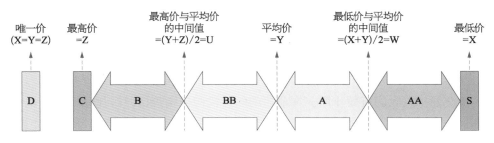

图 6 - 22　耗材价格评级的范围

表 6 - 4　耗材价格评级的定义及公式

价格评级	定　　义	公　　式
S	与【最低价】相同	医院单价＝X
AA	大于【最低价】，且小于【最低价与平均价的中间值】	X＜医院单价＜W
A	大于等于【最低价与平均价的中间值】，且小于【平均价】	W≤医院单价＜Y
BB	大于等于【平均价】，且小于【最高价与平均价的中间值】	Y≤医院单价＜U
B	大于等于【最高价与平均价的中间值】，且小于【最高价】	U≤医院单价＜Z
C	与【最高价】相同	医院单价＝Z
D	仅一家医院使用，或多家医院使用但价格相同的情况	X＝Y＝Z

　　依据参考价格评级的结果可明确拥有降价空间的潜在目标，结合医疗机构采购数量等信息判断整体规模，选定具体目标后，便可制定具体的单一医用耗材成本优化方案。当然，大数据分析结果虽然可以提供客观的降本方案，但医疗机构供应链数字化转型是由医疗机构、SPD 服务商、供应商多方一起磨合及配合才可实现，并非所有沟通都可以只靠数据来进行。因此提供给医疗机构的成本优化方案都是参考大数据分析结果之后，结合上下游的实际需求及运营情况等第一线的信息，根据需要适当调整具体条件，尽量确保三方三赢的前提下才会进一步执行。

　　2. 同种同效分析·与"单一耗材价格基准化分析"一样，使用医疗机构采购价格评级化基础表进行具体的数据分析。市场上医用耗材的品牌零散，品类繁多，有不少使用时可达到同样效果的产品，但价格千差万别，现阶段国家没有统一分类标准，而为了进一步实现有针对性且有价值的大数据分析，独有的分类体系便会发挥巨大的有效作用。在前述的医疗机构采购价格评级化基础表里也匹配了统一商品分类的信息，可根据统一商品分类汇总各项医用耗材的价格信息，通过价格评级查找在同种同效产品范围内价格偏高，有可能后续与医疗机构谈判进行产品替换、集中采购的产品。

(二)同种同效集约化方案

《治理高值医用耗材改革方案》(国办发[2019]37号)明确鼓励医疗机构按类别探索集中采购,联合开展带量谈判采购。为了积极响应相关政策,可通过客户医疗机构使用耗材的同种同效品分析,整理各家医疗机构的耗材种类、数量、价格等数据,协助客户替换及统一耗材,实现"一品一规"。同时,不断地查找适合于集中采购的耗材,对医疗机构制作具体的同种同效集约化执行方案,集合医疗机构,共同与医疗机构联合谈判采购,实现"以量代价",全面降低采购成本,提高利润空间也将成为将来的数字化服务的发展趋势。

同种同效集约化服务主要参考国外的经验,目前仍处于磨合阶段。具体流程如下:首先,对客户医院整体耗材情况进行分析,通过统一商品分类很快可以定位某一个类型耗材的价格范围,并与属于同一小分类的其他同种同效品价格做比对分析及测算,便可得到基于数据分析的成本优化方案(图6-23～图6-25)。

第一步:医疗机构整体使用耗材情况分析		

10月A医院70个科室的耗材采购总金额为8951729元

医院名称	收费类别	采购金额
A医院	收费品	7187215
	不收费品	1761514
	合计	8951729

其中科室采购金额排名前10如下:

科室名称	采购金额	占比
耳鼻咽喉头颅外科	1610595.15	18.0%
骨科护理	1478447.22	16.5%
手术室	1104055.4	12.3%
供应室	543011.16	6.1%
急诊	501063.40	5.6%
CCU护理	398731.11	4.5%
神经外科	340163.81	3.8%
口腔科	310637.30	3.5%
新生儿科	256206.07	2.9%
PICU	231431.83	2.6%

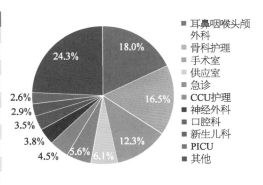

图6-23　同种同效集约化方案(第一步)

第二步：根据具体目标进行耗材明细分析

厂商耗材信息（进口收费产品TOP5厂商耗材明细）

厂商	品名	采购金额
厂商A	人工耳蜗植入体	1121400
厂商B	三通	9905
	微量泵前管(普福特)	39000
	无针输液接头	232800
	压力监测套件	49500
	一次性使用静脉留置针	150997
厂商C	等离子体手术系统	415650
厂商D	非吸收性聚酯缝线	9565
	腹膜透析管及附件	1563
	可吸收缝合线	130560
	内镜用切割吻合器及一次性钉匣	13374
	内视镜手术用结扎器械	21726
	气管插管	118055
	血液透析管及附件	19800
	一次性湿热交换器/过滤器	59325
	医用气管插管	30
厂商E	骨针	25200
	骨针系统	151200

图 6-24　同种同效集约化方案（第二步）

　　方案通过后会进入医疗机构正常的产品遴选流程，由医疗机构最终决定执行方案。在方案执行的过程中，医疗机构的临床科室可以对同种同效品的样品进行评估，确认替换耗材的质量之后才采纳该产品，同种同效集约化方案不可只依据大数据分析结果强行执行，基本原则是替换该产品之后，实际使用人（医护人员）也应容易适应该替换品。不应出现因不适应替换品而导致医疗服务质量降低的现象，最终达到既能降低医疗机构采购成本又能确保医疗服务水平不受影响才是同种同效集约化服务的意义。

（三）成本分析 BI 系统

　　前述的医耗云也已独自开发了 BI（business intelligence）系统，基于医疗机构采购价格评级化基础表的信息，基于客户医院的现有数据进行有效的整合，通过信息化技术可更快速更准确地提供分析并提出决策依据。

　　例如：选定某医院在某个时间阶段的某个耗材类别进行耗材成本分析。

第三步：集约化、耗材替换方案

留置针 同种同效品集约化方案实行效果测算

No	医院编码	医院名称	密闭式				开放式				总计
			普通型/不可拆卸	普通型/输液接头可拆卸	防针刺型/不可拆卸	防针刺型/输液接头可拆卸	普通型/不可拆卸	普通型/输液接头可拆卸	防针刺型/不可拆卸	防针刺型/输液接头可拆卸	
1									77,019		**77,019**
2				5,603				1,391	27,274		**34,268**
3				6,214		11,310		1,430			**18,954**
4				5,460		16,640				47,346	**69,446**
5				6,253		65,624					**71,877**
6							150	48,945	130,488	69,342	**248,924**
7				5,330				24,785	68,185	10,686	**108,986**
8									26,702		**26,702**
9				8,405			1,144	3,809	51,948		**65,306**
10			41,704	11,700	80,535				4,628		**138,567**
11			60,320	6,143	81,484	6,396		11,544	29,211		**195,098**
12			69,381	12,922							**82,303**
13			21,762	21,262	13,455	8,840		780		19,344	**85,443**
14			52,858		34,463	8,840					**96,161**
15			64,623	19,513		75,563	0		65,657	0	**225,355**
16						58,123		24,570			**82,693**
17				34,210		8,840			15,425		**58,474**
18				5,330				0	68,185	7,124	**80,639**
19				6,572		0	1,248	46,540			**54,360**
20				43,375	127,010	46,956		23,062	15,327		**255,730**
21						31,590					**31,590**
22						8,125	3,952				**12,077**
23				25,220	44,350				6,201	42,738	**118,508**
24				41,444		249,704	2,184	546			**293,878**
25				6,500	0	34,775		390			**41,665**
26				26,364					12,467		**38,831**
27			145,639	0	6,071	4,680		38,305	86,450		**281,145**
28				105,625		10,387			46,124		**162,136**
29				8,762		0	988				**9,750**
	总计		**456,287**	**412,204**	**387,368**	**646,393**	**9,666**	**226,096**	**731,289**	**196,580**	**3,065,881**

★留置針同种同效品最低价格信息

类型	特征	采购单价	商品编码	★厂商	商品名称	医院编码	医院名称	大学系列	区	供应商名称
密闭式	普通型/不可拆卸	12.92	11185644		一次性使用静脉留置针	308013				
	普通型/输液接头可拆卸	9.00	10071271		一次性使用静脉留置针	319011				
	防针刺型/不可拆卸	25.70	11070187		一次性使用静脉留置针	317023				
	防针刺型/输液接头可拆卸	23.60	10044740		针管回缩式静脉留置针	312999				
开放式	普通型/不可拆卸	5.82	10035979		一次性使用静脉留置针	312001				
	普通型/输液接头可拆卸	5.40	10069852		一次性使用静脉留置针	312042				
	防针刺型/不可拆卸	19.02	10083874		一次性使用静脉留置针	303002				
	防针刺型/输液接头可拆卸	25.02	11143486		一次性使用针尖回缩型静脉留置针	312001				

图 6－25　同种同效集约化方案(第三步)

（1）可根据医院、时间区间、耗材类别等维度进行 BI 分析。

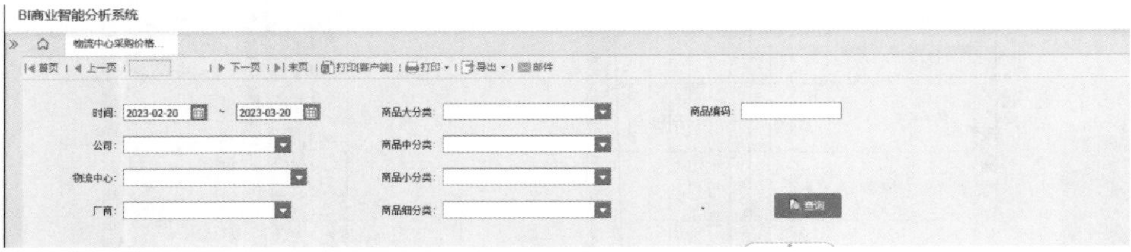

图 6‑26　**BI 系统‑耗材类别分析**

（2）所选医院按最低单价进行采购的情况下，算出明细（模拟）。

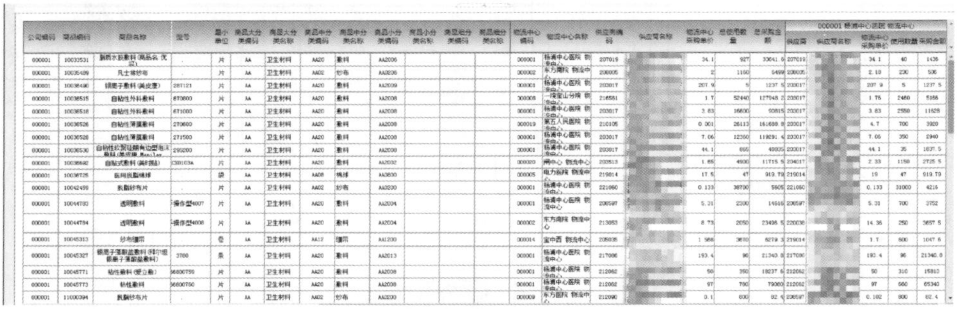

图 6‑27　**BI 系统‑医疗机构按最低单价采购时的模拟测算**

（3）BI 按耗材分类计算出"基于最低价格的降价空间"和"基于平均价格的降价空间"。

与商品主档数据中最低采购价进行比较，目标锁定在大分类之后，再通过透视表对中分类及小分类进行降价空间的数据分析，最终找到目标；也可按商品的维度进行分析，找到具体目标。最终确定的目标，由专人要做渠道替换或是品牌调整，以此来降低该类产品在医院的采购成本。

■ 二、耗材合理使用

（一）基于医保支付方式改革背景下的经济合理性

国家卫生健康委和国家中医药局印发的《医疗机构医用耗材管理办法（试行）》（国卫医发〔2019〕43 号）中明确要求，医疗机构需要监测及评估医用耗材使用情况，提出干预和改进措施，指导临床合理使用医用耗材。然而，《关于印发疾病诊断相关分组(DRG)付费国家试点技术规范和分组方案的通知》(医保办发〔2019〕36号)、《关于印发区域点数法总额预算和按病种分值付费试点工作方案的通知》等政策为贯彻落实医保支付方式改革任务,进一步推动医用耗材合理使用,明确了DRG与DIP的具体的实践方案。按疾病诊断相关组(diagnosis related group,DRG)付费与按病种分值付费(diagnosis-intervention packet,DIP)的差异如表6-5所示。随着这两种医保支付方式改革的实施,耗材成本管控的趋势更加迅猛,类似于日本的DPC支付方式,从改革前的按项目付费转向以病种为计价单位的按病种付费。

表6-5 DRG与DIP付费的差异

差 异	DRG付费	DIP付费
分组方式	根据患者的年龄、性别、住院天数、临床诊断、病症、手术、疾病严重程度、合并症与并发症及转归等因素把患者分入若干诊断相关组	直接以主要诊断和关联手术操作的自然组合形成病种,以各病种次均住院费用的比价关系形成病种分值
组数	DRG组一般在1 000组以内	DIP组一般在10 000项以上
结算单位	DRG组	DIP组
结算指标	权重	分值
控费机制	结余留用,超支不补	结余留用,超支分担

与DRG相比,DIP是"利用大数据优势"所建立的完整管理体系,在大数据中疾病诊断与治疗方式进行穷举和聚类快速形成分组,保险机构按照每个病种分组的分值进行支付。选择采用医保版疾病诊断分类及代码(ICD-10)对病例进行疾病诊断组合,然后对每个疾病诊断组合按使用的医保手术操作分类与编码(ICD9-CM-3)技术进行分类。如同一病案中有多个手术操作分类与编码时可将各编码叠加作为新的分类,最终通过对临床病案中"疾病诊断"与"治疗方式"的组合,穷举形成DIP的病种组合,奠定DIP目录库的基础。截取出院主要诊断代码"X00.0"与对应的所有手术编码(ICD9-CM-3医保V1.0版)进行排列组合,忽略顺序和重复的情况。

比如,以胸部食管恶性肿瘤(ICD-10医保V1.0版的代码为C15.1)为例,可以有以下多种治疗手段的组合（表 6 - 6）。① 没有手术，完全保守内科治疗。② 进行了颈胸腹三切口全食管切除术（ICD9 - CM - 3 医保 V1.0 版的代码为 42.4202）（注：医保编码没有 42.3204，也没有食管癌根治术的表达）。③ 进行食管癌根治术的同时，叠加了空肠（营养性）造口术（ICD9 - CM - 3 的代码为 46.3901）。

表 6 - 6　DIP 的病种分值付费需求表及具体类型（以胸部食管恶性肿瘤为例）

组合轴心	信息/数据
数据来源	医疗保障基金结算清单
编码系统	《医疗保障疾病诊断分类及代码（ICD - 10）》 《医疗保障手术操作分类与编码（ICD - 9 - CM - 3）》
资源消耗	医疗费用（医保药品、耗材、医疗服务项目分类与代码）、住院天数
治疗方式的属性	保守治疗、诊断性操作、治疗性操作、相关手术
疾病严重程度及特异性特征	其他诊断、个体因素（如年龄、性别等）等
肿瘤严重程度	肿瘤转移、放化疗等，疾病发展阶段
医疗状态	出院状态（死亡、医嘱出院、非医嘱出院、转院）
医疗付费	医保支付、个人支付、支付方式

组别序号	三级目录		二级目录	一级目录	主索引
	疾病诊断	治疗手段			
1	C15.1	保守内科治疗	保守治疗（含简单操作）	食管各部位恶性肿瘤	消化系统疾病及功能障碍
2	C15.1	颈胸腹三切口全食管切除术（42.4202）	全食管切除术	食管各部位恶性肿瘤	消化系统疾病及功能障碍
3	C15.1	颈胸腹三切口全食管切除术（42.4202）＋空肠（营养性）造口术（46.3901）	全食管切除术	食管各部位恶性肿瘤	消化系统疾病及功能障碍
		……			

　　为了符合 DIP 付费改革内容,需要医疗机构相关科室、手术室和相关专业人员的配合,对临床病案中"疾病诊断"与"治疗方式"的组合病案数据进行客观分类,在一定区域范围的全样本病例数据中形成每一个疾病与治疗方式组合的标化定位,客观反映疾病严重程度、治疗复杂状态、资源消耗水平与临床行为规范,可帮助医院完善以保证质量、控制成本、规范诊疗、提高医务人员积极性为核心的按病种付费、分值付费和绩效管理体系。

　　具体方式的构想是以下三大步骤(图 6-28)。① 根据大数据库及 DIP 目录库,维护各个耗材所对应的诊断名称(耗材 1 对诊断名称 N),完善 SPD 服务商的耗材数据库;并且根据客户医院的不同情况,将对应 DIP 涉及的具体治疗操作维护到各家医院的销售单价主档中。② 根据实际临床病案中发生的操作,搜索所需要的耗材信息(包含统一商品分类、价格等信息)。③ 使用统一商品分类进行大数据分析,提供及实施耗材成本优化方案,为全面合理实行 DIP 打下基础。

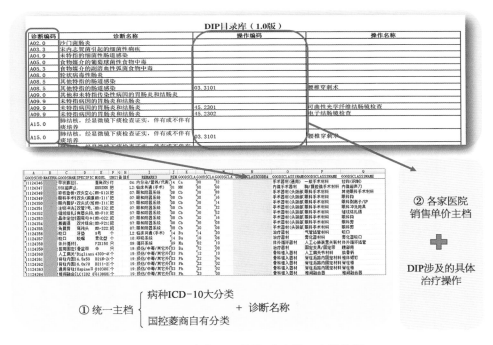

图 6-28　结合 DIP 目录、菱商统一主档数据

　　SPD 服务商的大数据结合 DIP 数据可进一步加强转型数字化管理,不远的将来可具体实现:各科室的收益比较(图 6-29)、每小时的收益比较(图 6-30)、

医生手术时间分析、使用耗材差异分析（图 6-31）等。如图 6-29 所示，侧面支援医院经营。

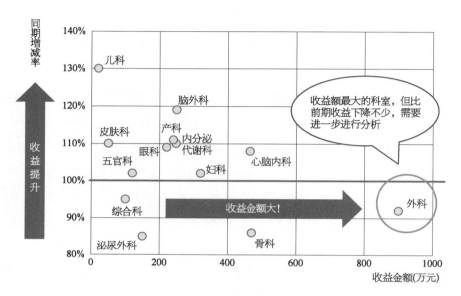

图 6-29 各科室的收益分析

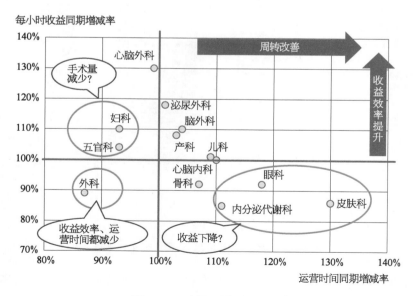

图 6-30 每小时的收益比较

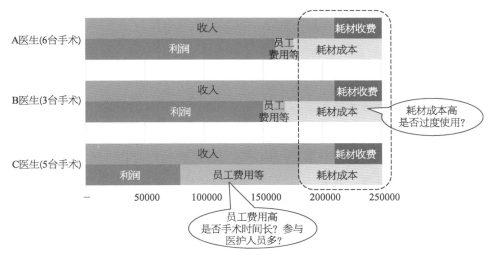

图 6 - 31　医生手术时间分析、使用耗材差异分析

（二）推进临床治疗合理性

如前文所述，有效把控医疗成本是提高经济性，辅助医疗机构运营的重要手段之一。但在实践医院高质量发展及价值医疗的过程中，耗材使用时的临床评价结果更为重要。为了初步规范及合理指导真实世界数据在医疗器械临床评价中的应用，国家药监局发布的《真实世界数据用于医疗器械临床评价技术指导原则（试行）》（2020 年第 77 号）为了初步规范及合理指导真实世界数据在医疗器械临床评价中的应用，明确了临床评价时的应用原则及具体方式，进一步推动了医院重视医疗器械临床使用评价工作，提升相关人员开展临床使用评价工作的能力。

在医用耗材供应链管理数字化转型的路径上，在完善物流管理及效益管理之后，采用真实可靠的临床证据、科学评价医用耗材临床应用质量、效果与经济性，全面挖掘数据价值。从产品知识库、品种供应、经济效益和临床实证结果为临床学科发展提供医用耗材相关专业支持，促进学科全面发展，支持临床合理使用，促进临床实践改进将成为下一步必走的路标。周宁等（2022）在关于真实世界数据的医用耗材合理使用评价的研究中提到，医用耗材与药品不同，其用量无相对客观标准，更多与医生操作习惯等个人因素有关，因此，医用耗材管理的根本在于对医疗行为的规范。

目前,真实世界研究多数应用在药物安全性和有效性分析。今后需要从"科室-手术-耗材"3 个维度,从耗材使用的最末端——医生层面展开分析,从手术种类中找差异,在同种手术的不同操作医生中发现医生之间的操作差异,层层递进,为规范诊疗行为、提高医用耗材管理效率提供有力支撑。

站在供应链服务商的角度,为了进一步实践医用耗材的临床合理使用,结合医院的临床使用数据及蓁商的平台数据,实现每一件医用耗材的全过程可追溯、满足医院精细化物流管理的需要。可通过百元消耗指标与耗占比的对比分析,先行识别领用与计费的问题,发现医院超领及溢库的风险。在消除异常领用问题之后,可借助灵敏度分析法精确定位对指标影响最为突出的品种/病种/术式,从而使得指标能够有所改进。可运用独自的效益指数,发现和识别不同疾病、术式乃至品种的临床使用效益,广泛应用于品种申报审核和品种遴选过程中,为医用耗材的采购遴选工作提供支援。

另外,即使在临床使用耗材缺乏共识,比如对是否使用相应耗材、对临床用耗选择、对不同材质、功能耗材的价值认同等缺乏共识的前提下,将来也构想可以结合临床使用数据,提供临床评价结果。具体可根据品名、规格型号、品牌、单价、适应证、禁忌证、临床用途、病例数、平均住院天数、例均费用、例均材料费用、病死率、重返率、并发症、手术时长、术后恢复时长、不良反应事件、常用搭配耗材等耗材专项数据,进行效益评估并且建立遴选标准。比如,结肠癌的手术可按照是否使用某创面敷料而进行分组,分析使用时和不使用时的患者总费用、卫生材料费用、术后出院天数等数据,用于判断是否有必要延续采购该品种;心脏介入类的冠状动脉支架置入术,可根据各种品牌的冠状动脉支架或药物支架进行分组,分析例均费用、例均耗材费用、病死率、重返率、二次入院数、二次 PCI 数、术后心梗、支架内血栓、再狭窄等数据进行分析,评估各种品牌及产品的临床应用效果;各种切除术的止血材料使用方案,也可根据实际的临床应用评价进行优化,术中常用止血方法有,钳夹、结扎止血、电凝、超声止血、压迫止血、药物止血、局部止血,分析主要止血材料方案及费用对比、同种术式医师间费用比较、术后恢复天数对比、也可对选择更加有益的止血方法给出提示。

以医疗技术为标准,简化医用耗材的合理使用规则,快速构建医用耗材临床合理审查体系,乃是将来医院需要面向的趋势。耗材费用分析、耗材成本优化方案将结合医院临床数据的应用,探索可同时满足经济合理性与临床治疗合理性的平衡点,进一步推进医疗机构的医用耗材合理使用,在实现价值医疗的台阶上更上一层楼。

第四节 · 数字化供应链管理标准化

虽然近 10 年 SPD 供应链管理模式作为最先进的方案,已被多家专业的物流运营商引入各家医疗机构。在通过 SPD 所提供的院内物流一体化服务提高管理精度的同时,解放医护人员回归本职工作,提升医疗机构服务水平也成了引进 SPD 的最大效果。但由于我国 SPD 管理模式仍处在培育发展阶段,院内物流服务没有具体的标准评估体系。

(1)各家运营商自由提供不同的运营模式,导致医疗机构之间的服务质量产生了不小的差异。部分不达标的医用耗材院内物流服务不能完全解决医疗机构管理医用耗材时出现的各种问题,没有获得引进第三方的优势。因此,为了客观评价各家医疗机构的医用耗材院内物流服务管理质量、判断当前管理服务是否达标,并且引导各家医疗机构自律改进现有管理模式、提高行业整体的院内物流管理水平,今后制作一套医用耗材 SPD 院内服务质量评价的标准化体系是一种有效的方法。

(2)SPD 各服务商所投入的运营团队、信息系统和智能设备也存在着不小的差别。部分服务商为了满足医疗机构的各种需求,资金投入过多,导致无法长期运营 SPD,反而给医疗机构造成了负面影响。因此,制定建设 SPD 需要投入资源的标准体系也可减轻 SPD 服务商的资金压力,提高工作效率,确保对医疗机构可以长期提供合理的 SPD 服务。

■ 一、供应链数字化管理质量评价标准

当下,关于医药行业,存在已发布的行业标准,医药行业标准《医疗器械质量管理体系用于法规的要求》或《医疗器械唯一标识基本要求》,主要针对医疗器械本身的全生命周期中各阶段的质量管理或唯一标识体系的建设。而关于医院院

内物流,正在发布筹备中的物流行业标准《医药产品医院院内物流服务规范》虽然规定了医药产品的院内物流管理的基本要求,但对于专业性更高的医用耗材的院内物流全程的精细化管理,目前还没有明确而详尽的质量评价方式及相应的标准。

因此,国内需要一套完整的标准可对院内物流服务的质量进行公平评价,这套标准可适用于拥有不同院内物流管理模式的医疗机构,可客观评价各家医疗机构的服务质量,对应精细化运营管理、强化信息化应用、高质量发展、智慧化建设等政策要求,医疗机构可通过公正的评分结果了解自身的医用耗材管理水平和在行业内的定位。标准中所规定的指标内容需要覆盖各种服务项目,具备参考性,促进质量较低的医疗机构及服务商进一步完善管理模式,必须是一套适用范围广泛、符合政策要求、评价结果明确、指标内容齐全、可执行性非常强的标准系统。

同时,标准当然也需要符合国家政策的要求。2019 年国家卫生健康委、国家中医药局发布的《医疗机构医用耗材管理办法(试行)》,为规范医疗机构的医用耗材管理,促进医用耗材合理规范使用,保障医疗质量与安全,提出了非常详细的要求。具体是,医疗机构需要对医用耗材的采购、储存、使用、追溯、监测、评价、监督等全过程进行有效组织实施与管理,以促进临床科学、合理使用医用耗材的专业技术服务和相关的医用耗材管理工作。并且逐步建立医用耗材信息化管理制度和系统,这套系统应当覆盖医用耗材遴选、采购、验收、入库、储存、盘点、申领、出库、临床使用、质量安全事件报告、不良反应监测、重点监控、超常预警、点评等各环节,实现每一件医用耗材的全生命周期可溯源等明确的要求。对于此国家政策提到的全程物流精细化管理、信息化管理、可追溯性等关键词的内容,院内物流服务质量评价标准可以使用统一的评价标准及指标分别评价,比如全面物流管理、运营人员投入、运营成本管理、系统建设、智能设备投入、追溯管理六大板块的各类服务质量,做出既公正又合理的评价。以下内容乃是国控菱商当前正在构想的初步内容。

六大指标内容目前构想分为三大板块。第一是物流板块,可评价全面物流管理,追溯管理两大指标,包含仓库管理,产品质量管理等基本内容及自动补货、拆分加工、耗材追溯等精细化管理的内容。第二大板块是运营板块,院内物流服务质量的根本取决于运营团队的能力，团队缺乏专业性和仓促的运作方式将直接影响医用耗材管理的效率，因此设置了运营人员投入情况的指标。另外，随着近年来的医疗体制改革，医用耗材从可观的营利性收入转变为控制性支出项目，有效地控制成本也成为医院和服务商的重要课题，所以库存周转、耗材成本优化等关于运营成本管理的内容也极为重要。第三大板块是信息化板块，随着系统、智能设备的快速发展，医疗机构对信息化的要求也在不断地提升。第三大板块包含系统建设和智能设备投入情况的指标，除了基本的系统功能，也设置了分析功能、看板功能、智能设备先进性等创新内容。以上指标详见表 6-7、表 6-8、表 6-9。

表 6-7　供应链数字化管理质量评价指标-物流板块

一级指标	二级指标	三级指标	四级指标
服务类型	服务内容	检查对象	检查内容
		采购渠道变化	开票情况
			医院沟通情况
	集中采购服务		产品主档完整性
		产品质量管理	产品主档正确性
			资证完整性
			授权正确性
全面物流管理		集中配送流程	集中配送情况
			配送效率
	集中配送服务	院内配送服务	院内配送情况
		手术室支援服务	手术室支援情况
	仓库管理服务	一级库管理	一级库管理质量
		二级库管理	二级库管理质量
	精细化管理	自动补货	低值耗材送货方式
			低值耗材标签管理

续　表

一级指标	二级指标	三级指标	四级指标
全面物流管理	精细化管理	自动补货	高值耗材送货方式
			高值耗材标签管理
		拆分加工	低值耗材拆分情况
			低值耗材包装情况
			高值耗材拆分情况
			高值耗材包装情况
追溯管理	追溯管理	低值耗材追溯	低值耗材追溯情况
		高值耗材追溯	高值耗材追溯情况

表 6 - 8　供应链数字化管理质量评价指标-运营板块

一级指标	二级指标	三级指标	四级指标
服务类型	服务内容（S2）	检查对象（S3）	检查内容（S4）
运营成本管理	运营、经济效益管理	一级库库存资金	一级库库存周转率
		二级库库存资金	二级库库存周转率
			二级库存量变化
		结算方式	低值耗材结算方式
			高值耗材结算方式
		耗材管理成本	耗材管理时间
			综合运营成本费用
		计费管理支援	计费支援情况
	耗材成本管理	耗材成本把控	耗材成本把控情况
		耗材成本优化	耗材成本优化情况

一级指标	二级指标	三级指标	四级指标
运营人员 投入	运营人员投入	运营团队	运营团队构造
			运营团队健康
			运营团队能力
		工作成果	应急工作能力
			负责人工作成果
			采购工作成果
			订单工作成果
			仓管工作成果

表 6 - 9　供应链数字化管理质量评价指标-信息化板块

一级指标	二级指标	三级指标	四级指标
服务类型	服务内容	检查对象	检查内容
系统建设	系统建设	系统功能	系统流程
			系统管理功能
			系统传送功能
			系统资质
		信息化创新	系统分析功能
			看板功能
		系统对接	系统对接情况
智能设备 投入	智能设备投入	智能设备投入量	投入智能设备种类
		智能设备功能	智能设备先进性
			系统集成情况
			系统完整性

根据国控菱商在医用耗材 SPD 领域拥有的 10 年运营经验，构想的以上统一服务评价标准系统及指标，将来可以对各家医疗机构的院内物流服务质量进行公正的评分，让各家医疗机构清楚地了解自身的管理水平和在行业内的档次。该标准并不止步于对于院内物流服务的打分，对于供应链管理更有指导性的意义。可以促进得分较低的医疗机构以及服务商参照各项标准指标的内容，进一步完善管理模式，不断提高管理质量及效率，以减少医护人员的物流管理工作，产生更大的社会效益和经济效益。

■ 二、数字化供应链管理效率评价标准

医用耗材供应链管理模式涉及软硬件设备及运营团队的投入，投资成本较高。同时，带量采购后，服务商的压力也越来越大，不仅按时收取服务费难度更大，且 SPD 服务商专业人才较为短缺，难以支撑快速扩张。因此，国控菱商也正在构想制定一套导入 SPD 时投入成本的标准体系，通过投入成本的标准体系可以减轻各家物流中心的资金压力、提高工作效率、确保对医院可以长期提供合理的 SPD 服务。

当前在"医耗云"里已开发了一套 SPD 工作效率的指标——LPI（lingshang performance index）。LPI 由总业务量除总工作时间计算出，如果可适当减少工作时间便可提高 LPI 指标。菱商的业务量可从系统及 PDA 等硬件的操作量自动取出，主要业务分为仓库业务、采购业务、订单业务三大板块。仓库业务具体包含入货收货、入库、拆分、出库、配送、定数标签扫描、科室盘点、物流中心盘点、HIS 标签、智能柜 RFID 标签，采购业务包含采购预报、勾票、商品主档、单价主档、订单业务包含接订单、直送、定数主档维护（表 6 - 10）。菱商根据实际的业务量及员工时间，计算出业务效率指数，并且通过 BI 系统实现了每家物流中心的 LPI 数据可视化（表 6 - 11）。

表 6 - 10　业务效率指标(LPI)具体内容

医院	员　工　数					实际工作时间				
	手术室	仓管	采购	订单	合计	手术室	仓管	采购	订单	合计
医院 A	2	6	2	3	13	371.5	711.0	385.0	524.0	1992.0

SPD业务行数

收货	入库	拆分	出库	配送	定数标签扫描	HIS标签	RFID标签	采购预报	接订单	直送	勾票	商品主档	单价主档	定数主档	合计
仓管	仓管	仓管	仓管	仓管	仓管	仓管	仓管	采购	订单	订单	采购	采购	采购	订单	
884	19 188	13 877	18 717	18 717	4 985	—	201	814	3 944	2 824	3 811	709	2 078	149	90 908

由于 LPI 指标只能简单分析各家物流中心的业务效率,在各家客户提供不同的服务、运营方式不同的情况下,并不能正确地反馈实际的情况。因此国控菱商正在构想制定一套更为细致的 SPD 服务效率评价标准。该标准目前的设想是,针对菱商各家仓库进行实地调查,并且从 SPD 系统中获取每家仓库的业务量、人员、项目成本数据进行分析,根据分析结果,制定一套可根据医院规模和服务内容自动计算合理 SPD 业务量和人员及项目费用理论值的计算公式(图 6 - 32、图 6 - 33)。根据该计算公式,独自开发 BI 系统,实现随时可追踪各仓库的当下实际值和理论值的差异。通过 BI 对人员及项目费用降低余地大的仓库进行进一步的实地详细调查,推进各医院的主要原因分析及业务改善,整体提高各仓库的 SPD 业务效率。

第五节 · 总 结 与 拓 展

随着每年的新政策实施以及市场环境与现场需求的变化,医疗机构供应链管理模式需要不断地进行重构,从服务商全面承接院内物流管理开始,通过信息化技术、智能化手段加强效益管理,医疗机构已经进入高质量发展阶段。

SPD 作为一种全新的现代化院内供应链管理模式,结合数字化管理,通过医院"零库存"的实践,降低库存和损耗成本,释放了部分医院运营流动资金。通过自动补货、智能柜存储、扫码计费等功能,大幅解放了医护人员的人力精力,回归本职工作;通过信息化管理手段,提高管理精度、避免错收漏收多收费情况发

表 6 - 11　业务效率指标(LPI)一览表

	SC	LPI			(参考：仓库)			(参考：事务)		
		业务行数①	劳动时间①	业务效率指数	业务行数②	劳动时间②	业务效率指数	业务行数③	劳动时间③	业务效率指数
大仓	01	259 175	3 766.66	68.81	240 946	2 291.33	105.16	18 229	1 475.32	12.36
	07	23 897	347.30	68.81	20 325	211.27	96.20	3 572	136.03	26.26
	09	106 677	1 726.36	61.79	88 702	1 119.12	79.26	17 975	607.25	29.60
东北区物流仓	29	21 772	316.42	68.81	20 377	192.48	105.86	1 395	123.93	11.26
	34	21 577	313.58	68.81	19 774	190.76	103.66	1 803	122.82	14.68
	40	99 946	1 628.54	61.37	90 230	1 059.61	85.15	9 716	568.93	17.08
	45	76 883	1 117.36	68.81	66 877	679.71	98.39	10 006	437.65	22.86
	53	8 509	123.66	68.81	7 224	75.23	96.03	1 285	48.44	26.53
西南区物流仓	26	221 172	4 337.09	51.00	194 748	2 917.64	66.75	26 424	1 419.45	18.62
	35	94 797	2 524.43	37.55	73 787	1 916.04	38.51	21 010	608.39	34.53
	19	110 777	2 336.29	47.42	87 377	1 625.34	53.76	23 400	710.95	32.91
	55	71 931	1 410.54	51.00	59 938	948.90	63.17	11 993	461.64	25.98
崇明物流仓	41	35 044	1 485.80	23.59	29 384	843.76	34.83	5 660	642.05	8.82
	02	90 905	2 353.50	38.63	76 378	1 444.50	52.88	14 527	909.00	15.98
院内仓	03	83 982	2 186.00	38.42	60 985	1 665.00	36.63	22 997	521.00	44.14
	04	7 177	176.00	40.78	6 387	0.00	0	790	176.00	4.49

续　表

	SC	物流中心	LPI			(参考:仓库)			(参考:事务)		
			业务行数①	劳动时间①	业务效率指数	业务行数②	劳动时间②	业务效率指数	业务行数③	劳动时间③	业务效率指数
大仓	05		30 880	1 009.00	30.60	27 642	348.00	79.43	3 238	661.00	4.90
	06		18 943	401.00	47.24	17 071	401.00	42.57	1 872	0.00	0
	08		29 605	999.00	29.63	23 706	495.50	47.84	5 899	503.50	11.72
	10		57 474	1 416.00	40.59	49 292	910.00	54.17	8 182	506.00	16.17
	11		14 092	386.50	36.46	11 812	191.50	61.68	2 280	195.00	11.69
	12		7 291	685.00	10.64	13	0.00	0	7 278	685.00	10.52
	14		85 525	1 253.00	68.26	72 998	715.00	102.10	12 527	538.00	23.28
院内仓	17		47 669	2 159.50	22.07	40 014	1 480.00	27.04	7 655	679.50	11.27
	18		60 947	1 590.00	38.33	34 453	1 046.00	32.94	26 494	544.00	48.70
	20		40 506	774.00	52.33	35 078	509.00	68.92	5 428	265.00	20.48
	28		82 509	1 890.50	43.64	73 996	1 108.00	66.78	8 513	782.50	10.88
	30		48 652	1 687.50	28.83	39 816	1 093.00	36.43	8 836	594.50	14.86
	31		23 004	750.50	30.65	17 971	342.00	52.55	5 033	408.50	12.32
	32		13 706	354.00	38.72	12 737	178.00	71.56	969	176.00	5.51
	36		86 509	1 359.00	63.66	79 598	891.00	89.34	6 911	468.00	14.77

SPD标准化测试-(1)人员成本

※在绿色框里填写数据、选择黄色框里的服务内容

前提条件

	项目	数值
	科室数	100
医院规模	合计销售量	12,510,977
	耗材销售量	9,995,539
	高值销售量	2,515,439
	合计销售额	200,000,000
	耗材销售额	50,000,000
	高值销售额	150,000,000
	供应商数	150
服务内容	定数管理	有
	定数扫描方式	A
	定数配送方式	A
	非定数配送方式	B
	定数管理比率	90%
	直送客管理	有
	智能柜贴标签方式	A
	HIS收费标签	所有可收费
	手术室人员	0
	配送次数	1
	院内外仓模式	院内仓

计算公式（人数）

	仓管	预估业务量	所需时间	需要人数	备注
	准备工作		92.71	0.53	自动计算
SPD基本	1.入库收货	515	25.01	0.14	自动计算
	2.入库	12,455	74.17	0.42	自动计算
	3.拆分	9,124	74.17	0.42	自动计算
	4.出库	11,372	148.34	0.84	自动计算
	5.配送	9,556	137.14	0.78	自动计算
	6.定数扫描	5,597	16.48	0.09	自动计算
	7.科室盘点	162	24.72	0.14	自动计算
	8.智能柜(RF/ID标签)	510	52.46	0.30	自动计算
	9.HIS标签	31,480	125.06	0.71	自动计算
SPD附加价值	其他		45.30	0.26	所需时间同根据实际需求填写
	合计	80,771	815.6	4.6	

	采购	预估业务量	所需时间	需要人数	备注
SPD基本	10.采购预报	377	30.78	0.17	自动计算
	11.勾票	2,187	30.78	0.17	自动计算
	12.商品主档维护	176	10.14	0.06	自动计算
	13.单价主档	1,005	15.21	0.09	自动计算
	供应商沟通		87.74	0.50	自动计算
SPD附加价值	其他		24.10	0.14	所需时间同可根据实际需求填写
	合计	3,745	198.8	1.1	

	订单	预估业务量	所需时间	需要人数	备注
SPD基本	14.接订单	3,499	38.87	0.22	自动计算
	15.直送记账	1,721	61.14	0.35	自动计算
	16.定数主档维护	34	6.40	0.04	自动计算
	医院沟通		84.32	0.48	自动计算
	其他		33.88	0.19	所需时间同可根据实际需求填写
	合计	5,253	224.6	1.3	

			需要人数	备注
SPD附加价值	手术室人员		-	自动引用
SPD基本	物流中心负责人		1.0	默认1人，也可根据实际需求填写
	合计	ROUND→	8.0	
			8	

图6-32　SPD标准人员成本计算公式

■SPD标准化模拟测试-(2)项目成本

※在绿色框里填写数据

■计算公式（项目成本）

项目成本	1)成本代入方式 项目启动第一年	第一年以后	2)倒算利润方式 项目启动第一年	第一年	第二年以后
销售额	200,000,000	200,000,000	200,000,000	200,000,000	200,000,000
毛利（毛利率）	4,000,000　2.00%	4,000,000　2.00%	8,236,024　4.12%		7,634,374　3.82%
人员成本（自动引用）	1,026,000	1,026,000	1,026,000		1,026,000
1.运营成本	573,600	573,600	573,600		573,600
2.后勤业务支持	439,174	439,174	439,174		439,174
3.折旧费用	495,600	495,600	495,600		495,600
4.项目启动时设备投入	90,400		90,400		
5.项目启动后勤支持	311,250		311,250		
租赁费	100,000	100,000	100,000		100,000
运输装卸费	-	-	-		-
其他费用1	200,000	-	200,000		-
其他费用2	-	-	-		-
营业利润（营业利润率）	763,976　0.38%	1,365,626　0.68%	5,000,000　2.50%		5,000,000　2.50%

3)可投智能设备预估

	利润率	2.50%
营业利润	金额	5,000,000
	第一年	2,445,057
	第二年以后	2,043,407
项目成本（除智能设备）	第一年毛利	7,445,057
	第一年毛利率	3.72%
	第二年金额	7,043,407
需要得到的最低毛利	第二年毛利率	3.52%
	毛利率	3.80%
实际毛利	金额	7,600,000
	第一年金额	5,154,943
	第二年金额	5,556,593
利润（不投智能设备时）	第一年利润率	2.58%
	第二年利润率	2.78%
	是否可投入	可以
可投智能设备判断	可投金额（5年折旧）	2,782,965
		最多18台
	智能柜单价	150,000
	投入台数	15台
实际投入	第一年	2,895,057
	第二年以后	2,493,407
投入后项目成本	第一年金额	4,704,943
	第一年利润率	2.35%
	第二年金额	5,106,593
投入后项目营业利润	第二年利润率	2.55%

图 6－33　SPD标准项目成本计算公式

生、实现耗材全程可追溯；通过 SPD 运营监控中心，生成多维度、可视化的数据信息，便于耗材运行的全程监控服务。

为了推动医疗机构的高质量发展，医疗机构供应链管理需要加强数字化转型，进一步紧密融合医疗机构的业务和供应链业务，实现耗材合理使用。预计今后可以通过整个 SPD 服务商的耗材大数据知识库，在整个医疗诊断过程中，AI 自动推送相应的耗材使用建议，为医疗机构建立一套标准的供应链体系。SPD 服务商也将有两个角色的转变，一是从单纯为医疗机构进行采购服务，转变为有计划、有专业度、产生降本的院内采购辅助角色；二是从单纯的配送，转变为站在医院角度的经营辅助角色。

（张宇　施拥华　王尧　金佗　曹如刚　朱海铭　陈勤勤　吴晓飞

李莹莹　王强　马祁刚）

第七章

大数据、供应链优化与成本管理

大数据技术对医疗机构供应链各环节、业务流程进行实时监督管理，并通过对医疗过程产生的海量数据进行采集、清洗、存储、处理、分析，为管理者提供及时、有效的信息，为优化医疗机构供应链成本管理提供支撑。成本管理即为基于已经设定的成本控制目标，采取相应措施，有效管理供应链上的各个环节。大数据技术助力供应链优化的路径具体表现为，在成本管理目标下建构信息共享合作关系，以此建立科学的合作方式、合作内容，并实现供应链上各节点的相互监督和管理，确保可以将其成本控制在可控范围内，实现成 本控制目标。

第一节·思维变革、认识数据产生价值

■ 一、大数据的时代特征

近代科学数据化的起源从天文学、物理学开始，逐渐迈向化学、生物学、人类学、经济学、管理学和社会学等，从自然世界逐渐向人类社会延伸。由于科学技术的发展，对世界认识工具的进步也是渐进的，然而人类对世界数据化的脚步经过了漫长的历程，直到第二次工业革命之后电子数字计算机的发明，才加快了发展进程，人类由此走进了信息社会，迎来了信息时代。特别是随着计算机从统计学计算走向信息预判、决策管理，以及智能设备的微型化、移动化和网络化，数据

的采集、存储、传输和处理都变得越来越容易，因此数据化的脚步明显加快，信息社会的构想基本上得到了实现。

对于大数据的定义，从字面来看，大数据是指规模特别巨大的数据库，所以此前也被称为海量数据，这主要是从数据规模的大小来界定的。但究竟到达什么规模才算大数据？古人说学富五车、汗牛充栋来形容个人学识渊博、社会知识爆炸，但现在看来却是微不足道的。如今数据诞生的速度按著名的摩尔定律基本上每半年就要翻番，美国国会图书馆的所有文献与现在爆炸的大数据相比只能望数兴叹。现在的数据量用传统的方法根本无法驾驭，所以大数据就是指超出传统处理能力，必须引入新的科学技术和现代化工具才能够进行处理的数据集合。与小数据相比，大数据不仅表现为规模浩大，而且在采集和处理速度、数据类型诸多方面都有本质的差别，因此美国 Gartner 公司将大数据表述为："大数据是指数量巨大、速度快捷、种类繁多的信息财富，这些数据需要新的技术手段来处理，以便提高决策制定、领悟发现以及过程优化等能力。"由此可得出大数据的如下 5V 特点：大价值（Value）、大体量（Volume）、多样性（Variety）、准确性（Veracity）、时效性（Velocity），数据类型多样（涵盖不同来源、格式、结构）。

当前人类科学研究进入到数据密集的第四范式，大数据技术是信息时代的一个重要的里程碑阶段。历史上的技术变革给科学认识带来新的挑战和机遇，例如，望远镜让天文学家可以观测更遥远的宇宙太空，显微镜让科学家可以观测到微观世界，现代科学技术让人类开始认识量子世界。当前大数据技术让人类认识未知世界，正在开启一次重大的时代转型，它必然会向传统认识论提出种种挑战，并让人们通过这种收集和分析海量数据的新技术获得新认知、创造新价值，帮助我们改变认知和理解世界的方式，为科学认识的深入提供新手段。

医疗健康是数据最为集中的领域，利用数据优势，通过数据转型，促进医疗卫生改革，这也带来了颠覆式发展的机遇，不断实现大数据与健康领域的深度融合。互联网、5G、人工智能、大数据、物联网等信息技术快速发展，健康领域由传统的服务和管理模式向数字化转型。数据挖掘技术的发展加快了健康数字化标准体系的形成，引导医疗健康领域建设、运行、发展、管理的全面创新发展，同时促进健康数字化相关政策成熟，支撑健康数字化整体转型的良好环境。

■ 二、"大数据"时代医院成本管理机遇与挑战

基于大数据的成本管理模式所趋,对习惯于传统成本管理模式的医院来说,改变熟悉并擅长的方式,重新接受新的方式不是一件简单的事。在运用大数据技术管理成功之前,管理层很难获得医护人员的理解和配合。总之,虽然大数据时代已然到来,但这种新型的成本管理模式还在不断探索的道路上,要取代传统成本管理模式还有很长一段路要走。

目前,在大多数公立医院,成本核算仅仅是满足绩效分配的需要,没有真正起到控制成本、优化投入产出比、合理配置资源、提升核心竞争力的作用。医院也没有获得医疗服务项目的真实、可靠的一手成本资料,无法掌握服务项目收入与成本比值、医护人员和财务人员都缺乏成本控制意识,是处于粗放型经营管理状态。在绩效考核体系中,成本控制指标权重很低,成本控制得好坏,对医护人员绩效没有明显影响,广大医护人员没有成本控制动机和热情。而没有建立成本与绩效考核联动机制。

医院大数据全成本核算的基础是医院的信息平台,医院各种信息实现互联互通,财务系统、HIS、PAC、LIS、手术麻醉系统形成集成,业务信息与财务信息的交互、共享、转换;业务数据、财务数据口径统一,数据的可靠性、完整性、真实有效,数据支持完整的成本核算。

第二节·基于 DRGS/DIP 的医疗成本控制

■ 一、疾病的诊断认知及分类

人类对于疾病的认识是以科学技术进步发展为基础的。在希波克拉底时代,医生是通过患者的症状来反映临床过程及判定疾病诊断,在没有实验室检查、影像设备的年代,医生只能认识疾病的表象,不会也没有条件去研究疾病背后的原因及原理,对疾病知其然不知其所以然。一直到 17 世纪,被称为"英国希波克拉底"的托马斯-西德纳姆医生,研究了动物生物学分类方案,认识到疾病症

状重现模式，将疾病症状归纳、抽象、总结并纪录，从而提高人们对疾病的认识，同时把各种症状汇集成不同的症候群并与疾病关联，自然就形成了疾病的不同种类，开创了从症状推理诊断的雏形，时至今日临床推理明确诊断依然是常用的方法论，在这个时期医学处于经验医学阶段。

随着人类对于解剖学的不断研究，解剖学的进步与发展推动了医学分科模式的形成，临床症状、临床病理与解剖学的关联特征加快了医学分科的进程。在19世纪，医生们开始研究认为疾病的表象是临床症状，而内在的病理变化则是引起症状的原因。特别是第二次工业革命极大地推动社会的发展和科学技术的进步，加快了医学利用技术促进发展的优势，加大了技术手段的应用，大量的技术工具产生，如听诊器、检眼镜、微生物学技术、放射检查设备、血液和生物化学检查等，每一个技术的进步都带来对疾病认识上的颠覆，由于诊断技术的革命促进了诊断认知水平的提高，同时也大大改变了治疗方式，实现了现代治疗技术的跨越。这个时期医学进入到循证医学阶段。

20世纪50年代，第三次工业革命也称之为第三次科技革命掀起，以电子计算机、新材料、生物和大数据等技术为代表的高速发展及广泛应用，形成了一场以信息技术为引领的革命。与世界高科技发展密切相关的生物医学工程、生物医药产业、分子生物学和基因组学等新兴科技迅速崛起。与此同时大量高端新型医疗诊断仪器和治疗设备脱颖而出，如 PET - CT、PET - MR、数字血管造影机、高端彩超仪和高通量测序仪等。医疗诊断设备的发展颠覆了传统诊断认知，对于疾病的诊断不仅从临床症状体征数据、实验室检查、影像学检查、有些疾病还要从基因组、转录组、蛋白组、代谢组、表型组和分子影像等更精细的检查方法，先进医学科学技术贯穿在疾病诊断的宏观、介观和微观全过程。诊断设备的发展促进了诊断水平的提高，在一定程度上揭示了疾病发生的本质。精准的诊断必将带来治疗的精准化，科技革命同样促进治疗方式的变革，大量高科技的治疗工具和现代化治疗方法层出不穷，而且技术迭代日新月异，如微创医学、介入治疗技术、器官移植手术、机器人手术、基因治疗、免疫治疗、创新药物和放射治疗。科技革命的成果应用在医学诊断和治疗领域产生了巨大的效应，提高了疾病诊断的速度和正确率，认识疾病更多的是从病因分析，针对疾病的发病机制以及对治疗的深入理解，精准诊断联动精准治疗效果凸显，疑难疾病的可治性能力大幅度提高,医疗质量明显提升。疾病的诊断和治疗以解剖学为基础将逐渐转变为以病因学为依据。这个时期医学进入到精准医学阶段。

从病因学角度分析对疾病诊断形成支持,同一个诊断会有不同的病因,针对不同的病因又可以有不同的治疗方式,过去认为同一个诊断,按现代科学技术方法认知,往往又可以分为若干个甚至几十个分类或者称之为亚型,如乳腺癌从基因分型可将乳腺癌基因表达分子特征分为不同类型,治疗方法是完全不同的,HER-2阳性就可以用靶向药物赫赛汀治疗,同样是乳腺癌诊断 HER-2 阴性治疗则无效。对应诊断的不同分类就会出现相应不同的治疗方法,以病因分析作为疾病诊断支持,随着科学技术的进步一定会出现多元趋势,同时伴随出现多元治疗方法。诊断多元导致治疗方式多种再加上患者个性差异化,过去同一个诊断采取相对固定的治疗方式时代已经一去不复返了,如将疾病诊断与治疗方式形成疾病组,由于诊断多元分类及多种治疗,又有不同人群个性特征,疾病组实际是复杂的排列组合变量关系,而不能简单地用定量思维方式对待。

医学科学工程技术是属生产力范畴,医学科学工程技术的体制、机制、管理和支配方式是属生产关系范畴,医学科学技术是医疗活动的物质内容。医学科技的发展与利用方式,医疗资源的配置与管理等方式是医疗活动的社会形态。生产力决定生产关系,而生产关系又反作用生产力,这种关系循环往复不断推动社会发展,医学科学工程技术的进步对医学的社会形态构成了巨大挑战。

■ 二、DRG 与 DIP 产生的背景与特点

医保支付的关键是价格,因此支付方式改革本质上是价格改革,要对医疗服务的计价单位、付费标准、支付时间和质量标准等进行改革。按病种付费是把传统的以医疗服务项目为计价单位的按项目支付转向以病种为计价单位的按病种支付。

20 世纪 60 年代,美国经济学家肯尼斯·阿罗以随机均值定价模式积极探索病种组合(case-mix)作为风险调整方法提高医疗服务可比性、确定资源配置的标准,随后产生了诸多类型的病种组合方法,其中使用最为广泛的是"诊断相关分组(DRG)"。DRG 的基本思路是把疾病诊断与治疗方式归类组合,将病情复杂程度相近、医疗服务负荷强度相当的病例纳入同一组别,并以此作为一次疾

病发作并接受治疗的服务支付单元。

进入大数据时代，DIP（big data diagnosis-intervention packet）即以大数据技术改变样本推算总体的仿真、预测乃至精算模式，利用真实、全量数据客观还原病种变化的现实。通过对疾病共性特征乃至个性变化规律的发现，建立针对医疗服务的"度量衡"体系，是对传统按病种付费的理论延伸及方法创新，能在尽可能少人为干预的前提下，符合医学科学技术的精准诊断，精准治疗多样性的变量要求，更为精准地拟合成本、测算定价，形成对医保支付方式改革的重要技术支撑。

DRG 和 DIP 作为目前国家两种最主要的按病种付费方式，尽管其本质上都是病例组合（case-mix）的具体形式，但在核心理念、分组原则等细节上也存在诸多不同，各有优势和不足。两者的主要差异如表 7-1 所示。

表 7-1　DRG 与 DIP 比较

	疾病诊断相关分组付费（DRG-PPS）	基于大数据的病种分值付费（DIP）
核心理念	按临床过程相似，资源消耗相近进行病例组合并付费	同样诊断，同样治疗方式，同样付费
分组逻辑	分层编制，逐层论证，由粗到细	自然穷举，向上聚类，由细到粗
分组原则	① 逐层细化，大类概括 ② 疾病诊断、手术或操作临床过程相似，资源消耗相近 ③ 临床经验与数据验证相结合 ④ 兼顾医保支付的管理要求和医疗服务的实际需要	① 客观原则：基于大数据客观呈现每病种组合的疾病和资源消耗特征，最大化追求组内病例变异度最小 ② 自然原则：基于大数据"诊断＋治疗"自然穷举组合 ③ 总分原则：国家 DIP 病种目录库（主引＋一级、二级、三级目录）
分组方法	核心组与细分组分层编制，临床论证	主目录＋辅助目录，采用大数据分析编制＋全样本统计分析相结合
分组结果	● 疾病分组的数量可控 ● 国家医保 CHS-DRG（1.0）分成 26 个 MDC，376 个 ADRG 组，618 个 DRG 细分组	● 三级目录：核心病组 11 553＋综合病组 N 组 ● 二级目录：3 000 组左右 ● 一级目录：1 194 组 ● 主索引：129 个
基金预算	基于 DRG 的区域总额预算	区域点数法总额预算

	疾病诊断相关分组付费（DRG-PPS）	基于大数据的病种分值付费（DIP）
结算清算	主要为基于 DRG 细分组的病组定额结算，或采用病组分值付费	基于三级目录的病种分值付费
优势	● DRG 分组经过了临床专家论证和历史数据验证模拟，较好地平衡了临床需求和医保管理的需要 ● DRG 通过统计方法将疾病诊断相关诊疗资源消耗相近的疾病聚类到一组进行管理，有效地简化了医保管理 ● DRG 管理有利于推动医疗机构主动重视成本管理，从源头控制医疗费用过快上涨的冲动 ● DRG 作为管理工具，可推动医保支付管理和医院绩效管理有机结合	● DIP 通过实际住院患者"疾病诊断＋诊疗方式"自然穷举组合，反映了临床客观现实 ● 通过对患者的充分细分，可以实现病种内患者的单一化，有利于较好地实现住院患者的精细化管理 ● 通过建立辅助目录，实现了对住院患者治疗方式均衡性、二次入院、低标入院、超长住院及使用风险等指标的量化监控 ● 通过系统开发，实现了对常规指标的可视化分析，有利于智能监控的开展和医保相关政策的完善
不足	● DRG 分组和应用需要较好的信息基础条件和专业人员队伍 ● DRG 成本核算和定价存在一定的滞后性，不能很好地体现当前的价格政策，需要进行适时调整 ● DRG 下会出现编码高靠、分解住院、推患者等问题，需要配套建立基于 DRG 的智能监管来应对 ● DRG 的效能发挥受制于病案质量改善和诊疗流程的规范化	● 仅使用自然组合进行分组，易形成临床分组；部分同类病种之间费用差距过小，病组区分度不够，易形成无效或低效分组 ● 病种分组过于细化，医保管理难度较大，核心病种分组临界值过低，部分病种病例数过少，在中小城市落地有一定的难度，会出现大量子组，需要重新适配地方分组 ● 系统性缺陷如编码高靠、分解住院、推患者等仍然存在，需要加强监管来应对

■ 三、DRG 与 DIP 对医疗机构成本影响

DRG 和 DIP 按病种（病组）付费是不同方法形成的不同技术方案，都是按病种打包支付，而非按项目累计形成医疗费用，按医疗服务产出付费，按疾病种分类有利于数据规范治理，有利于引导医疗行为规范。

国务院办公厅在 2017 年发布的《国务院办公厅关于进一步深化基本医疗保险支付方式改革的指导意见》（国办发〔2017〕55 号）提出"各地要从实际出发，充

分考虑医保基金支付能力、医保管理服务能力、医疗服务特点、疾病谱分布等因素，积极探索创新，实行符合本地实际的医保支付方式"。

DRG 和 DIP 两种支付方式是国家重点推进的改革方案，一个医疗机构根据要求用 DRG 或 DIP 的方式将住院病例分组。DRG 和 DIP 的应用使各医疗机构的医疗流程标准化、医疗行为规范化和治疗结果透明化，为医保精细化管理和医疗机构内部精细化管理创造了基础条件。如 DRG 是从临床解剖部位和治疗类别分类，在一个组内可能有不同的操作方式对应其支付标准，医保并非按医疗机构实际发生的费用付费。比如阑尾手术组包括腹腔镜和切开的方式，这使得临床需要选择合适的手术操作，降低组内成本，DRG 对医院提出了按标准管理的要求，挤压了不合理成本带来的水分。从而得到合理的结余。DIP 是基于大数据方法建立的标准体系，对每个病例组合都可以在全市医疗机构比较，通过标准比对的方式发现异常值，包括同一个病例组合费用异常、诊疗数量异常、住院次数和时间异常等，建立问题发现机制，从而分析二次入院、低标入院、超长住院等临床异常行为，建立干预机制，抑制了不规范的诊疗行为，挤压了不规范带来的水分。医保支付方式改革促进医院精细化管理，提高医院经济运营能力和水平。

■ 四、如何利用大数据优化成本结构

进入大数据时代，医保的支付方式从按项目支付转变为打包支付。项目支付按不同的医疗项目累计计费，是一种后付制支付方式，医疗机构可以利用信息不对称的优势，对患者进行过度治疗、过度检查，使得医疗费用上涨、医疗资源浪费；而病种打包支付是建立支付标准，应用标准对病种资源消耗度量拟合，建立资源科学配置机制。采用一般均衡理论和大数据技术，建立病种费用标准作为疾病价格发现机制，科学制定病种费用标准，推动医疗机构在疾病诊疗的过程从以收入为中心转向以成本为中心，削弱医疗机构医疗行为的趋利性。

医改取消公立医院药品、耗材加成，实行零差率销售，通过调整医疗服务价格、加大政府投入和医院加强成本控制来调整医疗机构收入和支出结构，提高医院可支配资金额度和可支配资金比例促进医院发展。公立医院要适应改革的形势，加强成本管控和规范医疗行为，提高科学运营管理能力和水平。

通过信息化大数据在医院管理中的应用,形成精细化成本管控措施,在不增加医疗收入同时,可有效合理地缩减医疗成本支出,减少患者医疗费用,缓解患者的经济压力,同时医院的经济能力也不受影响,市场竞争力明显提高。

数据的互联互通促进了医疗业务和运营管理有效衔接。业务运行与成本管理融合。实现医院财务核算、成本管控、预算管理、绩效管理系统与 HIS、物流等医疗业务系统实时对接,实现科室收入、工作量、药品成本、消耗材料等数据集成共享,形成基于数据的成本核算分担机制,为医院的精细化成本管理提供基础支持。

总之,收支平衡、成本管控有效,医院发展可持续。医院要利用大数据成本管控信息化管理系统,通过信息化管理系统连通医院及各科室数据平台,各科室数据互联共享,简化流程,数据实时公开,监管透明公平,促进成本控制高效。

第三节 · 构建基于大数据的成本管控系统

■ 一、完善医院信息化建设

(一) 大数据时代医院信息化建设要求更高

医院属于数据密集型单位,在医院运行过程中会产生大量有价值的数据、医疗运行数据、职能部门管理数据、财务经济数据等。除了数据量大这个特征外,数据类型多,涉及的部门广,增加了医院数据的复杂性,而且很多业务数据要求是实时的。特别是在大数据时代下,医院一方面要合理和妥善地处理各种数据,关键要有应用数据思想和方法,同时还要有效地从大数据里提取价值数据信息,为医院的运营管理提供数据支持,为医院的数字化转型提供保障。

医院数据管理和利用要解决数据收集上存在的问题,如数据统计口径不统一、信息交互不畅通等,导致对数据的使用效率和效果大打折扣,不能很好地为医院的运营管理提供服务。在医院的成本核算和管理中,不同的医院的信息化水平各不相同。共性问题是统计口径标准不一致、数据上传和处理滞后,成本核算缺乏有效的数据支撑,导致医院成本报表数据并不能真实完全地反映医院运营管理情况，更不能为管理者及时发现医院的运营问题提供数据支持。

　　大数据的价值为人们所知所用，伴随大数据潜在价值的显现，以及对数据整合、挖掘分析的前瞻性探索，大数据方法将助力医院的高质量发展产生新动能，助推医院成本核算管理的理念和模式出现颠覆式改变：

　　1. 大数据应用将拓展医院成本管理领域广度 · 基于坚实的数据基础，成本核算管理工作将对采购、收付款、检验、检查、手术、药品和耗材使用等实现全链条流程的闭环管理，有效核算人力成本（诊疗、护理和其他等）和物力成本（药品、耗材、设备、维修、能耗、经济、食品和其他等）、利息、纳税及其他成本，实现每日科室收益报告制度，大数据提高了运营分析的颗粒度，能够准确、客观地聚类到科室、医生组（医生）和病组，实现科室的独立核算，形成各科室横向比较机制，并进一步向负荷运营、过程监管、考核评价等多个领域渗透，极大地拓展了成本核算管理的应用广度和深度，开启了成本核算管理的新视野。

　　2. 大数据应用将增强医院发展的创新力 · 大数据应用将带来新的理念、模式、服务、技术等方面的创新价值，为医院的发展提供新的经济增长点。成本核算管理的发展将由经验驱动向数据循证转变，实现更加精准、智能的管理模式。因此，数据成为了医院发展的核心动力，能够掌握、认识和运用数据资源，并对其所蕴藏的价值进行准确分析和深度利用，必将助推医院跨越式发展。

　　3. 大数据应用将使得医院决策更具有战略性 · 传统的医院决策依赖过往信息展开经验驱动，由于信息的不完整性、滞后性和主观局限性等难以形成正确筹划。基于大数据的应用，成本核算管理部门可对医院整体的运行状况有更为全面、清晰且实时的了解和掌握，从而可以及时提取对医院发展的有效信息，为医院领导的战略决策提供强有力的支撑，使医院的成本管理、经营策略、战略决策更具前瞻性。

　　4. 大数据成本核算降低管理风险提质增效 · 大数据时代下，基于大数据、云计算等信息技术支撑，医院各类信息的有效应用得到了极大的提高。大数据进一步提高了医院成本管理的自动化水平，数据流、业务流、管理流和信息流高效整合，有利于提高成本核算管理的工作效率；完全的信息为医院成本核算管理，运营监管过程控制、预测常见错误问题和系统性风险提供了可能，进而实现风险可控的安全流程和方案。随着国家医保 DRG/DIP 支付方式改革工作的推进,必将影响医院的运营管理和经济决策。

根据 DRG/DIP 支付方式的要求和特点,病案首页和医保结算清单是基础数据,需要及时准确、合规清晰的底层数据。因此,医院要科学和合理地提高 DRG/DIP 入组率,必须健全信息系统和电子病历信息系统,健全的电子病历系统对于提高 DRG/DIP 入组结算效率意义重大。然而在现实中,很多医院电子病历系统并不完善,也没有自动提示和自动纠正的功能。同时,需要建立对病案首页和结算清单的质控系统,对医院能获得合理的医保结算资金也起着非常重要的作用,利用信息化系统辅助临床医生正确填写诊断,辅助编码员进行正确编码,能提高工作效率和正确率,提高病种入组率,从而助力医院科学合理地拿到医保资金补偿。

DRG/DIP 支付方式下医院的成本管理所需要的数据量和颗粒度已经不是传统财务会计人工所能及的,要求将财务与业务关系进行融合。从信息方面需求来说,必须将 HIS、HRP、病案系统、物资管理系统、财务核算系统等多套业务系统数据信息进行整合共享,实现业务财务一体化;通过数据深度挖掘,从医院-科室-医疗组(医生)-项目-病种出发,深入分析成本发生的动因,进而找到成本控制点。因此,大数据成本核算错综复杂,需要借助大数据技术和工具处理,进行准确的直接成本统计、间接成本分摊和全成本核算,这对原来的医院信息化提出了新的挑战。

(二) 大数据时代医院的信息化建设的政策

《国务院办公厅关于推动公立医院高质量发展的意见》(国办发〔2021〕18号)指出要引领公立医院高质量发展新趋势,强化信息化支撑作用。推动云计算、大数据、物联网、区块链、第五代移动通信(5G)等新一代信息技术与医疗服务深度融合。推进电子病历、智慧服务、智慧管理“三位一体”的智慧医院建设和医院信息标准化建设。大力发展远程医疗和互联网诊疗。推动手术机器人等智能医疗设备和智能辅助诊疗系统的研发与应用。建立药品追溯制度,探索公立医院处方信息与药品零售消费信息互联互通。要提升公立医院高质量发展新效能,健全运营管理体系。全面落实基本医疗卫生与健康促进法等法律法规,为提升医院治理能力和水平提供法治保障。整合医疗、教学、科研等业务系统和人、财、物等资源系统,建立医院运营管理决策支持系统,推动医院运营管理的科学化、规范化、精细化。以大数据方法建立病种组合标准体系,形成疾病严重程度与资源消耗在每一个病组的量化治疗标准、药品标准和耗材标准等,对医院病例组合指数(CMI)、成本产出、医生绩效等进行监测评价,引导医院回归功能定位,提高效率、节约费用,减轻患者就医负担。

《公立医院高质量发展促进行动(2021—2025年)》也对医院的信息化建设提出了具体的行动计划。要建设智慧医院,将信息化作为医院基本建设的优先领域,建设电子病历、智慧服务、智慧管理"三位一体"的智慧医院信息系统,完善智慧医院分级评估顶层设计。鼓励有条件的公立医院加快应用智能可穿戴设备、人工智能辅助诊断和治疗系统等智慧服务软硬件,提高医疗服务的智慧化、个性化水平,推进医院信息化建设标准化、规范化水平,落实国家和行业信息化标准。到2022年,全国二级和三级公立医院电子病历应用水平平均级别分别达到3级和4级,智慧服务平均级别力争达到2级和3级,智慧管理平均级别力争达到1级和2级,能够支撑线上线下一体化的医疗服务新模式。到2025年,建成一批发挥示范引领作用的智慧医院,线上线下一体化医疗服务模式形成,医疗服务区域均衡性进一步增强。

进入新发展阶段,公立医院必须运用现代理念和工具,将基于人的经验管理与基于制度和标准的循证管理相结合,进一步提升医院管理的精细化、信息化、规范化、科学化水平。运用信息化手段,将医院管理的基础精准到科室、诊疗组、医生、病种,引导医院回归功能定位,促进资源有效分配和使用,降低成本、提高效率,更好适应医保购买服务的新格局,使有限的医疗资源发挥最大的社会效益。

公立医院信息化建设需要做好顶层设计和规划,完善系统之间的数据对接,实现互联互通,整体提升信息化建设水平和协同运作效率,为管理决策和临床运行服务。

大数据时代医疗机构信息化建设不能满足发展要求,要创新思路。创新之父约瑟夫的创新思维模型:"无论把多少辆马车连续相加,都不能造出一辆火车出来"的效果,要达到"只有从马车跳到火车的时候,才能取得十倍速的增长"的效果,只能通过创造性变革来改变信息化建设思路和标准。《关于印发公立医院运营管理信息化功能指引的通知》(国卫办财务函〔2022〕126号)指出为加快补齐公立医院内部运营管理短板和弱项,扭转重资源获取轻资源配置、重临床服务轻运营管理的倾向,推进业务活动与经济管理深度融合,提升医院精细化运营管理水平,向强化内部管理要效益。结合《关于加强公立医院运营管理的指导意见》(国卫财务发〔2020〕27 号)有关要求,推进运营管理信息化建设。按照国家和行业已发布的医院信息化建设标准,加强医院内部运营管理信息系统建设,促进实物流、资金流、业务流、信息流四流合一;加强各个信息系统的有效对接,确保各类数据信息的规范性、完整性和有效性,支撑运营数据的统计、分析、评价、监控等利用;加强运营管理信息安全,完善信息保护技术措施和制度;强化信息支撑。医院应当充分利用现代化信息技术,加强医院运营管理信息集成平台标准化建设。

科学规范、统筹推进运营管理信息系统建设及运营管理工作,实现公立医院从医、教、研、防各业务信息系统中自动生成运营管理决策的相关数据,为运营数据分析展示和运营决策模型构建提供依据,同时实现医院运营与业务的广泛连接,建立数据管理框架,形成科学决策、运营管理、运行实施、经济分析和绩效评价数据价值链,赋能医院管理、业务各项活动。医院运营管理信息系统总体技术框架(如图 7 - 1)。

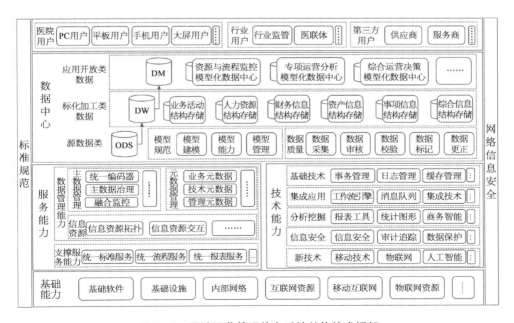

图 7 - 1　医院运营管理信息系统总体技术框架

建立业财关系融合的财务核算也对医院信息技术提出了更高要求，它需要对组织流程、业务流程、财务流程进行改造，实现业务与财务在机制、数据以及人员上的融合，使业务部门与财务部门在经济效益上发挥最大作用提升医院经济管理水平。

（三）大数据时代医院信息化建设思路

根据《关于印发公立医院运营管理信息化功能指引的通知》（国卫办财务函〔2022〕126号）对医院信息化建设的要求，公立医院信息化系统建设要遵循以下原则：

1. 统一信息服务·需要对运营主数据进行统一构建结构化图谱管理，要求在整个系统范围内保持一致性、完整性、可控性、实时性。

信息资源主要包括组织机构、核算单元、业务单元、诊疗单元、职工、职务、职位、岗位、患者信息、检查项目、收费项目、床位、设备、物资、药品、资金等，以及用来描述主数据之间关系的关系数据，以图谱拓扑方式表达。

如组织机构与核算单元的关系、组织机构与业务单元的关系、组织机构与诊疗单元的关系、组织机构与职位的关系、组织机构与人员的关系、诊疗单元与人员的关系、人员与职位的关系、人员与岗位的关系、人员与职务的关系、土地与房屋之间的关系、房屋与资产之间的关系、资产与资金的关系等。

各医疗业务系统的基准数据由主数据管理平台集中控制和管理，并通过平台将所有信息正确传递到目标系统中，如对主数据进行维护或变更，需及时将主数据变化下发、同步到各业务系统。要求在整个系统范围内保持一致性、完整性、可控性、实时性。

2. 统一信息交互·医院需要建立统一的信息资源，所有功能均要求围绕统一的信息资源开展相应业务，在对运营管理产出或输出数据、报表、分析等内容中，所有的编码、名称等各属性相关信息均以主数据中信息进行展示。

当异构系统接入存在信息资源不一致等情况时，原则上需要更新该异构系统所有的信息资源并与主数据保持一致。在条件不允许时，由该异构系统与主数据构建映射关系进行转换，并尽可能做到自动映射，减少人为映射操作。

信息资源的创建、更新、删除等操作，原则上应由该资源对应的业务发生部门产生，并实时更新至主数据管理中，在主数据成功审批建档后，反馈给业务系统方成为有效的信息资源，并通过平台将所有信息正确传递到相应目标系统中。

3. 统一标准服务。统一标准服务主要用于向医院运营管理信息系统提供统一数据标准服务。按照国家标准、行业标准以及医院运营管理具体需要的标准，包括但不限于基础字典、术语字典等，并实现字典映射管理。

4. 统一流程服务。统一流程服务主要用于向医院所有的业务流程服务，协调处理活动间的路由，处理客户端的请求（如启动流程、提交工作项、查询工作项、流程监控等），处理引擎自身的调度（如自动归档、时限控制等）、支持多租户、提供高效的并发任务组件、任务池。

5. 统一统计服务。统一报表管理服务，医院运营管理有大量的业务、财务、绩效、后勤等统计信息需要通过报表形式进行展现，报表服务通过进行数据库关联查询、文件读取或者其他业务信息统计结果进行数据分析和展现，通过灵活的接口支持各类图标方式展现，并支持按照模板生成报告并导出。

（四）DRG/DIP 支付与医院成本管理信息化建设

我国会计信息化的发展历程，分为四个发展历程：首先是以开发与应用成本核算型软件为主要任务；二是核算型软件向管理型系统转变；三是会计整体化系统的开发与应用；四是嵌入型平台开发与应用。随着新技术不断发展，互联网＋、云计算的出现促使着会计信息化迈进大数据时代。医疗机构的成本数据与各科室业务数据整合，满足医院科学化精细化管理和数字化转型。

医院成本核算应建立横和纵双向贯通的信息管理平台。从横向上打通 HIS、HRP、电子病历、电子病案统计、财务、人力资源管理、医疗设备管理、医用耗材管理等系统的数据通道，建立部门间不同科室与不同环节信息互联。对内实现医院、科室、医生组、病种、医疗服务项目间成本数据清洗筛选、整合及分类存储，对外对接其他相关机构，实现内外部成本影响因素的全面识别，并实现层级之间的成本信息纵向对比，为医院成本核算精细化管理奠定基础。

DRG/DIP 支付方式改变了传统按项目支付的成本管理思路。在按项目付费的模式下，医院更多关注医疗行为对收入的影响，对成本管理没有引起足够重视，DRG/DIP 支付方式宣告医院以收入为核心的运营方式结束，取而代之为以成本为核心的管理思路，强化成本管理和建立健全的成本管理机制，在确保医疗服务质量的基础上，尽可能降低医院运营成本，实现医院健康可持续发展。

目前，DRG/DIP 成本核算的思路都是通过直接成本的归集和间接成本的分摊进行，共同形成 DRG/DIP 病组的医疗成本。在药品和耗材零加成的情况下，病组的药品和耗材直接成本基本上和药品与耗材的费用相等，可以直接取值于 HIS 收费系统，其他成本则可以通过科室成本，医疗项目成本和服务单元成本等规则计算计入。特别涉及人员成本，临床人员共用属性，很难能清晰划分和计算，很多医院都是用作业成本法计算工作量折合人员成本。

DRG/DIP 支付方式的成本核算结果分析。利用大数据可视化系统工具，实现多维度的成本数据挖掘分析和展示，将繁杂独立的成本数据提取出来，直观生动地利用图形、表格、动画等形式体现数据的变化及比较。医院可通过可视化工具辅助洞察影响成本变化的主要因素，分析医院在不同时间段成本变化的原因和趋势，以评估各责任中心的绩效，使成本管理更具有针对性和说服力。

大数据可视化将科室成本、病种成本直观展示，并能对成本结构（人员成本、药品成本、耗材成本和其他运行费用）分析，对各结构因素进行下钻，发现科室成本和病种成本存在的问题。利用大数据优势形成当量成本标准，如每指数成本、每指数人员成本、每指数药品成本等，能直观应用反映各病种成本的管理。

■ 二、精细化管理助力成本核算

（一）精细化管理基本理论

精细化管理理论是由科学管理之父泰勒提出的，它是一种理念，一种文化。本质意义就在于它是一种将战略目标落实到各个内部管理环节的现代化理念与管理方法。精细化管理的基本内容是精细化的操作、精细化的控制、精细化的核算、精细化的分析、精细化的规划。现代管理学认为，科学化管理有三个层次：第一是规范化，第二是精细化，第三个是个性化。精细化管理是一个全面管理模式，包含以下几个部分：

1. 操作精细化·是指医院活动中的每一个行为都有制度规范和要求。每个员工都应遵守这种规范和要求，以增强员工成本责任意识，使其注重控制日常支出、节约资源，从而让医院的基础工作更加正规化、规范化和标准化。

2. 控制精细化·是精细化管理的一个重要方面。它要求企业业务的运作要有一个流程，要有计划、审核、执行和回顾的过程。控制好过程，杜绝管理漏洞，增强流程参与人员的责任感。

3. 核算精细化·是医院管理经营的必要条件和最主要手段。医院所有财务环节进行记录与核算,要求医院将财务管控职能渗透至业务、科研等各项活动内,以核算结果为依据发现和纠正医院运营中存在的问题。

4. 分析精细化·精细化分析主要是通过现代化的手段,将运营中的问题从多个角度去展现、分析和跟踪。同时,还要通过精细化的分析,采取针对性、精准化措施解决问题,以此形成更加科学的成本管理体系。

5. 规划精细化·精细化规划财务管理是推动医院健康发展的一个至关重要的关键点。

(二) 精细化医院成本管控符合医改要求

1. 医院成本管理精细化是医疗改革的实现方式·医院成本管理精细化,开展成本核算应先"化整为零",再"聚零为整"。化整为零,即需要按照成本核算规范将不同层级成本核算工作细化到最小功能单元,大数据时代下医院的管理最小颗粒度已经到病组了,要从病组成本核算入手,做到核算全要素、全程和全面,从而达到控制成本、降低成本、提高效率的目的。"聚零为整",即将不同部门和科室的具体工作统筹起来,做好对成本控制的方向指导和流程控制,做好物资物料支出控制工作、成本核算和预算工作等,将同类型工作统一部署和安排。

2. 医院成本管理精细化提升医院竞争力·医保支付方式的改变,特别在总额预算下,改变医保基金以医院为单位确定总额模式,各医疗机构通过提高服务水平、提高学科发展水平、优化诊疗路径,通过为患者提供更有价值的服务获得医保更多的资金补偿。医保支付方式改革的目标之一就是用比较合理的费用提供比较优质的医疗服务,努力满足广大人民群众的基本医疗服务需求。

医保支付方式改革倒逼医院运营模式的转变,医院的运营从粗放式管理转变为精细化管理,加强内部的成本精细化管理,降低医院运营成本上着手,降低成本提质增效。在医保基金按标准支付下,医院需要优化费用和成本结构,实现成本管控是提升医院竞争力最有效的途径。

■ 三、大数据时代医院精细化管理成本管控路径

《关于控制公立医院医疗费用不合理增长的若干意见》(国卫体改发〔2015〕89号)中明确指出,将控制公立医院医疗费用不合理增长作为深化医改的重要

目标和任务。规范医务人员诊疗行为。推行临床路径管理，采取处方负面清单管理，落实处方点评、抗生素使用、辅助用药、耗材使用管理等制度。强化医疗机构内控制度，强化公立医院成本核算，探索建立医疗机构成本信息库。

近几年，国家三级公立医院绩效考核也将门诊和住院的次均费用增幅、次均药费增幅都纳入指标考核。卫生主管部门也将通过成本核算的数据，从宏观上加强对医院运营管理的政策指导和评价考核。在保证医疗质量前提下，不断降低服务成本，将是增强医院生存发展能力和竞争力的主要手段，合理配置和有效利用各种资源，成为医院运营管理的重要目标之一。

随着国家关于公立医院高质量发展政策发布、医保支付方式改革也深入到各级医疗机构，以及公立医院高质量发展三年行动计划（2022—2025）的实施，对医疗机构的管理模式产生根本性的认知转变也越发明显。

（一）DRG/DIP 医保支付与医院精细化管理

1. 医保支付改革促进公立医院转型发展 · DRG/DIP 支付方式对医院的成本管理会产生巨大影响。按项目付费方式，医院靠外延式扩张追求收入增长。DRG/DIP 支付是以病种打包按标准支付，医疗机构从医保按项目付费时期的多做项目增加收入，转变为降低成本节约支出维持经济运营平衡。DRG/DIP 支付方式不仅要促使医院必须建立完善的内部成本管控制度，更重要的是加强学科建设，提高医疗机构学科水平，应用高新技术解决复杂疑难疾病处置能力，提高医院收入的附加值，促进医疗机构内涵发展。

2. 医保支付方式改革与医院成本核算精细化 ·《DRG/DIP 支付方式改革三年行动计划》提出要加快建立管用高效的医保支付机制为目标，分期分批加快推进 DRG/DIP 付费方式改革任务，推动医保高质量发展。全国所有统筹地区全部开展 DRG/DIP 付费方式改革工作，到 2025 年底，DRG/DIP 支付方式覆盖所有符合条件的开展住院服务的医疗机构，基本实现病种、医保基金全覆盖。完善工作机制，加强基础建设，协同推进医疗机构配套改革，全面完成以 DRG/DIP 为重点的支付方式改革任务，全面建立全国统一、上下联动、内外协同、标准规范、管用高效的医保支付新机制。

医保改革的路径将会是从基于费用标准——基于成本标准——基于质量标准。如何确定 DRG/DIP 疾病组的支付标准和成本标准，什么样的计算结果才更加真实合理，能有效减少费用标准与成本标准的差异造成拟合偏离。从对病种分组、入组，到病种的费用标准和成本的标准的认识，倒逼医院全体人员成本意识和核算认知上转变。病例的入组直接会影响到病种的分值，一方面会影响CMI值的计算，同时也会影响到该病种的医保支付标准，借助大数据工具通过对人员、药品、高值耗材等直接成本归集和间接成本的分摊核算得到病种-医疗项目成本核算的科学性和准确性，直接决定了病种成本和 DRG/DIP 成本的合理体现。同时可以通过整合病种分组信息和病种成本数据，对成本项目差异进行校正，通过优化临床路径等方法合理规范成本，为临床病种成本管控提供指导。通过对病种成本精准核算，并与其费用和医保基金的补偿进行比较，清晰知道哪些病种有医保结余，哪些病种能对医院的发展起到经济平衡的正贡献作用，为医院和科室的病种结构优化和重点学科发展提供决策依据。

（二）DRG/DIP 成本核算技术路线

1. 设置核算单元分类成本核算。《事业单位成本核算具体指引——公立医院》和《公立医院成本核算规范》明确医院成本核算单元应当按照科室单元和服务单元进行设置。成本核算单元是成本核算的基础，根据不同的核算目的和服务性质进行归集和分类。科室单元是指根据医院管理和学科建设的需要而设置的成本核算单元。例如消化病房、呼吸门诊、手术室、检验科、供应室、医务处等。主要用于科室成本核算、医疗服务项目成本核算、诊次成本核算、床日成本核算等。

服务单元是指以医院为患者提供的医疗服务内容类别为基础而设置的成本核算单元，如重症监护、手术、药品、耗材等服务单元。服务单元根据功能可细化为病房服务单元、病理服务单元、检验服务单元、影像服务单元、诊断服务单元、治疗服务单元、麻醉服务单元、手术服务单元、药品供应服务单元、耗材供应服务单元等。主要用于病种成本核算、DRG/DIP 成本核算等。

核算单元成本分摊，一般采用四部门三级分摊法。大数据病种成本核算，除了直接成本的归集外，间接成本的分摊是一大难点。医院应当实施逐级、精准化医院成本核算。精细化管理对医院成本逐级、细致核算提出了较高要求。

首先，精准划分成本单元，即根据不同科室的核心业务将其划分为临床服务、医疗技术、医疗辅助、行政管理四大基本单元。其中临床服务集中反映医疗成本。医疗技术单元主要包括超声科、检查科等，以设备成本为主。医疗辅助单元包括门诊挂号室、结账处等，体现收入结构。行政管理单元包括后勤、教学科研及人事等，体现管理费用。

其次，基于逐级分摊原则对科室成本进行核算，包括人员经费、药品、卫生材料、其他运行费用、固定资产折旧、无形资产摊销、提取医疗风险基金直接费用。同时，将除临床科室外的各类科室发生的直接成本作为分摊总和，依次向临床科室分摊成本。一级分摊行政后勤类部门的管理费用，重点考虑科室职工数量在全体职工中的占比；二级分摊医疗辅助类科室成本，需按照不同科室与标准采用适宜的分摊方法，如按照虚拟收入进行分摊；三级分摊医疗技类科室成本，按收入占比进行核算。逐级分摊并汇总后得出临床科室总成本。

再次，对医疗服务项目进行成本核算。因归属于临床类和医技类科室的间接成本比重较大，并且各项目耗费受时间影响，以时间驱动作业成本法为例，如超声室，一是要确定成本对象与作业中心，其中成本对象为超声室提供的检查与诊断服务，如彩色多普勒超声检查、超声造影等，作业中心是指成本集中产生的作业环节构成的有机整体，包括分诊作业、检查作业、报告作业、洗片与投递作业。二是利用时间方程计算作业总耗时，财务科室人员将直接成本归集到各项作业，不能归集的费用依据设备工作时长分摊到超声室成本中，从而以人工成本、设备成本共同形成各个作业总成本。三是将作业成本分摊到具体经济活动，如胸部超声、腹部超声等，以此得出单个项目成本。

最后，基于临床路径叠加的病种成本核算。上述作业成本为单病种成本核算提供了便利，需在此基础上结合临床路径，即诊断期、检验期、治疗期、观察期、待出院期核算单病种医疗项目成本、单收费材料成本、药品成本。

2. 适宜可行的成本核算方法 · 在大数据工具的应用下，对于 DRG 和 DIP 的成本核算，特别是病种成本的核算，可以探索合适的方法进行。成本核算的难点有不少，其中关于临床科室住院和门诊之间的人员成本怎么分割和间接成本的分摊就是很多医院面临的问题，虽然不同医院有不同的分摊口径，不同的分摊方法，最后得到的成本数据准确性也不尽相同，但是最后得到的成本数据的准确性都不太好。大数据时代利用大数据分析住院部的床日与门诊部的诊次之间的关系进行模型测算，尽量把共享资源的能力定义得清楚一些。而间接成本中对于临床部门之间的分摊问题，也可以借助大数据工具如指数，CMI 值等指标作为参数进行建模,尽量保证间接成本分摊的科学性和合理性。具体方法后面有详述。

DRG/DIP 成本核算,是以病种为最小成本核算单位,病种成本核算的准确与否,直接关系到医院和科室的运营管理决策。

病种成本是以大数据为基础利用病组标化单位——病组指数,客观反映病组的资源消耗情况,并形成"度量衡"标准。公立医院应根据自身的发展定位、战略目标、学科建设和经济运行情况,并依据此标准制定相应的成本控制目标,进而设定成本的预算目标,同时要明确责任中心、责任主体及其可控成本的范围,并对预算做过程控制,对成本进行分析和业绩评价,根据实际值与预算值偏离情况进行分析,寻找产生差异的原因,并对责任主体进行相应的奖惩评价。公立医院运营管理是以全面预算为管理工具,以全成本核算为管理手段,加强成本管理,推进成本控制,开展成本分析,真实反映医院成本状况,提高资源利用效率。

病种成本核算是指以病种为核算对象,按照一定流程和方法归集相关费用,计算病种成本的过程。医院开展的病种可参照临床路径和国家推荐病种的有关规定执行。明确成本核算的具体方法是深入开展病种成本的基础,病种成本核算方法的选择应结合医院自身发展特点和财务管理基础。《公立医院成本核算规范》也指导了一些 DRG 组病种成本核算方法,如自上而下法(top-down costing)、自下而上法(bottom-up costing)和成本收入比法(cost-to-charge ratio,CCR),如表 7-2 所示。

表 7-2　DRG 组病种成本核算方法

方法名称	概　念	计　算　步　骤
自上而下法	自上而下法以成本核算单元成本为基础计算病种成本	● 统计每名患者的药品和单独收费的卫生材料费用,形成每名患者的药耗成本 ● 将成本核算单元的成本剔除所有计入患者的药品和单独收费的卫生材料费用后,采用住院天数、诊疗时间等作为分配参数分摊到每名患者 ● 将步骤 1 和步骤 2 成本累加形成每名患者的病种成本 ● 将同病种患者归为一组,然后将组内每名患者的成本累加形成病种总成本,采用平均数等方法计算病种单位成本 病种总成本＝∑该病种每名患者成本 某病种单位成本＝该病种总成本/该病种出院患者总数

方法名称	概 念	计 算 步 骤
自下而上法	自下而上法以医疗服务项目成本为基础计算病种成本	• 将医疗服务项目成本、药品成本、单独收费的卫生材料成本对应到每名患者后，形成每名患者的病种成本 某患者病种成本＝∑(该患者核算期间内某医疗服务项目工作量×该医疗服务项目单位成本)＋∑药品成本＋∑单独收费的卫生材料成本 • 将同病种患者归为一组，然后将组内每名患者的成本累加形成病种总成本，采用平均数等方法计算病种单位成本 病种总成本＝∑该病种每名患者成本 某病种单位成本＝该病种总成本/该病种出院患者总数
成本收入比法	成本收入比法以服务单元的收入和成本为基础计算病种成本，通过计算医院为患者提供的各服务单元的成本收入比值，利用该比值将患者层面的收入转换为成本	• 计算各服务单元的成本收入比值：某服务单元成本收入比＝该服务单元成本/该服务单元收入 • 计算患者病种成本：某患者病种成本＝∑该患者某服务单元收入×该服务单元成本收入比 • 将同病种患者归为一组，然后将组内每名患者的成本累加形成病种总成本，采用平均数等方法计算病种单位成本 病种总成本＝∑该病种每名患者成本 某病种单位成本＝该病种总成本/该病种出院患者总数

(三) DRG/DIP 支付与成本管控总体要求

成本管控是指在满足总体预期运营目标的情况下，通过改善现有的管理模式，将成本降低或者提高成本效益的管理行为，达到管理目标。成本管控包含成本规划、成本管控、成本核算和绩效考核等步骤，以实现降低成本或提高成本管控效益的目标，综合了战略、方法以及信息管理。成本管控贯穿于运营管理的事前、事中、事后，它是一套完整、全面的体系。

成本控制是医院成本管理工作的核心，成本控制活动贯穿成本管理全过程。医院成本控制主要是指医院根据会计年度预先做出的成本控制预算，并分解到每个责任主体，由各成本管控主体在其职权范围内，在各种成本发生之前和发生过程中，对各种影响成本的因素和条件采取的过程控制，以保障成本控制目标的实现。

医院各科室应当完整、准确核算成本，提高成本控制能力，将实际成本控制在预期目标内。应根据各科室特点科学建立成本控制标准，如：医辅类和医技类科室,根据各自收入核算方法,采用万元收入成本作为各科室的成本控制目标(万元人员成本、万元药品成本、万元耗材成本和万元其他费用等)。临床服务类科室采用病组每指数标化成本(每指数人员成本、每指数药品成本、每指数耗材成本和每指数其他费用),与各科室的预算值进行对比,通过偏离度来反应该科室的成本控制水平;同时也与全院每指数标化成本进行对比,反映该科室纵向对比的成本控制情况。

成本控制需要按照责任主体明确、全员参与的原则展开,最终实现科室和全院的成本控制目标。要利用技术优势提升成本控制效率,由于医疗服务涵盖面广,以往核算和处理工作耗费了巨大的人工资源,所以要加快信息化系统的普及应用,利用网络化和数字化的财务管理系统实现成本控制工作的自动化处理,研制开发适合于不同医院和不同应用场景的成本控制软件或系统,在统一的核算标准下科学开展相关工作。

(四) DRG/DIP 支付与成本管控主要内容

1. 国外医院成本管控方法 · 20 世纪 90 年代之前,美国学者 Zucheman 等的研究表明,美国的很多医院是在低效率下运行的,医院效率的低下造成医疗成本的提高,研究数据表明,由于效率低下造成的消耗占总成本的 10%～14%。直至 20 世纪 90 年代中末期,美国医院成本管理的理论和实践才有了新的发展,在管理保健法和总额预算法下,医疗机构为了能取得提供医疗服务的权利,就必须接受较低的医疗服务价格,迫使医院进行成本管理,降低医疗服务成本。

美国公立医院选择用预算进行成本管理。美国医院的定价主要是由自己控制,政府会补偿三分之一的成本,所以,美国所有的医院都必须要进行成本预算。美国医院的预算相对已经比较成熟。首先医院要确定成本中心,财务核算部门建立类目清晰的会计科目表。会计系统和综合信息管理系统是基础,医院设立预算负责人和预算管理委员会,预算手册和预算日程表明确。医院在编制预算时,基于上年的预算执行情况,预测本年度情况,形成新一轮的年度预算。医院预算数据必须准确,并细化到各个项目,可操作性比较强。美国医院划分成本中心,将类似的服务和管理项目进行分类组建成本中心,平均每个医院就有 60～80 个成本中心,每个成本中心独立制订预算,并且提供详细的成本结构与内容。

医院预算管理委员会汇总各成本中心提出年度预算、季度预算和月度预算，并提交预算管理委员会讨论，经董事会批准执行。在预算执行方面，医院的各项开支都必须严格按预算内的项目和金额执行，对重大开支项目的控制也十分严格。一般是每月对预算执行情况进行分析，对预算执行差异较大的项目逐项分析说明，以保证全年预算的顺利完成。医院都有系统的预算执行评价机制对预算执行情况，如综合考量其门诊和住院量、规模大小、收入来源以及收益构成等，建立一套完整合理评价体系。

澳大利亚医院也选择全面预算管理对医院成本进行管控。澳大利亚政府对公立医院实行按年度进行全额预算补贴，但其支付形式是按病种结算，即：澳大利亚医院按照病种和就诊人次计算收费金额进行收费，再根据应收费金额向保险公司或政府部门结算，其补偿金额与医院的实际发生的成本以及医院为患者实际提供的服务项目无关。在这种结算模式下，医院不得不重视对医疗成本的控制，在保证医疗质量的前提下，尽可能保证医疗成本的低水平。严格禁止重复检查等手段控制成本。

预算的编制过程是医院规划业务发展和资源调配的过程，是医院战略层的管理问题，因此，医院管理者非常重视全面预算。医院都设有独立的预算管理委员会，隶属于董事会。院长负责预算决策的工作，预算管理委员会的成员为主要职能科室和业务科室负责人。预算管理委员会为做好预算管理工作，会提早半年开始组织市场调研、医疗市场分析等基础性工作，在结合外部环境以及内部管理的基础上，利用 SWOT 等多种分析工具，分析预算编制基础数据，制定年度预算；院长在此基础上决定所采取的政策，并制订相应的工作计划；相关部门根据医院工作计划制订部门预算，并要求各部门优先考虑医院战略规划的事项。预算管理委员会对资源配置进行调整并对资金预算方案进行论证；同时，会出台相关保障措施及考核制度。

预算项目要求非常具体，同时数据准确性要求也较高。需要将一年中预期收到资金的来源和金额详细列出，计划支出的项目与金额也一并列出上报，同时明确列出支出责任人以及支出的原因。医院预算须经过医院董事会的批准方能执行，预算执行也十分严格，超预算项目不予报销。医院预算管理委员会通过与各科室的沟通，在征得科室同意的情况下将预算目标与责任分解。预算透明度高。各科室有独立的科室预算,并实行分级审批制度,一定金额以下的由科室主任根据预算审批,给予科室一定的自由度和自主权,但是必须在预算范围内。澳大利亚由审计部门负责对医院预算的执行情况进行定期审查,并对出具的审计报告负责。

(1)预算总体控制:医疗机构发展进程中预算是成本管理的基础,医疗机构在编制预算的过程中对医疗机构的规划、资源配置、功能定位和业务发展精选筹划。预算编制工作从传统的粗放型转变为精细化。预算应该是全方位、多角度、多层次和全程化进行控制与分析,致使预算管理具有可操作性。

(2)重大项目控制:在医疗机构的运营中,抓住成本增长的环节至关重要。在医疗机构中人员成本是最为主要的费用之一,人员成本预算以人为本原则,逐步提高人员成本占总成本比值,深化人事制度、绩效考核和分配制度改革,科学核定制定人员费用总额,充分调动起医疗机构员工的积极性,避免因为人力资源配置不合理而造成浪费。

(3)医疗专项控制:医疗采购性支出成本是医疗机构成本中严格控制的内容,在要保证医疗质量,满足患者合理医疗需求的前提下,遵守诊疗规范合理检查、合理用药和科学使用耗材,对采购性支出成本有序调控,在成本合理管控的同时提高性价比,通过技术进步和医疗路径的优化降低成本。

2. 成本管控原则 · 要实现成本管控目标,科学设计成本管理流程,制定符合实际成本管理方案,保证成本管控工作贯彻和落实,医疗机构应遵循以下原则。

(1)统一管理与分工负责原则:医疗机构的成本管理的工作应该贯彻于各个部门以及全体工作人员,通过组织分工,各个部门各司其职,相互沟通协调,在成本管控上形成管控体系。相关管理层在规划成本管控工作时,遵循统一管理与分散管理相结合,将成本管控分配到部门,调动全体成员的积极性,共同实现成本管控工作的目标。在管理层的带领下,由财务部门负责协调管理,并将指标分散到各业务部门、职能部门,根据各部门的职能,对部门所负责的成本支出点进行管理和控制。

(2)专业与财务结合原则:在财务管理的流程中,成熟的技术是很重要的因素。要做好成本管理工作,必须贯彻技术主导与经济相结合的原则。成本管理不仅是财务部门的工作，更是医院各部门以及全部人员的工作。成本管理就是降低成本，临床的技术进步、诊疗路径的优化等方面也是降低医疗成本的有效途径。

（3）成本最优且最低原则：成本管理就是时刻对成本的支出进行监管，分析各项支出的成本因素，分析是否有可压缩的空间，通过各部门各方面的控制和管理，使成本支出达到最低目标的要求。在实施成本最低化原则时，首先应注意全面研究降低成本的可能性，尽可能挖掘运营过程中某一个环节降低成本的可能性。成本管控在业务流程中是一个闭环，必须从每一个环节进行管控。其次，要研究合理的成本最低化。在分析降低成本的因素时，需要考虑成本降低的可行性，并通过绩效考评实现对医疗质量的把控。

（4）全面成本管理原则：在成本管理的实践中，成本指标是一个综合性指标，各项工作的好坏都可以从成本指标的高低上体现出来。全面成本管理要求医院在运营管理的全过程每一个环节进行把控，同时，各个部门和每个员工都作为成本管理的要素，在主管领导的协调下全面进行。

（五）DRG/DIP 支付与成本管控基本思路

1. 创新成本核算与控制方法・医院成本核算与控制关键要创新机制。要建立成本核算与绩效考核的关系，成本核算与绩效激励挂钩。医院要制定完善的成本核算与控制政策，比如《医院成本核算与控制奖惩制度》《医院成本核算与控制评价制度》等，形成规范化与制度化管理体系，公立医院强公益属性，在医院发展进程中不仅要考虑经济效益，更要考虑社会效益，构建成本核算与控制体系不能削弱医疗质量的服务。

2. 积极完善成本核算体系・由于医疗业务的复杂性和各种核算方式的局限性，医院成本核算涉及医院的各个部门，不是仅靠一种方法就能核算所有的医疗服务项目成本。现阶段项目成本核算存在作业成本法、成本比例系数法、当量法、费用成本转化法和资源消耗分类法等，医院可以结合不同类型科室、不同类别项目和不同资源消耗方式，根据自身业务特点和实施需求，灵活选择合适、高效的核算方法。在实践中，也可尝试多种方式同时开展，只要基础数据规范，并不会影响成本结果的准确性。

公立医院成本核算需要落实权责发生制度，明确各个工作的负责人，将责任落实到位,一旦成本核算当中的任何一个环节出现问题,能够更加及时地对其进行处理与解决,这样能够在很大程度上避免公立医院成本核算工作出现问题。

推动成本核算的稳定性,确保医院的每一个科室部门以及医务人员能够有成本控制意识,医院要对成本核算进行科学规划,保证成本核算能够覆盖医疗费用,对成本核算中的成本费用进行核算与评价,做好事前控制、事中控制,对医院的成本现状以及收益情况进行综合反映。

3. 大数据推进全面成本预算管理·按《公立医院全面预算管理制度实施办法》(国卫财务发〔2020〕30号)要求,公立医院实施全面预算管理工作,严格预算管理,强化预算约束,规范公立医院经济运行,提高资金使用和资源利用效率。业务主管部门对医院预算和财务实行全面管理,医院作为预算单位,所有收支全部纳入预算范围。同时要建立全面预算管理制度,以医院战略发展规划和年度计划目标为依据,充分运用预算手段开展医院内部各类经济资源的分配、使用、控制和考核等各项管理活动。具体包括收入、支出、成本费用、筹资投资、业务等预算。

从医疗业务成本、医疗成本、医疗全成本和医院全成本的维度,通过细分指标做成本预算编制表,包含人员经费、卫生材料费、药品费、固定资产折旧费、无形资产摊销费、提取医疗风险基金、其他运行费用等指标进行全院预算,从整体上把控医院的成本管理。同时借助大数据工具,根据医院近三年成本数据进行分析,从不同的维度设计成本预算相关指标,如基于大数据体系指标每指数人员成本、每指数药品成本、每指数耗材成本等,进行成本预算;通过过程控制,得到全年预算指标的执行情况,并进行结果评价和评分,作为绩效考核的一部分。

成本管控利用全面预算管理工具,制定符合本医院成本核算预算管理方案,确保方案的可行性和全面性,加强预算落实和过程控制。对预算管理建立进行考核奖惩制度,增强预算管理意识与责任意识。还要建立健全预算调整机制,在面对内外部突发的变化时,能够及时地调整预算方案,使得预算管理更具灵活性和可操作性。

4. 逐级细化成本核算的颗粒度·我国《医院财务制度》有关成本费用开展范围的规定明确指出需根据医院管理及决策需求对医院、科室、单元、病种、医疗项目进行五级成本核算,并对各项耗费进行分类、记录、归集、分配与分析。所以,成本核算对象不能局限在医院全成本与科室成本,除了要体现在一定经营时间内医院由业务及管理活动共同发生的人力、物力、资金等资源消耗,体现各科室的成本管控与经营效果外,还需要进行医疗业务成本、医疗成本、病种成本、诊次成本和床日成本等核算,能具体反映患者在接受医疗卫生服务过程中体验各类检查、诊断、治疗项目的成本以及服务于某一病种所耗用的药品费用、人员费用等,进而满足成本核算的精细化管理需求。

5. 加强成本管理分析·成本核算的根本目标在于帮助医院管理发现医院内部管理流程、资源使用及费用支出等方面的问题,为医院管理决策提供支持与数据依据,并在此基础上优化改进成本管理模式,促进医院向好发展。精细化管理视域下,以成本核算为基础的成本分析更加深入、细致,涉及的成本分析方法也愈加多元。但就目前医院成本核算工作实践来看,其成本分析集中在医院总成本之上,收入结构、成本结构、成本占比、成本状况等分析不够深入细致,难以从根源上探明成本偏高的原因,以成本分析结果为依据的成本控制目标导向不明晰、采取的措施不精准,难以通过成本核算、成本分析切实保证医院经济效益。

精细化管理理念倡导分析及决策精细化。因此在医院成本核算基础上需加强成本的针对性分析。首先对医院总成本进行分析,统计全院经营状况表、各临床科室效益表,计算医院各月份成本收益率、药占比等,以此帮助管理层发现医院整体经营、药品收入控制方面的问题。其次,对科室成本进行分析。主要了解临床科室本量利、收入结构及成本结构,分析科室亏损成因,对比历史成本数据后通过制订材料领用计划、提高业务量等方法改善科室经营状况。最后,对重点医技科室成本进行分析,主要找出占比较高的成本类型,通过每月分摊大型设备维修费用、合理配置人力资源等方法降低医技科室人力成本、设备成本,从而形成由成本核算—成本分析—成本控制的成本管理流程。

6. 设立科室兼职成本核算员·根据《公立医院成本核算规范》要求,医院各部门均应当设立兼职成本核算员,按照成本核算要求,及时、完整报送本部门成本核算相关数据,并确保数据的真实性和准确性,做好本部门成本管理和控制。

在开展成本核算工作过程中,应当将成本管理的各项要求融入业务活动工作的资源配置、物质消耗、绩效考核、风险防控和质量管理等方面。在核算标准的制订时,应当有业务部门的参与,将临床实际情况反映到核算参数中;在成本分析时,应当充分征求、吸收业务部门的意见和解释,对于核算结果要知其所以然;在成本应用时,要针对业务活动的实际情况,制订合理的成本管控区间和成本措施。

建立兼职成本核算员工作机制,将业务成本和财务成本无缝对接。业财融合是一种新型管理思维,也是一种管理形式,通过建立业务部门与财务部门的联系机制,使财务部门参与到业务中,将预算、核算、成本控制思维传递给业务人员;业务部门通过信息传递,帮助财务部门对业务的成本支出实现更直接的管控,丰富财务人员对企业业务的认识,实现自主管理,既是一种代价最低的成本管理方法,也是降低成本最有效的方法,从而更有效地对业务支出的合理性进行判断,对成本费用进行管控。

综上,DRG/DIP 付费下的医保支付方式变革,是推动公立医院开展成本管理的原动力。成本核算应重视数据治理,提高数据质量,组建多学科、复合型团队,结合信息化工具应用;事前做好预算、事中加强监控、事后强化分析、针对问题形成解决方案,融入绩效评价体系,最终形成与诊疗过程结合的临床路径成本,减少患者平均住院日、提高医疗质量,让"医、保、患"三者受益。

第四节·医院成本核算实施路径与方法

■ 一、医院成本核算相关概念

《公立医院成本核算规范》(国卫财务发〔2021〕4 号)规定医院成本核算单元应当按照科室单元和服务单元进行设置。成本核算单元是成本核算的基础,根据不同的核算目的和服务性质进行归集和分类(表 7 - 3)。科室单元是指根据医院管理和学科建设的需要而设置的成本核算单元,如消化病房、呼吸门诊、手术室、检验科、供应室、医务处等,主要用于科室成本核算、医疗服务项目成本核算、诊次成本核算、床日成本核算等。

表 7 - 3 医疗成本分类

分类标准	分类内容	概 念 界 定
成本属性	固定成本	在一定期间和一定业务范围内，成本总额相对固定，不受业务量变化影响的成本
	变动成本	成本总额随着业务量的变动而呈相应比例变化的成本
不同目的	医疗业务成本	● 医疗业务成本是指医院业务科室开展医疗服务业务活动发生的各种耗费，不包括医院行政后勤类科室的耗费及财政项目拨款经费、非同级财政拨款项目经费和科教经费形成的各项费用 ● 医疗业务成本＝临床服务类科室直接成本＋医疗技术类科室直接成本＋医疗辅助类科室直接成本
	医疗成本	● 为开展医疗服务业务活动，医院各业务科室、行政后勤类科室发生的各种耗费，不包括财政项目拨款经费、非同级财政拨款项目经费和科教经费形成的各项费用 ● 医疗成本＝医疗业务成本＋行政后勤类科室成本
	医疗全成本	为开展医疗服务业务活动，医院各部门发生的各种耗费，以及财政项目拨款经费、非同级财政拨款项目经费形成的各项费用
	医院全成本	医疗全成本的各种耗费，以及科教经费形成的各项费用、资产处置费用、上缴上级费用、对附属单位补助费用、其他费用等各项费用

注：相关概念界定参考《事业单位成本核算具体指引——公立医院》(财会〔2021〕26 号)和《公立医院成本核算规范》(国卫财务发〔2021〕4 号)，相关文件规定，医院可以根据成本信息需求，多维度、多层次地确定成本核算对象。

服务单元是指以医院为患者提供的医疗服务内容类别为基础而设置的成本核算单元，如重症监护、手术、药品、耗材等服务单元。服务单元根据功能可细化为病房服务单元、病理服务单元、检验服务单元、影像服务单元、诊断服务单元、治疗服务单元、麻醉服务单元、手术服务单元、药品供应服务单元、耗材供应服务单元等，主要用于病种成本核算等。

（一）医院成本核算基本步骤

包括：① 明确成本核算部门和成本核算相关部门的职责，分别核算费用、收入，采集人员数量、工作量、房屋面积等成本相关基础数据。② 结合业务活动特点和管理需要，合理确定成本核算对象。③ 根据成本信息需求确定成本核算对象的成本项目和范围。④ 将直接费用归集至成本核算对象；选择科学、合理的成本动因或分配基础，将间接费用分配至成本核算对象；计算确定各成本核算对象的成本。⑤ 根据成本核算结果编制成本报告。

（二）成本核算项目分类

1. 人员经费·人员经费的归集需要结合在核算单元之下人员的实际状况，即将各员工实际发生的各项人员经费直接计入各科室，其中包括工资津贴、奖金绩效、社会保障缴费等。

2. 卫生材料费·卫生材料费数据来源于财务实际报销数，通过医院财务系统，以科目账目数据实际发生数获取，按照各科室实际领用的数量乘以单价计入成本。

3. 药品费·以临床科室开单、药房据此发药的信息为基础，分别按照西药、中成药、中草药、门诊用药、住院用药等分类进行核算，根据实际发生额计入相关成本核算单元药品成本。但由于现公立医院已经实现药品零差价，所以药品费用一般不参与成本核算。

4. 固定资产折旧费·医院需要对其所拥有的固定资产根据相关政策按照所属类别进行分类，固定资产折旧的核算一般不需要引入预计净残值，要根据固定资产原值以及折旧年限计算得到折旧额，然后按照会计核算期间，固定资产类型及性质将折旧额分摊至各核算单元。固定资产当中，房屋类的固定资产折旧核算参考各核算单元的占地面积计算，除房屋及建筑物以外的固定资产按实际价值和使用分别计提折旧。

5. 无形资产摊销费·无形资产是指医院拥有或者控制的没有实物形态的可辨认非货币资产，即能够从医院中分离或者划分出来，并能够单独或者与相关合同协议、资产、负债一起用于出售、转移、授权许可或其他法律权利的非货币性资产。无形资产包括专利、非专利技术、商标权、著作权特许权、土地使用等。按照医院无形资产摊销管理制度进行分摊。

6. 提取医疗风险基金·医疗风险基金是按有收入科室的医疗收入的 $1\%\sim3\%$ 提取，如此也成为该科室的直接成本直接计入。如该医院风险金的提取是从医院层面的医疗收入中提取，则按各有收入的科室的医疗收入以 $1\sim3\permil$ 作为分配系数，计算计入有收入的核算单元直接成本。

7. 其他费用·其他费用中的差旅费、培训费、办公费、印刷费、手续费、邮电费、因公出国(境)费以及房屋、设备的常规维修费等的归集按照实际发生额直接计入。水、电、气费应遵循重要性原则，能够直接计量到相应的核算责任中心的，按照实际发生数，据实核算成本；无法单独计量的，以人员、面积或床位比例作为参数向全院其余科室进行分配。物业管理费、取暖费等可以按照占用面积计算得出各核算科室的费用。科室成本归集过程中，对于不具备工作量统计条件且服务于全院科室的费用消耗(交通费等)可统一按人员比例计算计入各核算科室成本。

(三) 医院成本大数据核算方法

大数据时代医院的成本核算要建立具有时代特征的成本核算体系。医院的成本管理要基于最小功能单位，这对医院成本精细化管理提出了更高的要求，医院必须创新成本核算方法。

目前，医院的成本核算方法有系数比例法、作业成本法和成本当量法等，各有各的优势和特点，但是都有一个共性的问题，都没有基于数据循证方法论，成本核算仅停留在统计层面，没有真正发挥成本管控的作用。下面就介绍一下作业成本法与大数据成本当量法在临床类科室间接成本分摊的应用。

DIP 成本核算流程

1. 作业成本法·以出院患者的病历首页、DIP 分组、出院患者收入明细、成本明细等为依据，基于作业成本法的医疗服务项目叠加核算 DIP 成本(表 7-4)。

表 7-4 DIP 成本的作业成本法

成 本 分 类	计 算 方 法
某 DIP 总成本	∑(该组内出院患者核算期间内各医疗服务项目工作量×该病种内各医疗服务项目单位成本＋药品成本＋可单独收费卫生材料成本)
某 DIP 每指数成本	某 DIP 总成本/该组总指数
某 DIP 每指数人力成本	∑(该组内出院患者核算期间内各医疗服务项目工作量×该病种内各医疗服务项目单位人力成本)/该组总指数
某 DIP 每指数药品成本	∑药品成本/该组总指数

续　表

成 本 分 类	计 算 方 法
某 DIP 每指数材料成本	$\sum$（该组内出院患者核算期间内各医疗服务项目工作量×该病种内各医疗服务项目单位不单独收费卫生材料成本＋可单独收费卫生材料成本）/该组总指数
某 DIP 每指数折旧成本	$\sum$（该组内出院患者核算期间内各医疗服务项目工作量×该病种内各医疗服务项目单位折旧成本）/该组总指数
某 DIP 每指数其他成本	$\sum$（该组内出院患者核算期间内各医疗服务项目工作量×该病种内各医疗服务项目单位其他成本）/该组总指数

2. 成本当量法·科室成本中人员、药品、耗材和其他费用四类成本与科室的运营成本控制目标呈强相关性，对这四类成本控制可更好发挥科室的主观能动作用；而固定资产折旧费、无形资产摊销费和提取医疗风险基金三类成本，从医院层面对各责任主体成本管理具有共同特征，更适合从全院管理的维度考虑，按照统一方法核算和分摊，将以上两部分的成本进行合并共同形成科室医疗成本（人员经费＋卫生材料费＋药品费＋固定资产折旧费＋无形资产摊销费＋提取医疗风险基金＋其他费用＝科室医疗成本）。

（1）间接成本分摊：临床服务类科室可使用间接成本分摊方法。

临床服务类间接成本构成，包含行政后勤类、医疗辅助类和医疗技术类科室的总成本。临床服务类间接成本的分摊，可按照住院和门急诊的收入、工作量（住院科室和门急诊科室的工作量根据住院床日数和门急诊诊次数一定比例进行折算）等方法进行切分住院部与门急诊部分摊的比例。

临床服务类间接成本住院部分摊，可按住院床日及病组标化单位——病组指数分摊，住院床日反映的是对基础资源（能耗、物业、床单元被褥、住院管理等）消耗特征，病组指数体现的是疾病疑难程度和技术难度对资源消耗特征，按照床日和病组指数一定比例的方法分摊住院间接成本，更能体现科室成本消耗的客观实际，既考虑了基础资源消耗的相似性又兼顾了不同类型的临床科室疾病的严重程度和技术应用对资源消耗的差异度。对于某些特殊科室，按上述方法分摊成本与历史分摊值有较大差异时，需要根据历史数据做不同系数调整，使之更接近实际情况。

临床服务类住院科室按指数分摊间接成本的公式：① 科室（指数）应分摊间接成本＝科室总指数×每指数分摊单价。② 每指数分摊单价＝［临床类住院科室应分摊间接成本×分摊比例（病组指数）］/所有科室总指数。

临床服务类住院科室按床日分摊间接成本的方式：① 科室（床日）应分摊间接成本＝科室总床日数×每床日分摊单价。② 每科室指床日摊单价＝［临床类住院科室应分摊间接成本×分摊比例（床日）］/所有科室总床日数。

临床类间接成本门急诊部分摊，按照诊疗人次数进行分摊；根据门急诊不同科室类别，医生每工作日承担的诊疗人次数标准不同，每个患者所消耗的诊疗时间和成本是不同的，可以建立每工作日诊疗人次数标化单位（35～40 人次/日），根据不同科室（口腔科门诊、中医推拿科门诊、急诊医学科等）诊疗工作特征进行标化折算。

（2）间接成本阶梯分摊方法：如图 7-2 所示。

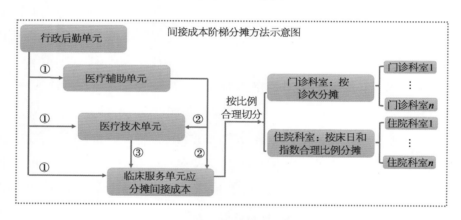

图 7-2　间接成本阶梯分摊方法示意图

1）一级成本分摊方法：行政后勤类成本分摊。将行政后勤类科室的费用按适当的方法（如收入比重、人员比例、工作量比重等）向医疗辅助类、医疗技术类和临床服务类科室分摊，并实行分项结转。

如按照人员比例方法分摊：某科室（医辅类、医技类）分摊总（某）行政后勤科室的成本＝（该科室职工人数/除行政后勤科室职工外全院职工人数）×当期该行政后勤科室各项成本。

如按照收入比重方法分摊主要包括：医辅类部门、医疗技术类部门、临床服务类科室。

- 医辅类部门按照以下的收入核算方法作为一级分摊的依据:① 门诊、挂号、导医、咨询等服务部门,按每人次挂号费提取一定的费用(如 1.00～1.50 元/人次),作为以上服务部门收入,也作为该部门的成本控制目标。② 住院结算、住院管家等部门,按住院总收入的一定比例(如 2～3‰)作为部门的收入,也作为该部门的成本控制目标。③ 被服类部门按住院床位费的一定比例(如 8%～12%)提取作为该部门的收入,也作为该部门的成本控制目标。④ 中心供氧部门是以全院氧气收费项目为依据,所有氧气收费都计算为中心供氧部门收入,以万元收入为单位作为该部门的成本控制目标。⑤ 供应室可按门诊人次计算收入(住院科室按每床日折合 5 个门诊人次),每人次提取一定费用(如 0.05～0.1 元/人次)作为收入,也是该部门的成本控制目标。

- 医疗技术类包括检验、病理、影像等科室,这类科室提供的服务项目均有相应的收费标准。医疗技术类按照每个科室的项目收费累计作为该科室的收入,并作为一级分摊依据,同时也以成本/万元收入作为该部门成本控制目标。

- 临床服务类科室则按照相应的间接成本分摊方法进行一级分摊。

2) 二级成本分摊方法:医疗辅助类成本分摊。将医疗辅助类科室的成本(包括直接计入医疗辅助类的成本和行政后勤类分摊部分)向医疗技术类和临床服务科室分摊(分摊参数可采用收入比重、工作量比重、面积比重、人员比例等)。

如按内部服务量分摊(例如:供应室、氧气供应、洗衣房等):某科室所分摊的供应室成本=(该科室接受的服务量/供应室提供给所有科室的服务量)×供应室总成本。

如按照收入比重方法分摊:① 医疗技术类科室按照每个科室的项目收费累计作为该科室的收入,并作为二级分摊依据,同时也以成本/万元收入作为该部门的成本控制目标。某医技类科室应分摊的某医辅某项成本=[该科室收入/(临床服务类收入+医疗技术类收入)]×当期该医辅某项成本。② 临床服务类科室则按照间接成本分摊方法进行二级分摊。

3) 三级分摊方法:医疗技术类成本分摊。将医疗技术类科室成本(包括该类科室直接成本和第一、二级分摊的部分)向临床服务类科室分摊并实行分项结转。临床服务类科室则按照相应的间接成本分摊方法进行分摊。

（3）直接成本归集：行政后勤类、医辅类和医疗技术类科室的直接成本，采用直接计入或计算计入，归集到各自科室。

临床服务类人员直接成本的归集，由于住院部和门诊部人力资源，特别是医生资源是共用的，且医生在住院部的产出和门急诊部的产出口径完全不同，难以形成人员成本的比较和分摊机制。通过大数据建立的病组指数标化单位，按医院出院患者总数及每一出院患者平均 RW 值，计算每床日病组指数和住院总病组指数，再将门急诊部诊次数按照一定比例折算成床日数（如：5 个门急诊诊次折算成 1 个床日，或根据医院不同特点和属性设定不同比例，同一会计年度比例保持相对稳定），计算门急诊人次（折算）病组指数，根据门急诊总人次数折算门急诊病组总指数。将临床类人员总成本除以住院总指数与门急诊总指数之和，形成每指数临床类人员直接成本单价，作为临床服务类住院部、门急诊部各科室人员成本分摊的依据［即临床服务类科室每指数人员直接成本单价＝临床服务类科室人员总成本/（住院总指数＋门急诊折算总指数）］。临床服务类其他直接成本则采用直接计入或计算计入归集到各科室。所有直接成本最后与间接成本合并成临床类科室的总成本。

临床服务类科室的成本又可以病组、床日和诊次为当量进行核算，其中病组又以病组标化成本——每指数成本为当量进行核算。

1）病组指数当量法：临床类科室核算以病组单元核算为基础，以病组指数为标化单位（即病组标化成本——每指数成本），作为参照当量进行成本核算，首先计算每指数人员成本、每指数药品成本、每指数耗材成本和每指数其他费用，然后归集到病组并进行病组成本核算。

科室病组指数当量成本计算如下：

- 每指数人员经费＝人员直接成本/总指数（住院指数＋门诊折算指数）
- 每指数药品成本＝药品直接成本/总指数
- 每指数耗材成本＝耗材直接成本/总指数
- 每指数其他费用＝其他费用/总指数
- 每指数直接成本＝每指数人员经费＋每指数药品成本＋每指数耗材成本＋每指数其他费用
- 病组直接成本＝每指数直接成本×病组指数

● 病组间接成本＝病组每指数间接成本×病组指数＋病组每床日间接成本×病组床日数

● 病组总成本＝病组直接成本＋病组间接成本

● 未入组病种成本按照与科室的收入比例，先折算成指数再计算成本

2）床日当量成本法：临床类科室核算单元以床日为当量进行直接成本计算时，先计算出每床日人员经费、每床日药品成本和每床日耗材成本等（其中人员成本在住院和门诊间的分摊按照门诊折算指数进行计算分摊）；间接成本按照临床服务类科室分摊方法计算。

● 每床日人员经费＝人员直接成本/总床日数

● 每床日药品成本＝药品总成本/总床日数

● 每床日耗材成本＝耗材总成本/总床日数

● 每床日其他费用＝其他费用/总床日数

● 每床日直接成本＝每床日人员经费＋每床日药品成本＋每床日耗材成本＋每床日其他费用

● 科室床日间接成本＝科室总床日数×科室按床日分摊系数

● 每床日科室医疗成本＝科室医疗成本/总床日数

3）门急诊诊次当量成本法：临床类科室核算单元以门急诊诊次为当量进行成本计算时，先计算出每诊次人员成本、每诊次药品成本和每诊次耗材成本等；间接成本按照诊次分摊方法核算（其中人员成本在住院和门诊间的分摊按照门诊折算指数进行计算分摊）。

● 每诊次人员经费＝门诊人员经费/门诊诊次数

● 每诊次成本＝每诊次人员经费＋每诊次药品成本＋每诊次耗材成本＋每诊次其他费用

● 科室诊次间接成本＝科室总诊次数×科室按诊次分摊系数

● 每诊次科室医疗成本＝科室医疗成本/总诊次数

3. 可控成本控制·根据成本可控性原则，责任主体对其成本控制负责。可控成本应符合以下三个条件：① 责任主体能够明确成本动因，明晰成本发生的内涵。② 责任主体能够对成本进行计量。③ 责任主体能够通过自己的行为对成本加以调节和控制。

科室成本中人员、药品、耗材和其他费用四类成本与科室的运营成本控制目标呈强相关性，对这四类成本控制可更好发挥科室的主观能动作用；而固定资产折旧费、无形资产摊销费和提取医疗风险基金三类成本，从医院层面对各责任主体成本管理具有共同特征，更适合从全院管理的维度考量，按照统一方法核算和分摊，将以上两部分的成本进行合并共同形成科室医疗成本（人员经费＋卫生材料费＋药品费＋固定资产折旧费＋无形资产摊销费＋提取医疗风险基金＋其他费用＝科室医疗成本）。

■ 二、成本核算关系医院与职工共同利益

医院需要建立成本管控机制，需要全体人员树立成本管控意识，并在各自的岗位上一起参与到成本管控中来。一方面，医院需要降低医院运营成本，同时调整和优化成本结构，降低采购性成本支出，促进收入结构的优化。另一方面，可将通过管控节约出来的成本和通过成本精细化管理多获得的医保补偿，用于激励和提高职工成本管控的积极性和参与度。

《公立医院高质量发展的意见》鼓励采用多元化的绩效分配方式，必须要建立成本管控与绩效考核奖惩激励机制。依据的成本核算绩效考核结果，公开、公平、公正、真正体现成本控制的实绩与贡献价值，将成本核算目标层层落实到具体工作岗位。

第五节 · 公立医疗机构成本管理的趋势

■ 一、建立全成本核算机制

全成本核算按照《公立医院成本核算规范》要求，全成本按口径可分医疗全成本和医院全成本，医疗全成本是指为开展医疗服务业务活动，医院各部门发生的各种耗费，以及财政项目拨款经费、非同级财政拨款项目经费形成的各项费用。医院全成本是指医疗全成本的各种耗费，以及科教经费形成的各项费用、资产处置费用、上缴上级费用、对附属单位补助费用、其他费用等各项费用。

DRG/DIP 付费体系下进行全成本核算时,按照"谁受益谁负担"原则进行归集和分摊各项成本,使各项医疗收入和对应收入的成本费用相匹配,以便确定项目、核算到病种组。直接成本归集时,核算各项目和病种医疗服务所消耗的人力成本、药品成本、耗材成本和其他运行费用等。间接成本分摊时,细化管理的颗粒度形成最小功能单位,按大数据当量标准分摊方法将间接成本对应到不同的主体、项目,甚至到病种。

二、建立成本管理与绩效考核联动机制

成本管理与绩效考核联动,作用医疗机构双重管理措施。成本管理涵盖医疗机构各项支出,包括医疗机构总成本、科室成本、医疗业务成本、标准版成本、药品制剂成本、药品销售成本,通过绩效考核做实成本管理的各个环节,将绩效考核与成本管理相结合,增强绩效考核与成本管理之间的紧密关联关系,形成医院成本核算与绩效管理协同行动,同步部署成本、绩效目标,提升成本核算结果在绩效考核指标体系内的占比,突出各科室、各岗位的成本控制责任,对成本管控分析预算及实际支出偏离度、绩效目标的执行过程进行监督,结合实际情况对预算进行调整,制定奖惩激励机制,调动医院人员控制成本、加强成本核算的积极性,共同推动医疗机构整体经济效益。

第六节 · DIP 支付医疗机构成本核算的探索

一、科室成本归集与分摊

科室成本核算是指以科室为核算对象,医保 DIP 支付改革,医疗机构成本核算管理也按照一定流程和方法归集相关费用、计算科室成本的过程。科室成本核算的对象是按照医院管理需要设置的各类科室单元。

（一）科室单元的分类

医院应当按照服务性质将科室划分为临床服务类、医疗技术类、医疗辅助类、行政后勤类,如表 7-5 所示。

表 7 - 5   科室单元的分类

科 室 单 元	界　　　定
临床服务类科室	直接为患者提供医疗服务，并能体现最终医疗结果、完整反映医疗成本的科室。包括门诊、住院等科室
医疗技术类科室	为临床服务类科室及患者提供医疗技术服务的科室。包括医学检验、病理、医学影像、手术室、麻醉、药剂等科室
医疗辅助类科室	服务于临床服务类和医疗技术类科室，为其提供动力、生产、加工、消毒等辅助服务的科室。包括消毒供应、挂号、收费等科室
行政后勤类科室	除临床服务类、医疗技术类和医疗辅助类科室之外，从事行政管理和后勤保障工作科室。包括财务处、医务处、医保办、后勤处等科室

（二）科室直接成本归集

科室直接成本分为直接计入成本与计算计入成本。

直接计入成本是指在会计核算中能够直接计入科室单元的费用。包括人员经费、卫生材料费、药品费、固定资产折旧费、无形资产摊销费，以及其他运行费用中可以直接计入的费用。

计算计入成本是指由于受计量条件所限无法直接计入科室单元的费用。医院应当根据重要性和可操作性等原则，将需要计算计入的科室直接成本按照确定的标准进行分配，计算计入相关科室单元。对于耗费较多的科室，医院可先行计算其成本，其余的耗费再采用人员、面积比例等作为分配参数，计算计入其他科室。

（三）科室间接成本的分摊

各类科室单元发生的间接成本本着相关性、成本效益性及重要性等原则，运用结题分摊法，按照分项逐渐分部结转的方式分摊，最终将所有的成本转移到临床服务类科室。

■ 二、成本核算数据的分类与采集

（一）成本核算归口管理部门

收集原始数据是成本核算的初始。科学规范的数据收集的路径是保证数据的完整、可靠的基础。成本核算的数据主要是耗费数据、收入数据与服务量数据。医院各部门在成本核算过程中应当提供的数据信息资料参考表 7 - 6。

表7-6 成本核算中的数据信息资料

部　　门	数　据　资　料
财务部门	各部门应发工资总额,邮电费、差旅费等在财务部门直接报销并应当计入各部门的费用;门诊和住院医疗收入明细数据
人事薪酬部门	各部门人员信息、待遇标准(包括职工薪酬、社会保障等)、考勤和人员变动情况
医保部门	与医保相关的工作量和费用
后勤部门	各部门水、电、气等能源耗用量及费用;相关部门物业、保安、保洁、配送、维修、食堂、洗衣、污水处理等工作量和服务费用
资产管理部门	各部门固定资产和无形资产数量、使用分布与变动情况,设备折旧和维修保养、内部服务工作量和费用
物资管理部门	各部门卫生材料、低值易耗品等用量、存量和费用
药剂部门	各部门药品用量、存量和费用
供应室、血库、氧气站等部门	各部门实际领用或发生费用及内部服务工作量
病案统计部门	门诊、住院工作量,病案首页及成本核算相关数据
信息部门	负责医院成本核算系统的开发与完善,并确保其与相关信息系统之间信息的统一与衔接,协助提供其他成本相关数据
其他部门	其他与成本核算有关的数据

(二) 数据要素明细

1. 住院病案首页(住院费用)

(1) 综合医疗服务类:一般医疗服务费,一般治疗操作费,护理费,其他费用。

(2) 诊断类:病理诊断费(检查费),实验室诊断费(化验费),影像学诊断费(检查费),临床诊断项目费(检查、治疗、手术)。

(3) 治疗类:非手术治疗项目费(临床以无创手段进行治疗项目产生的费用,包括高压氧舱、血液净化、精神治疗、临床物理治疗等)。手术治疗费(麻醉费及各种介入、孕产、手术治疗等)。

(4) 康复类(康复评定和治疗):康复费。

（5）中医类：中医治疗费。

（6）西药类：西药费（抗菌药物费用）。

（7）中药类：中成药费，中草药费。

（8）血液和血液制品类。

（9）耗材类。

（10）其他类。

2. 医疗保障基金结算清单（医疗收费信息）· 床位费、诊察费、检查费、化验费、治疗费、手术费、护理费、卫生材料费、西药费、中药饮片费、中成药费、挂号费、其他费；按《医疗服务项目分类与代码》映射归集填写。

3. 医疗收费票据 · 医疗收费票据填列的收费项目包括床位费、诊察费、检查费、化验费、治疗费、手术费、护理费、卫生材料费、西药费、中药饮片、中成药费、挂号费、其他费。

4. 政府会计医疗收入 · 医疗收入明细科目：挂号收入、诊察收入、床位收入、护理收入、检查收入、化验收入、治疗收入、手术收入、卫生材料收入、药品收入、其他收入。

（三）成本要素基础层数据

资源耗费按成本要素分为人力资源耗费，房屋建筑物、设备、材料、产品等有形资产耗费，应用软件等无形资产耗费，其他耗费。成本要素基础层数据包括以下几类。

（1）人员库：包含核算单元（科室）、医疗组、工号、人员姓名、人员职称、人员薪酬。明确人员定位规则，按项目、病种采集担任相应角色人员。对在同一会计期间内服务于多个核算单元的多重角色人员，按考勤、工作量在提供服务科室间分摊其人力成本，按参与病组工时分摊到相关病组。

（2）材料库：包含核算单元、材料名称、领用数量、材料单价、材料总价、是否为可收费材料。

（3）药品库：包括核算单元、药品名称、领用数量、药品单价、药品总价（病种成本及 DRG 成本核算需要）。按药品品规、门诊与住院、核算单元、开单医生采集药品收入数据。

（4）资产库：包括核算单元、固定资产（无形资产）名称、资产原值、折旧（摊销)年限、折旧费(无形资产摊销费)。建立医疗服务项目与医疗设备的对应关系,按日期、专科(病区)、患者、设备编号、检查收费项目、技师等进行大型设备检查工作量和收入的统计。医疗服务收费项目和大型医疗设备对应后,开展 DRG 入组患者费用清单与医疗服务项目联查。

(5)项目库:包括针对全院所有物价收费项目分类:① 第一个维度:区分通用类医疗服务项目、专科类医疗服务项目。② 第二个维度:分为需要设备、材料的项目,不需要设备、材料的项目(如床位费、冷暖费、挂号费、氧气费等)。

(6)HIS 数据:包括核算单元、患者住院号、全院所有患者收费明细清单、住院床日。

(7)DIP 病种分组情况:包括主任医师、副主任医师、患者的时间消耗指数、费用消耗指数。

(8)手麻系统数据:包括手术名称(ICD－10 或 ICD9－CM3)、对应的收费项目、患者住院号、手术者和麻醉者。

■ 三、DIP 成本核算标准化流程的建立

各核算单元先进行医疗业务支出耗费归集,划分直接成本和间接成本。直接成本直接计入和计算计入,间接成本分配计入,形成科室的业务成本。再按照分项逐级分步结转的三级分摊方法,依次对行政后勤类科室耗费、医疗辅助类科室耗费、医疗技术类科室耗费进行结转,形成临床服务科室医疗成本。同时,根据核算需要,对财政项目补助支出形成的固定资产折旧和无形资产摊销、科教项目支出形成的固定资产折旧和无形资产摊销进行归集和分摊,分别形成临床服务医疗全成本、临床服务医院全成本,在此基础上,通过归集和分摊,计算出病种成本、床日成本和诊次成本等。

DIP 成本核算是基于标准体系的应用,以病组指数为标准参照单位,建立医院运行管理决策支持体系,推动医疗机构运行管理的科学化、规范化、精细化,更好地应用于医院过程控制和运营管理。

DIP 成本核算单元包含科室单元和病组单元,各类科室为成本控制的责任主体,主要可以运用作业成本法和当量成本法对医疗服务成本进行标化,采用自下而上的方式进行核算(即从病组聚类到医疗组和科室)。除病组指数外,床日

和门急诊诊次数也为 DIP 当量成本核算单位,形成比较科学且简单易用的成本核算体系,使临床服务类、医技类和医辅类等科室都有基于标准体系的比较方法。DIP 当量成本法的应用,可以形成每指数/每床日/每诊次成本(如每指数/每床日/每诊次人员成本、每指数/每床日/每人次药品成本和每指数/每床日/每诊次耗材成本等)。

■ 四、成本结构的合理化

针对某一个特定区域,建立合理的成本结构标准。标准化后的收入与成本建立比较关系,以每指数单价和每指数成本的区域均值建立比较关系,以每指数单价和每指数成本的区域均值为坐标轴,将区域内的医疗机构分为四个象限(图 7 - 3)。

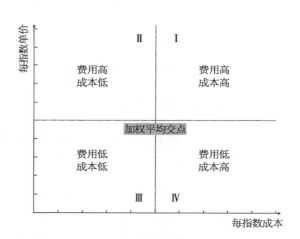

图 7 - 3   成本结构标准

利用价值评估的最优化区间定位方法,以各象限标化成本与收入的加权平均值作为评价指标,对其收入与成本之间的关系进行判断,形成合理的成本标准。

● 每指数标准成本：每产生一个指数投入的成本,数据越小,说明投入的成本越低。

● 每指数人员标准成本：每产生一个指数,需要投入的人员成本(薪酬),此数据越高,说明员工待遇较好。

● 每指数耗材标准成本：每产生一个指数,需要投入的耗材成本(含耗材损耗等),数据越小,说明投入的耗材成本越低。

● 每指数药品标准成本：每产生一个指数，需要投入的药品成本（含药品损耗等），数据越小，说明投入的药品成本越低。

■ 五、成本分析与控制

（一）成本分析

成分分析是围绕医院经营管理全过程展开的。

（1）第一层战略层成本分析是以可持续增长为目标，通过提升核心竞争力、有效配置资源提供适时信息，满足医院预测决策需求。战略层主要为医院领导班子部署战略规划、经济决策等相关管理活动提供信息的综合报告。内容包括：一是医院整体收支情况，特殊事项的影响等；二是医院成本预算与差异分析；三是业务部门竞争力分析；四是成本管理建议等。根据医院的运营情况，战略层成本分析报告可以从日常医疗业务活动、资本投资活动两个维度进行，通过比率分析、差异分析、趋势分析、波士顿矩阵等，设置业务收支率、预算执行率、资产报酬率、每床位收支率、每职工收支率等指标，综合反映医院的总体情况，综合评价各业务科室。

（2）第二层经营层成本分析是为执行既定的决策而进行的有关评价控制，保证预期目标的完成。经营层通过对科室预算与差异分析、项目经济可行性分析、资产效益分析项目、病种成本分析和人力资源成本分析等为职能部门开展管理活动提供相关信息的专项报告。经营层成本分析报告主要为职能部门运营活动提供基础数据支撑，可以根据职能部门的需要灵活提供，如提供项目成本给经管部门进行价格谈判，提供病种成本、DRG 成本给医保部门进行付费谈判等。

（3）第三层业务层成本分析是按照各业务部门相应职责以及所承担的义务的内容与范围，通过考核评价各个相关方面的履责情况，保障业务层少走弯路，朝着高效高质的方向前进。业务层通过对部门核心竞争力分析、部门收支情况分析、部门业务流程评价、部门购置设备、招聘员工、新增床位及新增项目可行性分析等，为业务部门开展日常活动提供信息，并帮助业务部门实现发展的专项报告。业务层可以分为利润中心、成本中心，其中临床科室、医技科室可以划分为利润中心，研究室、医辅科室等划分为成本中心。业务层成本分析报告同样可以按照战略层成本分析报告的思路进行，但其内容应更详细翔实。业务层成本分析报告应更注重分析科室的核心竞争力，改善业务流程，帮助科室做出增减员、购置设备等决定。

（二）DIP 标准成本控制路径

成本控制是医院应在保证医疗服务质量的前提下，利用各种管理方法和措施，按照预定的成本定额、成本计划和成本费用开支标准，对成本形成过程中的耗费进行控制。

根据大数据，形成医院的标准/目标成本指标体系。医院目标成本一般包括单个医疗服务收费项目的标准成本、单个临床路径的标准成本、单病种的标准成本、某个病种的标准成本、每门诊人次标准成本、每床日标准成本、出院者标准成本、某个治疗方式或者某个手术的标准成本等。

基于大数据形成的标准/目标成本，一是规范医疗行为，有效控制患者费用；二是合理配置医疗资源，提高运行效率；三是服务医保支付方式改革，真实拟合客观的成本，形成临床路径指导下的某个病种的患者资源消耗的标准，为医保支付标准权重提供数据支撑。

DIP 成本是以大数据为基础利用病组标化单位——病组指数，客观反映病组的资源消耗情况，并形成"度量衡"标准。公立医院应根据自身的发展定位、战略目标、学科建设和经济运行情况，并依据此标准制定相应的成本控制目标，进而设定成本的预算目标，同时要明确责任中心、责任主体及其可控成本的范围，并对预算做过程控制，对成本进行分析和业绩评价，根据实际值与预算值偏离情况进行分析，寻找产生差异的原因，并对责任主体进行相应的奖惩评价。公立医院运营管理是以全面预算为管理工具，以全成本核算为管理手段，加强成本管理，推进成本控制，开展成本分析，真实反映医院成本状况，提高资源利用效率。

医院各科室提高成本控制能力，将实际成本控制在预期目标内。应根据各科室特点科学建立成本控制标准，如：医辅类和医技类科室，根据各自收入核算方法，采用万元收入成本作为各科室的成本控制目标（万元人员成本、万元药品成本、万元耗材成本和万元其他费用等）。临床服务类科室采用病组每指数标化成本（每指数人员成本、每指数药品成本、每指数耗材成本和每指数其他费用），与各科室的预算值进行对比，通过偏离度来反应该科室的成本控制水平；同时也与全院每指数标化成本进行对比，反映该科室纵向对比的成本控制情况。

成本管控按照责任主体明确、全员参与的原则展开,最终实现科室和全院的成本管控目标。医院开展 DIP 效率分析,提升病种价值创造。根据医保支付改革要求,围绕反映技术难度的 CMI、RW 指标、反映与医保支付标准偏离的指数单价指标和反映成本控制水平的指数成本指标,开展 DIP 病种成本分析。对病种难度低且与医保支付标准偏离度较大、药耗占比过高的病种进行重点管控。

第七节·总结与拓展

DRG/DIP 支付方式改变了以往按项目结算的传统收费方式,对患者的诊疗成本、医院的收支结构、医院内部管理、患者满意度及医院信息化建设等带来了直接或间接影响。

一是优化了医院的费用结构。从支付原理来看,医保会对每个打包病种制定相应支付标准,超过支付标准后,医保不能全额偿付医院。这样,医务人员在为患者治疗之前就可以根据临床路径估算出所需的最大限度的医疗资源,如果超出这个限度就会发生亏损。这会倒逼医院自觉调整医疗费用结构,控制"零加成"的药品和耗材支出,减少损失浪费,寻求更好的疾病治疗方法,在保证医疗安全的前提下提高医疗服务效率。

二是促进了医院的信息化建设。DRG/DIP 支付方式下,医院成本管理所需要的数据已经不是财务会计所能承担的。从信息需求的广度上,要求 HRP、病案系统、物资管理、HIS 收费、财务核算、检验系统等多系统数据信息共享共用,实现业务财务一体化;从信息需求的深度上,要求通过数据深度挖掘,从"医院—科室—病种—项目—资源消耗"出发,深入分析成本发生的动因,进而找到成本管控点。

(许速 李颖琦)

第三篇

医疗机构供应链数字化管理的案例

第八章

运营管理创新助力医院管理

——同济大学附属东方医院

■ 一、项目背景

(一) 同济大学附属东方医院基本介绍

同济大学附属东方医院("上海市东方医院",以下简称"东方医院")始建于1920年,伴随浦东开发开放的时代契机,现已发展成为集医疗、教学、科研、急救、预防、康复、保健于一体的大型三级甲等综合性医院。在最新的国家卫生健康委员会三级公立医院综合绩效考核中位列全国第76位。

东方医院拥有陆家嘴、前滩、沪东(建设中)三个院区,核定床位2 300张,为上海市公立医院高质量发展试点医院。

东方医院在管理规划上,一直在有计划地建设重点学科和科研发展平台,培养高层次管理人才,并秉承管理促发展的基本理念,从各方面全方位提升医院的整体建设水平。

东方医院在科研管理上,根据实际建设需求也在持续完善各项基础实验室建设,建成了临床与转化应用为一体的全链条功能平台及技术体系。从科研方面进行整个医院的全面提升,近年来医院排名不断上升,2021年医院中国医院科技量值名列第66位;艾力彼顶级全国医院百强第79位。

东方医院在管理机制的上,近年来从采购到结算,医院进行了一系列优化改革工作,运营管理的整体革新从根本上缩减医院的整体管理流程,将管理深入到临床科室,推进并落实支付方式的改革。

随着近年来医院的不断发展,与医院发展并行的管理机制及管理方式也一直在不断革新，医院在管理过程中积极响应医改的各项政策及管理要求，从而使医院的整体得到了全面的提升。

根据医疗、医保、药械三医联动的医疗体制改革要求，医用耗材从营利性收入转变为控制性支出项目。为了有效地进行成本控制，早在 2012 年末，东方医院就积极进行管理模式转型，打破传统理念，引入第三方配送 SPD 模式，从人力、物力、场地等各方面做到精细化运营交互的东方模式。全面贯彻"国务院办公厅关于推动公立医院高质量发展的意见"，以建立健全现代医院管理制度为目标，强化体系创新、技术创新、模式创新、管理创新。

（二）现代医院运营管理现状

医院运营管理有助于支撑医院的管理决策，以数据为基础，进行精准的内部管理控制，同时借助外部的力量精准地把握医疗服务对象的需求，建立智能化的决策分析，实现高效的运营战略。

目前的公立医院管理面临诸多挑战。首先，在医院运行方面，公立医院的管理从粗放型管理向精细化管理转型过程中，部分管理人员的思维还相对固化。基本的管理支点多数还是以科室的自身业务为基础，对于交叉业务的分工指导及整个协作模式都还有较大的空白，从而导致管理效率还有较大的提升空间。第二，公立医院的各个临床科室相对比较独立，虽然部分医院已经开始推进多学科诊疗（MDT）模式，但各科之间有效沟通仍旧不足。管理中出现堵点和问题需要分别与职能部门沟通，占据了临床科室比较多的诊疗时间。第三，临床科室比较重视自身的专业技术发展，对于科室运营管理方面重视度不足，在人、财、物、技术等方面的资源没有得到最合理的配置。

现代医院在管理上面临许多挑战的同时也蕴含了机遇。在挑战方面，医院城市建设、医院规模、医疗技术等方面都呈现了同质化的发展，患者能够获得医疗资源的渠道更加广泛，因此医院要不断加强自己的核心竞争力。在机遇方面，医疗卫生体制改革在不断深化，相关政策要求及各医疗体系管理理念都对精细化管理提出更高的要求，精细化管理的方法、工具、策略与经验积累也日益多元。此外，随着信息技术的快速发展，"互联网＋"技术已经在医疗行业广泛应用，大数据、云计算、移动医疗等相关技术手段也在不断推进智慧医院的建设，为医院的智慧管理、精细化管理提供了有力的技术保障。

国际上医疗卫生机构都非常重视医院的运营管理,医院设有专业的医院管理部门,由专业的管理人员从事专业的医院管理工作,辅助临床科室进行日常业务工作,并开拓整个医院临床科室的发展。

国内的公立医院也面临全面取消药品加成、基本取消耗材加成、向单病种付费(DRG)和按病种分值付费(DIP)等支付方式改革等挑战。各级医院的收入业务、学科建设、外部竞争等都面临比较大的压力。为了能够实现医院高质量发展,许多医院都在尝试进行运营管理的方式改革,更好地服务临床,已经有很多医院通过建立运营管理部门或者改善运营管理机制等方法不断优化科学的管理模式,提高精细化管理水平。

2020年6月,国家卫生健康委员会发布的《关于开展"公立医疗机构经济管理年"活动通知》中首次提出:医院可以单独设置运营管理部门,国家已经开始重视医院的运营管理工作。

公立医院建立专业的运营管理部门及机制能够通过成本管控及资源的合理配置降低运营成本,提升业务收入;通过医疗技术的提升和医疗流程的优化,提高患者体验。为了应对严峻的外部环境,医院开展精细化管理改革势在必行。国内以四川大学华西医院为代表,通过运营助理团队的建立进行医院的资源评估与配置、优化流程管理、进行成本控制及绩效管理,建立医院综合的运营管理。

■ 二、东方医院运营管理模式概述

东方医院随着医院的不断发展,非常重视医院的运营管理,为了应对现代医院管理服务的同质化、医疗卫生改革的推进及个人自主化服务,同时实现科学技术的创新发展,东方医院顺应时代发展,建立了一个组织化、系统化的体系。建立这样的体系主要还是着眼于先进的管理模式,用创新实践的管理优化并提升临床科室的管理,是一种由自身运营创新的新型管理模式。

(一)建设目标

医院为满足现代大型综合性医院精细化管理的需求,在时任院长刘中民的部署下,于2018年5月成立运营管理团队。这是一个创新的医院运营管理模式,由30余位综合素质较高的行政职能部门员工担任运营助理,对接临床医技

科室的各项运营事务。同时，在院长陈义汗院士的指导下不断优化整个运营管理机制，希望通过优化的运营管理提高整个医院的精细化管理工作。

（二）建设架构

东方医院的运营管理部打破了之前医院管理的基本横向架构，根据医院要求建立起了纵向架构，成立的运营助理团队就是将管理人员作为纵向的链接部门，建立医院整个行政管理部门的联系。把职能性质相近、工作关系密切及工作内容有交叉的科室整合于同一部门，形成相对独立的运行系统，将科室间协调转变为部门内协调。使得目标利益趋同，有效克服部门间推诿扯皮、管理真空的现象。同时，将运营助理团队纵向深入进临床科室，了解科室的基本情况，并将科室的基本情况与实际管理部门的情况进行融合，增加管理幅度，缩减管理层级，建立高效的信息传递与沟通渠道，使得决策重心下移，让决策尽可能产生于发生信息的地方，减少了反馈信息在不同部门间传递中的走样，从而加快信息流的速度，减少决策在时间与空间上的滞后。

这样的建设架构在仅增加一个部门的基础上，增加了全院临床科室与行政职能部门之间的联系，减轻了临床科室的管理负担，节约了临床科室的管理成本，使得运营管理部能够深入临床科室，建立了新的管理机制，为医院供应链管理建立了基本的管理基础。

（三）建设方向

2021年1月国家卫生健康委员会出台了《公立医院全面预算管理制度实施办法》及《公立医院内部控制管理办法》，随后《公立医院成本核算规范》等陆续发布的运营管理文件也为医院运营管理的落地给出实操指导。

东方医院积极响应国家的各项改革措施，按照《关于加强公立医院运营管理的指导意见》（国卫财务发〔2020〕27号）文件精神及医改新形势，在医院2021年行政工作规划当中已经明确提出需要提升并强化各个部门的运营管理意识，提升整体运营管理能力。

东方医院的运营管理在设立运营管理时就已经建立了非常明确的管理目标及管理要求。在医院供应及日常管理方面，主要是实现医院各项内容的预算及内控。"预算和内控"是运营管理重要的核心内容。预算，是运营管理首要武器，管预算就要管计划，管计划就要"统筹安排和调度资源"。内控，是运营的"腰"，正所谓腰杆子要硬,要内控,就要有"标准",有了标准,就有了参照物,医院运营的流程、权限、支出、奖惩等就"有据可依",运营管理才能走上正道,循序渐进,稳步改进。

运营管理在供应链建设的基础管理中有非常重要的管理作用,运营管理建立了合理的组织体系,这样的组织体系有非常明确的管理要求。供应链的管理主要是节约医院的管理成本,形成优化的智能化管理体系。

预算及内控很大程度上涉及医院供应链体系的建设及管理工作。为此,东方医院从体系、定位、考核等多方面进行管理改建,建立了一个专业的管理团队,将整个管理进行了有效的落实。

(四)项目创新

本项目主要的创新点主要包括:第一,建立了科学的运营管理队伍,用综合素质较高的专业管理人员实施医院的专业管理。第二,专业的管理队伍不占用医院的人力资源,创新地用医院在院的管理人员经过科学的筛选及专业的培训,能够在增加管理专业质量的同时,节约医院的管理成本。第三,转变医院的管理机制,通过不同的专业管理人员,减轻管理沟通的幅度,打通沟通的信息孤岛,使管理的沟通更加顺畅,同时通过运营助理团队下沉深入科室,分析研究运营策略,动态汇报优化,积极推进医院各项运营优化项目的开展,取得良好成效。第四,通过运营助理综合运用医疗、管理、计算机信息等领域多学科交叉解决问题。运营助理运用绩效的管理为工具,有效推进医院总体管理目标的分解细化,使科室管理更趋于标准化、制度化,提升医院的整体管理效能。

■ 三、医院运营管理模式再造过程

东方医院的运营管理模式是建设一套实现医院人、财、物三项核心资源精益管理的一系列管理手段和方法集。基本的运营路径是经由引进和培训不断提升人员专业知识与技术;利用自身专业技能为患者提供最适当的医疗及优质服务,在服务过程中注意资源的有效运用;经由患者体验获得满意度,进而形成对医院的忠诚度(即口碑)。

运营管理团队以"沟通、服务、创新"为宗旨,是隶属于医院、服务于科室的横向、枢纽式管理团队。运营助理团队的主要管理目标是为医院的各项管理建设提供决策支持与建议，建立医院的科学发展（图 8 - 1）。为达到这样的管理目的，需要进行各方面的综合应用。

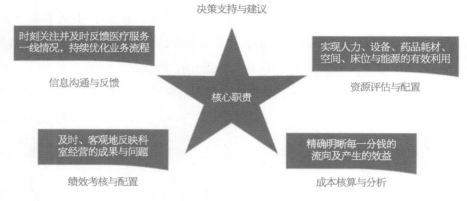

图 8 - 1　运营助理主要功能

首先，在符合医院战略方针的前提下，对医院的资源配置进行评估与建议，这些资源配置评估包括人力、设备、药品耗材、空间床位及能源等医院所有应用的综合资源，在分配过程中提出合理的分配建议，实施跟踪与绩效评价，提升医院运营效率。其次，时刻关注临床一线的管理要求及管理难题，凭借横向沟通、纵向反馈、协同改革，持续优化临床科室的业务流程，成为医院精细化管理的重要纽带。再次，在日常运营管理中，及时发现院、科不同层级的运营问题并予以改进，持续优化流程，体现服务意识；建立良好的信息交流、沟通与反馈机制，以项目方式推进运营创新，事实客观地反映科室的基本经营状况，通过经营状况着眼精细化成本核算与控制、经营分析与绩效分配，通过后效评价及时、客观、真实地反映院科经营的成果与问题，实现合理的绩效考核与分配机制。最后，精确跟踪并分析科室的预算上报及控制情况，实现医院的预算内控。综合上述各项管理工作，通过真实的数据反映为医院决策层管理提供资料、数据和决策建议。

在这样的管理架构基础上，医院成立的运营助理团队经过科室、潜力、业务能力及奉献精神等多方面的综合评估，建立了合理的运营管理团队。整个团队年龄比较年轻，团队成员平均年龄 31 岁（图 8 - 2），团队成员基本为本科及研究生学历（图 8 - 3）。团队成员来自 14 个行政科室，横跨 18 个专业领域（图 8 - 4），综合素质比较强。通过建立的专业队伍,准备好管理基础,为科室发展做好准备。

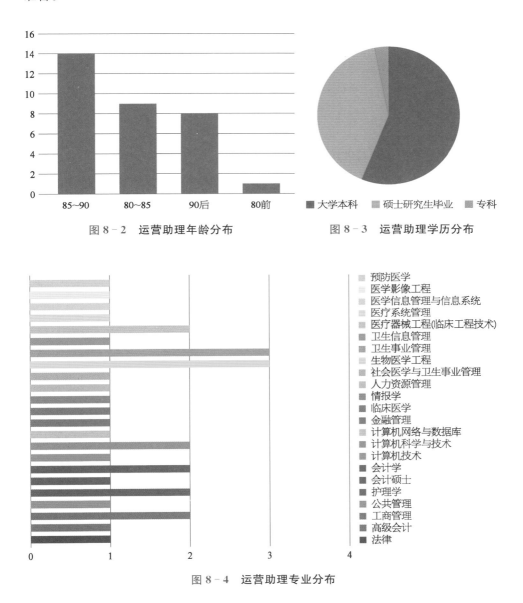

图 8 - 2 运营助理年龄分布

图 8 - 3 运营助理学历分布

图 8 - 4 运营助理专业分布

运营助理团队每年年初会根据基本的管理要求从人员、培训、管理、科研等多个方面制订工作计划,根据工作计划规划每年的项目管理,从实际管理中完成医院的运营管理工作(表 8 - 1)。

表 8-1 运营助理团队工作计划

年份	培训计划	科 研 要 求	例会次数	科室年报	解决科室问题
2019	1 次	项目 3 项,论文 4 篇	36 次	年报 1 次	4 项
2020	2 次	项目 4 项,论文 4 篇	36 次	年报 2 次	4 项
2021	2 次	项目 4 项,论文 6 篇	36 次	年报 2 次	6 项
2022	1 次	项目 3 项,论文 6 篇	36 次	年报 2 次	6 项

(一) 完善的运营管理培训考核

为保障整个团队的专业能力,运营助理团队作为一个整体的管理队伍,培训及考核关乎整个团队的建设基础,每年都要设置专业的管理培训,提高团队的整体素质。

1. 基础培训

为提高运营管理团队的专业能力与水平,医院投入大量资源用于各类培训,不断提升团队的管理能力(表 8-2)。

表 8-2 培训计划内容

种 类	内 容	地 点	授 课	范 围	时 间
内部培训	基本的医院运营管理方法和工具	院内	院内相关专业人员	全体	每月至少 1 次
专项培训	沟通、团队合作、外语、操作软件、经济、法律等管理相关专题	院内培训机构	专业培训机构及行业专家	全体	每季度至少 1 次
拓展训练	团队合作、意志力、凝聚力	专业场地	专业培训师	全体	每年至少 1 次
学习考察	实地考察学习先进医院和企业运营管理模式	国内外各医院及企业	相关医院及企业管理团队	全体	每年至少 2 次
外部培训	学习系统化的医院运营管理理论与实践	四川大学华西医院、清华大学附属北京清华长庚医院等	相关医院管理团队	每批 5~10 人	每年 2 批每批次 1~3 周

在基本的日常培训的同时,还组织专业的培训,包括赴四川大学华西医院进行为期 21 天的脱产学习,与世界 500 强公司、国内著名医院的交流互访,以及各专题培训和拓展等。在各类管理培训的过程中,团队成员学到了国内最专业的运营管理方法、理念与思路,并通过实践运用各项管理方法优化医院的整体运营,运营助理掌握了管理工具优化运营效率的方法,提高了运营助理的专业技能和业务水平,培养了团队凝聚力、意志力,增强了决策判断能力、战略开拓能力。

2. 专项考核

运营助理团队是一站式解决科室行政事务工作,获取精准、实时的运营数据,运用专业、科学的管理模型进行研究分析,给出决策建议。通过沟通、宣教和督办,确保医院的政策、指令、任务在科室得到充分理解和贯彻。无论是进行数据提取与分析建立管理模型,还是综合提出决策建议,都需要专业的管理知识进行工作辅助,因此要学习专业的管理工具。东方医院根据运营助理的管理需要,从理论到工具进行了系统性的学习安排。

在完善的培训机制的基础上还需要对每位运营助理进行基本的要求,这就需要根据各类管理工作设置专业的考核机制。运营管理部对每位运营助理都有严格的标准和要求,按月进行考核,考核维度涵盖团队纪律、业务能力、对接科室满意度、团队互评,同时建立晋升与退出机制,督促运营助理不断提升自己,具体考核机制见表 8 - 3。

表 8 - 3 运营助理考核提升梯队

岗 位	考 核 维 度	晋 升 条 件	晋升岗位
初级运营助理		累计 6 个月,同级别月度考核分前 30%	中级运营助理
中级运营助理	对接科室的满意度团队成员的满意度相关会议培训出勤运营周报撰写水平专项任务完成情况	累计 6 个月,同级别月度考核分前 40%	高级运营助理
高级运营助理		累计 6 个月,同级别月度考核分前 50% 并提请院领导同意	运营专员
运营专员	除以上外,另加对接科室运营绩效	运营管理部提名,并提请院领导同意	运营主管

岗　　位	考 核 维 度	晋 升 条 件	晋升岗位
运营主管	除以上外，另加所辖运营专员成绩	另：累计3个月，同级别月度测评分后20%，下降一级直至退出	

通过上述考核机制的建立，设置了运营助理的等级制度，希望能够通过等级提升建立科学的团队基础，实现优胜劣汰机制，不断促进整个团队的优化，同时随时根据工作要求纳入新鲜的人员，保障整个团队设置的合理性。

（二）高效的运营管理方式

东方医院这种创新的运营管理模式也有独特的管理机制，建立了纵向及横向管理机制的联系，运营助理作为连接线深入科室进行各项管理工作。

将运营助理作为每个管理的点对接科室，运营助理作为科室一分子参与科室科务会、早交班、学习和日常活动；同时，在每周固定时间召开例会，每位运营助理交流科室情况，提出问题，共同解决，院领导当场部署，通过不断提出问题的沟通方式建立运营优化的绿色通道，保障解决问题的效率。以工作周报的方式，定期完成书面科室运营报告，分析运营数据，挖掘问题。有些比较复杂的问题，通过运营优化项目，通过专业的管理工作，进行运营管理的优化。

运营助理团队每项运营优化项目都与医院及科室的实际管理切实相关，有非常好的研究及应用基础，同时这些研究项目都是科室发展过程中面临的基本管理问题，这样的研究能够进一步解决科室的基本困难（表8-4）。

表8-4　运营优化项目总结

年　份	运营优化项目名称	项目类别	配合部门	项 目 效 果
2019	基于现代医院运营管理理念下"医＋检"模式的构建（建议方案）	项目管理	检验科、医院办公室等	改善了医院体检科的检查模式，提高了患者的收治率
2019	医疗设备资源紧张与浪费同时存在的矛盾——智慧医院模式下医疗设备调配中心的构建	资源配置	医疗设备科、医务部、信息科等	改善了医院医疗设备资源紧张的问题

续　表

年　份	运营优化项目名称	项目类别	配合部门	项目效果
2019	手术计价材料管控方案和措施	资源管控	物资采购管理办公室、财务科等	改善了医院的医用耗材使用及计费方式，减少了资源的浪费
2019	关于建立本部产后康复教室的方案	流程优化	妇产科、信息科等	建立了医院的产后康复教育，为医院增加了科学收入
2019	绩效导向基于病种管理的学科建设	项目管理	绩效办、信息科、医务部	改善了医院的病种管理，为医改提供了科学的管理方案
2019	关于加强不可收费医用耗材成本管控	成本管理	物资采购管理办公室、财务科等	加强了不可收费耗材的管理，减少了资源的浪费
2019	门诊治疗流程运营管理	流程优化	医务部、门急诊办公室等	优化了门诊治疗流程，减轻患者等待时间，提高诊疗效率
2020	大型三甲综合医院门诊预约诊疗服务管理研究	项目管理	门诊、护理部、信息科等	改善门诊预约机制，改善整体管理服务
2020	治未病理念下建立一站式健康风险管理服务	流程优化	中医科、医务部等	提高医院整体的中医科服务能力，进行合理的风险管控
2020	基于信息技术支撑下的特需门诊就医流程优化	流程优化	信息科、门急诊办、特需门诊等	提高医院特需门诊的整体管理流程，优化整体服务
2020	我院人事考勤管理系统进一步高效多功能的应用	资源配置	人事科、信息科等	提高医院的人事管理效率，改进人事管理
2020	手术室资源优化——模块应用	项目管理	手术室、医学装备科、信息科等	改善手术室整体资源使用，提高使用效率
2020	基于平衡计分卡的我院肿瘤科绩效指标研究	绩效管理	肿瘤科、绩效办等	运用科学的计算方法，改进医院的整体绩效管理
2020	基于管理创新思维下的应急医疗队备战物资准备流程优化	流程优化	医院办公室、医学装备科等	改善医院的医疗救援队的应急管理，提高整体管理效能

年 份	运营优化项目名称	项目类别	配 合 部 门	项 目 效 果
2021	流程再造理论在高端体检中的应用	流程优化	体检科、信息科、精准健康中心等	改善医院的高端体检，提高诊疗效率
2021	医疗设备配置综合效益评价体系研究	资源配置	物资采购管理办公室、医学装备科等	改善医院整体的资源配置，提高设备使用效率
2021	以信息化督办为抓手，提升医院行政管理水平	项目管理	信息科、医院办公室等	提高医院的整体管理能力，改善医院管理
2021	流程再造在门诊手术转日间病房中的运用	流程优化	门急诊办公室、手术室等	改善门诊手术，提高病房的使用效率
2021	以主诊组运营数据为导向的科室运营优化项目（面向心血管内科）	流程优化	信息科、医务部、心血管内科等	改善临床科室的基本管理，用科学的管理数据指导临床科室发展

运营周会由院领导、行政职能部门及运营团队就运营助理对临床科室的运营情况汇报展开，旨在解决临床工作开展过程中遇到的问题与困难，通过联署办公会的形式推进问题解决的可能，提高解决问题的效率。除了在日常运营管理中，通过发现运营问题即时予以解决改进并持续优化，同时也以项目方式推进运营创新，进一步提高运营助理管理能力，提高医院医疗质量、流程和服务水平。

东方医院通过运营管理模式的创新，将结果导向的事后管理模式转变为由数据发现问题、有问题即时解决的精益高效管理模式。既提升了医院的管理水平，又培养了一批复合型管理人才，实现了医院精细化管理与个人专业能力提升双收获。

（三）运营管理基本体系构建

为切实提高医院的运营管理效率，国内多家医院开始关注医院运营管理。运营管理关乎医院的整体运作，是医院的生存之本。

运营管理就是对运营过程的计划、组织、实施和控制。医院运营管理的目标就是经由培训不断提升人员专业知识与技术；利用自身专业技术为患者提供最适当的医疗及优质服务,在服务过程中也要注意资源的有效运用;经由患者体验获得顾客满意度,提升医院知名度,形成医护人员及患者对医院的忠诚度。医院的运营管理从大方向而言要有清晰的运营管理目标及战略规划、完善的人员组织管理和培训、高效且合理的运营管理方式。

从整体的管理措施来说主要包括医院的资源配置、流程优化、成本控制及绩效管理等各方面。合理的资源配置能够进行资源的有效整合,提高医疗资源的综合利用率,最大限度地为医院创造更好的效益。运营管理流程的优化,流程的规范化、持续性及系统化能够充分将院内各部门根据工作职能进行有效的整合,提高管理效率。成本控制能够最大限度地为医院节约成本,较少资源的浪费及闲置。绩效管理更加深刻的内涵在于战略性和全局性分析、规划及实施过程,能够对行为进行有效的管理。上述运营管理的内容在合理科学的数据支撑下,能够制订科学的管理方案,实现科学的医院管理,对医院整体发展进行有效的指挥与控制。

医院的运营已经趋于精细化管理,精细化的管理除了方法措施之外,还要有清晰的运行环节配合运营数据的精细化分析,只有在客观数据的支持下才能分析并发现运营环节出现的问题,并运用相应的措施及方法进行调整和改进。成本是科室发展的基本,信息化的成本核算及预算管理能够降低科室的管理负担及压力,预算管理能够对每年的预算执行进度进行及时的跟踪、分析、管控,从而有利于全面预算管理制度的落地。运营管理部的主要功能在于随时发现运营管理中的问题,紧密联系院内各职能部门进行有效的改进,促进医院的发展,从根本上解决医院管理的问题并形成固定的管理模式。

医院的运营管理是多部门的联合,将医院管理作为一个整体且复杂的管理问题进行系统的研究(图8-5)。信息部门作为医院全部信息提供的基础,建立了数据的分析与支持的基础,物资设备部门进行管理设备的基础信息的提供及物资设备的协调工作。医务部门提供医院医疗的各项基本信息,让运营助理更加了解医院各个临床部门的基本情况,充分掌握临床科室临床业务的基本情况。护理部门提供护理资源的基本分布及协调工作,保障医院护理资源的合理分布。还有其他部门的联合,充分发挥了部门横向及纵向的职能,形成了管理的网络化结构。

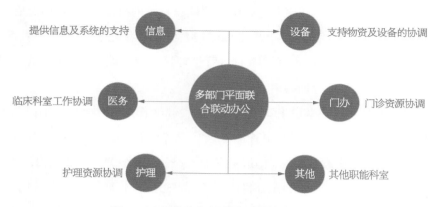

图 8-5 运营多部门联合运营多部门联合

同时在实际管理工作中遇到的任何复杂性的问题均需要系统性考虑及优化而不能仅落脚在一个点或一个面。整个运营管理体系建设的实际管理过程涉及整个运营管理问题的系统化建设及考量(图 8-6),通过现状调研、流程改进、过程/控制、信息监管、分析评估等综合考虑并优化整个管理问题。

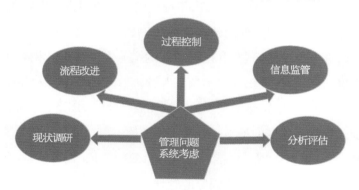

图 8-6 运营系统化考量

例如,在设置《面向缓解阻塞问题的急诊抢救室系统科学管理与优化》这个优化问题时,运营助理团队经过分工后进行实地调研并进一步进行流程优化。急诊抢救室的拥堵优化问题涉及许多学科,需要医疗、管理及计算机信息等多学科的交叉融合。因此,团队整合了医疗管理部、信息科、运营管理部等各类管理科室的运营助理,从系统科学的思维入手,将拥堵问题分解为入口控制、过程控制、出口控制三个维度进行系统结构与分析,提出一系列应对策略(图 8-7)。进一步借助管理领域的排队网络建模分析,采用仿真优化等技术手段,对整个问题进行耦合研究和评估,为持续改善提供支持。本项目的相关创新管理在医院多个临床科室得到应用和认可。以急诊抢救室病患滞留的矛盾反馈为例,增加了患者的住院收治,加快了急诊留观患者的周转,深受同行和患者的好评,为中国综合性医院急诊科抢救室的管理提供新的参考依据。通过该项目的实施,构建了合适医院发展的创新运营管理模式,减轻了临床科室的管理负担,让科室专心专注于诊疗服务,提高患者的满意度及看病效率。

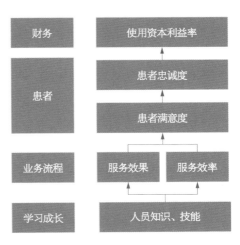

图 8-7 运营业务精细化管理

对于这样的一个创新的管理模式,医院需要综合考虑并加以提炼总结,实现医院人、财、物三项核心资源精益管理的一系列管理手段和方法,做到可拓展、可复制。

就是在这样的运营管理下,东方医院依托运营管理的团队及机制,建立了器械信息化运营管理,实现了供应链管理的新模式——运营交互模式,建立了一个创新的运营管理体系。

(四) 运营管理在供应链管理中的应用

东方医院的运营助理团队的建立提高了医院的管理效率并且实现了精细化管理,在这样管理机制建设完善的基础上,使得医院供应链的实施及优化更加事半功倍。

为将医院的整体精细化实施得更加完善,建立完善健全的业务系统,有效地进行成本控制,早在 2012 年末东方医院积极进行管理模式转型,打破传统理念,引入第三方配送 SPD 模式,从人力、物力、场地各方面做到精细化运营交互-东方模式。全面贯彻国务院办公厅《关于推动公立医院高质量发展的意见》,以建立健全现代医院管理制度为目标,强化体系创新、技术创新、模式创新、管理创新。

东方医院的供应链管理项目开始很早,本项目由东方医院作为医疗主体,国药控股菱商医院管理服务(上海)有限公司承担 SPD 运行主要工作,于 2012 年实施启动配送，历经三个关键的里程碑：2013 年完成了全面的物流管理；2016 年开始进行不同阶段的效益管理工作；并于 2020 年开启支持临床合理使用等成本优化等工作。

东方医院的供应链项目也是供应链改革的代表，整个项目借助医耗云平台，采用 SpringCloud 微服务技术框架，支持医院多院区分布式部署的管理要求。同时根据不同耗材，结合不同管理模式，通过微服务自由搭配组合，形成院内和院外耗材供应链管理混合流程。医耗云平台既确保了数据安全，又通过负载均衡，考虑到日后访问量激增，能够快速稳定地进行信息扩容，以满足医院业务量扩大化需求。平台与院内相关业务系统对接支持服务化和 HL7 协议标准，以标准化对接模式实现与厂家、SPD 平台和上级管理单位及上海市阳光采购平台等。整个平台通过公共资源管理（即主档管理）实现多院区统一产品、分类和厂商字典，为后续做大数据分析和成本优化打下扎实基础。

在供应链建设的过程中，首先实施目标导向，提高耗材资源效率，降低耗材质量风险的同时进行成本控制，提升整个的精细化管理要求。在管理方式上进行了多元化的模式整合，在服务方面减少内部资源消耗，提高了整体的服务质量。在业务方面，依靠供应链的主档案体系，完善了核心的业务流程，实现了整个业务流程的精细化管理。

在实际操作方面，建立医院与第三方配送服务商业务协同模式。提高信息与资金凝聚性，加快物资周转效率，节约资金投入。优化院内外资源整合，缩短物资配送时间，提高物资供应效率。精准有效减少物资库存，准确有效形成区域化自动补货机制。智能化的定数管理、HIS 标签计费、耗材智能柜、手术套包、骨科智慧仓等基本管理工具已经实现院内应用。同时，医院为迎合时代的发展，正在不断开发移动应用，运用移动端进行整个医用耗材的即时管理。

在管理高度上，不仅仅集中在实际耗材使用过程中，还包括了监管分析。通过监管与分析平台，实现可视化监管医用耗材院外供应链配送情况和院内采购到使用消耗情况，同时通过各业务环节的质控点来触发监管分析，为后续探索区域化耗材集采和控费打下扎实基础。随时关注运行的情况，与此同时建立业务分析机制，辅助相关决策工作，同时进行监测工作的预警，实现整体成本的优化。

通过供应链的建设，医院整个管理效率得到了很大的提升。精细化服务和管理也得到了大幅提升,也大大降低了医院比较关注的跑、冒、滴、漏问题,从数据可以看到,整体实施后下降了93%。在成本管控上,供应链的集成能够对医院整体耗材情况进行分析,根据目标做耗材明细分析,选择集约化的替换方案。基于上面所提到的物资分类采购 ICD‐10 分类,通过大、中、小细分类可以快速定位某个类型耗材的价格范围,并与国控菱商的价格做比对分析,得到最优的成本优化方案。

整个项目的建设成功是医院整个运营管理改革并实施后的管理成效之一,也代表着医院精细化管理的必要性。

■ 四、小结与思考

综上所述,国内外医院都非常重视运营管理,也引进相关的运营管理方式用于规范并优化整个医院的运营。但是如何充分发挥运营助理的实际价值,还需要根据医院实际情况进行相关工作安排,为医院的实际管理提供服务。

东方医院运营助理团队的建设与应用,创新性地建立了运营管理部,这样的创新管理定位于垂直管理的职能部门,立足于医院、服务于科室的纵横交错的服务部门,弥补了现有组织垂直结构的空白及短板。运营管理部的主要功能在于随时发现运营管理中的问题,紧密联系院内各职能部门进行有效的改进,促进医院的发展,从根本上解决医院管理的问题并形成固定的管理模式。东方医院通过运营管理模式的创新,将结果导向的事后管理模式转变为由数据发现问题、有问题即时解决的精益高效管理模式,既提升了医院的管理水平,又培养了一批复合型管理人才,实现了医院精细化管理和个人专业能力提升双收获。

通过该项目的实施,不仅在医院内部认可了运营管理团队的基本功能及主要的管理价值;而且通过实际的运营优化,改善了整个医院整体的医疗质量和各项指标,如通过供应链创新改善医院的整体管理,运用科学的管理方式改进流程优化急诊就医流程等,引发了同行热烈反响与共鸣。

(朱人杰　范璐敏　沈玲丽　任天文　王书卜　陈薇　陈晨　周程辉　左星华)

第九章

全面 SPD 数字化管理

——上海交通大学医学院附属同仁医院

●

■ **一、医院实施 SPD 服务的动因分析**

上海交通大学医学院附属同仁医院,又名上海市同仁医院、上海市同仁红十字医院,成立于 1866 年,是上海开埠以来最早的西医院之一,以下简称"上海市同仁医院"。百余年来,秉承"同心同德,仁怀仁术"的院训,始终致力于医学事业的发展与人民健康的保障。近年来,随着国家政策的不断变革,上海市也同样发布了与医院医疗耗材管理的相关政策,上海市同仁医院同样面临信息革命以及管理变革的冲击,在这样的大背景下,实施 SPD 服务的动因可以从以下几个方面展开。

(一) 行业背景

随着世界医疗水平的高速发展和医院规模的不断扩大,医用耗材的更新速度越来越快,采购品种和采购数量也快速增长,这对医院医用耗材的采购、验收、入出库和库存管理、使用及收费等各个环节的精细化管理提出了更高的要求。

随着 101 个 DRG/DIP 支付方式改革试点城市全部进入实际付费阶段,2021 年 11 月 19 日,国家医保局发布《DRG/DIP 支付方式改革三年行动计划》(以下简称"三年行动计划"),全面吹响了我国医保支付改革的行动号角。"三年行动计划"实施,行业或迎巨变,国家医保局在三年行动计划中提出"4×4 任务安排",即聚焦抓扩面、建机制、打基础、推协同四个方面,分阶段、抓重点、阶梯式推进改革工作,加快扩面步伐,建立完善机制,注重提质增效,高质量完成支付方式改革各项任务。这一安排要求到 2025 年底,所有医保统筹区开展 DRG/DIP

支付方式改革并实际付费;医保统筹基金 DRG/DIP 付费医保基金支出占统筹区内住院医保基金支出达到 70%;统筹区内符合 DRG/DIP 付费实施条件的开展住院服务的医疗机构实现 DRG/DIP 付费全覆盖;对纳入按 DRG/DIP 付费的病种/病组,医疗机构要全面实现 DRG/DIP 付费,鼓励入组率达到 90% 以上。

　　上海地区实行 DIP 模式,医院端如何在现有医疗耗材成本精细化管理的基础上,结合 DIP 政策,高质量地完成医保支付方式改革的各项任务,以下为医院端对 DIP/DRG 系统的思考方向(表 9-1)。医院端需借助 SPD 服务及数据平台的引入,形成全院数据全链条立体交互,以及院内院外联动质控的智能交互。

表 9-1　对医院端 DRG/DIP 系统的拓展思考

以高质量发展为基础的全链条信息联动	医院数据全链条立体联动	DRG/DIP 深度数据挖掘包含患者基本情况、诊疗数据、财务数据等内容,数据在保证准确的前提下实现高效率的联动交互
	上级医保部门数据反馈与指导	建立相关数据的实时反馈机制,为未来发展提供标杆与方向
	院内院外联动质控的智能性联动	精细化管理要求数据的高度准确校验,真实反映医疗情况,高度准确的 DRG 付费大数据集有利于未来 DRG 的可持续发展

(二) 医疗耗材管理转型

　　传统的医院耗材管理模式都是耗材采购入库时即核算医院的采购成本,耗材出库至使用科室即核算科室当月的使用成本。由于科室领用计划不严谨等原因,极易造成某些月份收支不平衡,甚至出现支出大于收入的情况。上海市同仁医院目前正是一个迅速发展的阶段,如何打破原有供应模式,减少医院库存耗材资金的占用量,实现使用科室收支匹配,提高医院的资金使用效率,是医院医疗耗材管理亟须解决的问题,医疗耗材管理模式的转型迫在眉睫。

　　提升院内医疗耗材管理效率,解决医院上升期间面临的医疗耗材使用的种种问题,能够在不影响医疗行为的前提下,有效控制医疗耗材的采购成本,是医院实施 SPD 服务的初衷。随着国家政策的相继出台和实施,促进医院内医用耗材的管理从过去的粗放式管理,走向溯源、安全、高效、规范的精细化管理。基于耗材的精细化管理,利用大数据可视化系统工具,实现多维度的数据挖掘分析，对各种因素进行下钻，发现科室成本和病种成本存在的问题。分析医院成本变化的原因和趋势，从而能有效评价医院不同科室，乃至不同医疗机构的用耗管理水平，形成医疗耗材科学评价体系，为实行 DIP 医保支付政策打下基础。

■ 二、医院 SPD 服务实施

在宏观政策的影响下，结合我国医药行业竞争发展趋势及发达国家的医疗材料服务案例，医院于 2017 年 3 月正式与国药控股菱商医院管理服务（上海）有限公司（以下简称"国控菱商"）合作，从资金流、物流、信息流三流出发，构筑新型的价值链服务体系，在原有物流延伸的基础上创新推出医院物流智慧供应链服务模式，即医疗耗材的集中供应模式（SPD 模式）。

（一）医院与 SPD 管理模式的融合与再造

1. 中心仓库管理模式的改变

由于医院场地等实际问题，原本的院内中心仓库取消，只保留了现场办公场地及手术室高值耗材的少量临时备货区域。医疗耗材主要储存在国控菱商的区域中心仓库中，在智能化仓储中心中，对库存产品进行条码化管理，自动贴标机提高了标签的粘贴效率，实现仓储管理的标准化、可视化、智能化。结合物联网技术，软件、硬件的数据互联互通，利用现代化物联网技术，实现数据的透明化、可视化，降本增效。

区域中心仓库距医院约 18.7 公里，单线车程约 30 分钟。中心仓库的使用，既保证了医院备货耗材的充足储备，也节约了医院场地。现场办公区岗位设置及职能见表 9 - 2。

表 9 - 2　岗位设置及职能

岗　　位	人数	岗　位　职　责
院内仓负责人	1 人	主要负责协调院内大小事宜，并与医院管理部门进行协调沟通
采购员	2 人	主要负责产品首营、日常订货、直送记账、勾票、付款申请等作业

续　表

岗　位	人数	岗　位　职　责
订单员	1 人	主要负责 SPD 系统下的销售订单操作以及科室问题的沟通解决
仓库管理员	2 人	主要配合中心仓库进行临床二级库的医疗耗材配送以及日常二级库库房盘点等
手术室专管员	1 人	主要负责手术套包的日常工作

国控菱商全面接手医院中心仓库后,先后对院内基础耗材数据进行了重新梳理,梳理后完成了 2.4 万种品规及约 380 家供应商的数据信息的建档及完善;质量部门对供应商进行资质和质量保证能力的审核,其中代理产品或重要物资采购前,除审核有关资料外,必要时会实地考察。审核通过的资质证照,扫描进证照管理系统备查,全面系统化管理,近效期提醒,减少了医院证照收集、审核、管理时间,医院需要查看时,可自行登录证照管理系统进行查询。这项工作不仅加强了医院医疗耗材供应商资质的管控力度,还保障进院医疗耗材的安全有效。

医院物资系统与 SPD 系统进行了信息化对接,既保留了医院前端原有的操作模式,又优化了后台的操作。临床二级科室的耗材申请信息通过接口传输至 SPD 服务系统,提高了订单明细的及时性、准确性;SPD 服务系统将出库销售信息回传给医院物资系统,信息保持一致。

在财务发票对接方面,与医院重新约定了开票周期,每月统一进行开票,从多供应商对接,到 1 个耗材供应商对接,减少了院内管理部门的工作量,开票数据通过接口进行传输,保障了数据的准确性,节约医院财务人员核票工作时间,提高效率。

上海区域所有收费耗材销售都需要上传至上海市医药采购服务监管系统(阳光平台)国控菱商与药事所对接,医院设备科只需审核确认即可(图 9-1)。

2. 临床二级库耗材管理变化(低值普通耗材)

通过临床调研情况,了解到从前临床科室的以领代销、自行保管、无法准确记录实际终端消耗情况,以及不易控制科室耗低值普通耗材的成本等情况,针对

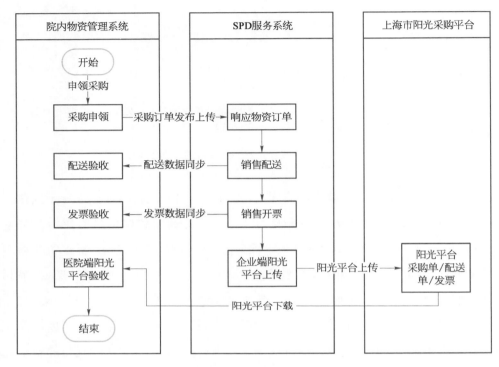

图 9-1   阳光平台上传流程

以上问题，逐步规划推行了 SPD 临床二级库定数的服务模式，以及 HIS 收费标签的管理模式。

（1）定数管理模式：采用定数模式，医疗耗材使用后结算，医院二级库成本为"零"，使用后再与国控菱商进行结算，针对护士对临床二级库耗材自行保管的情况，耗材储存位置为多处，不便于管理，国控菱商对于临床二级库进行了重新整理及改造，帮助护士进行了医疗耗材储存位置的统一，并且配置了收纳盒，使二级库的使用更加清晰、便捷。

耗材使用后，通过护士手持 PDA 进行扫码确认消耗，固定周期进行补货，后台对临床二级库库存进行监管，并且定期对二级库进行耗材盘点，如遇产品积压过期、标签丢失等情况都会及时调整。二级库库存为国控菱商所有，医院实现真正意义上的零库存，护士无需对二级库进行管理，减轻了护士的非医疗工作时间。

目前已上线定数的临床科室（包含门诊及病房）共计 125 个。上定数前，临床每月平均申领品规 17 823 件;定数启用后,临床每月申领品规平均缩减至 519 件。定数品规覆盖率平均占比为 83.65%,定数订单基本占全部订单的 90%。

使用后结算定数减轻了医院二级库每月备货的耗材成本,并且更有效地控制耗材使用量,经比较,使用后结算每月开票比出库结算每月开票平均减少 34 万 1 千元。因现在科室只需申领定数管理范围外的"临时品",这种方式可大幅度降低产品本身的申领件数。实际上在实施 SPD 定数管理后,医院的耗材申领件数整体上有了明显下降,减轻耗材申领业务量上的效果就显而易见了,详见图 9-2。

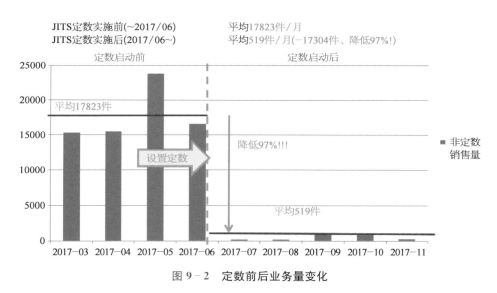

图 9-2   定数前后业务量变化

由于定数的实施,耗材可根据科室需求进行拆分,对于领用终端的使用情况可以更直观、更明确地记录,对耗材管控也更有效;定数产品占比的增多,可帮助采购提升常规耗材备货的准确率。

(2) HIS 收费标签:因上海市阳光平台的实行,医院会出现新准入产品,阳光平台还未议价,临床出现使用后漏收费现象;医院收费采取人工手动收费模式,容易收费遗漏;医学基础信息整合缺陷导致的收费错误,张冠李戴。基于以上问题,为了改善错收费、漏收费问题,提高收费准确性,确保阳光平台上传准确,减少医保扣费,降低医院损失;临床科室无法准确记录实际终端消耗及不易控制科室耗低值普通耗材的成本的情况,医院联合国控菱商实施了 HIS 收费标签服务项目。

可收费耗材进行最小颗粒度的标签化管理，通过对 HIS 收费端的改造，使医院 HIS 可以扫描并识别国控菱商提供的 HIS 标签，护士使用收费时，直接使用手持终端扫描耗材的 HIS 标签，做到实时计费。护士通过固定周期对临床二级科室的领用与消耗对比，可以清晰明了地看出科室成本情况（图 9 - 3）。

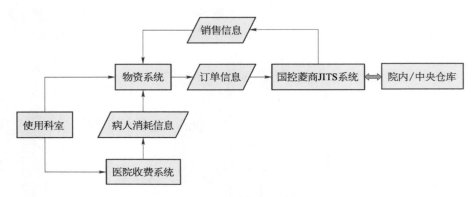

图 9 - 3　信息对接流程

HIS 收费标签的实施，扫码计费代替了人工计费，使整个信息流链接了起来，国控菱商将耗材的销售信息（即医院的入库信息）传给医院物资系统，物资系统增加医院库存；临床科室通过医院收费系统扫描 HIS 标签，向患者进行收费，医院收费系统将患者的收费信息（医院消耗数据，即医院出库信息）回传给医院物资系统，医院物资系统接收收费数据，减少医院库存。根据此操作，可将医院收费耗材进行使用与消耗的数据管理。

通过 HIS 收费标签的实施，医院收费准确性大大提升，减少了医院因收费情况而出现的损失，并且加强了医院的管控情况。

3. 手术室/导管室耗材管理模式

（1）高值耗材 RFID 智能柜管理：医院耗材的精细化管理重点内容为手术室/导管室的耗材的高值耗材。未实施 SPD 前，医院采用使用后结算作为高值耗材的结算方式，供应商送货时，通过医院物资系统打印高值耗材收费标签，然后将耗材送至设备科，设备科进行预验收后，再送至手术室/DSA，手术室/DSA需安排专职护士对高值耗材进行管理，手术室中的高值耗材呈现种类多、用量大的特点，并且由于供应商送货频率的不一致，导致设备科每天都有大量的高值耗材预验收的工作,手术室/DSA 专管护士也需要对高值耗材每日进行手工盘点及耗材的使用记录。库存不足时,需要专管护士自行统计,并将缺货情况告知设备科,设备科将需要补货的耗材通知供应商。整个流程,专管护士与设备科的每日工作量大。

实行 SPD 后,因使用以上模式的医用耗材物品归属权为供应商,而院内医用耗材的管理工作为国控菱商开展,国控菱商对此类单品价值较高,并且归属权不属于自己的产品,引用智能柜管理模式,高值耗材在预入库时,除了需要粘贴其代销条码外,还需赋予它存入产品信息的 RFID 标签。

医院投入使用了高值耗材智能柜手术室 5 台、DSA 6 台,共计 11 台。智能柜投入使用后,重新梳理入柜耗材,存放手术室内价值较高与重点管控的医用耗材。智能柜的使用,对于专管护士,不需要每日对高值耗材进行盘点,放入内部的耗材,由智能柜自动盘点,并且每次开门都会进行库存盘点,快捷方便,并且数据准确,使高值耗材的盘点工作轻松有序且有依有据;动态库存的实时监测、全程电子化的记录使耗材的使用情况和缺货信息一目了然,并且通过效期管理,界面上对近效期进行提醒,准确提示并定位近效期耗材,避免耗材过期风险;如遇因使用过程中,耗材的损耗,可使用耗材报损功能,报损信息自动记录,库存更新。智能柜通过接口实时传输至 SPD 服务系统,通过提供强大的统计报表,实时统计供应商送货情况与耗材使用情况,无需手工核算记录,方便与供应商的结款。

通过智能柜的投入使用,重新梳理和规范了手术室/DSA 内高值耗材的库存管理流程及操作。使高值耗材做到全程追溯,以及库存效期的实时管理,减轻手术室护士对代销耗材管理的工作量,使其有更多的时间投入到医疗行为当中去。

通过投放高值耗材 RFID 智能柜的举措,实现医院对高值耗材使用的实时监管和全流程追踪,帮助医院真正实现专业化、系统化和精细化的耗材管理。通过对耗材管理的流程优化,全面提升高值耗材使用记录、库存监管、申领管理、采购供应环节中的自动化、信息化水平,使高值耗材在供应商、医院互通流转,达到方便临床、规范管理和提高效益的目的。

表 9-3 对比了投入智能柜管理的前后工作情况。

表 9-3 智能柜管理对比

管理环节	具体项目	智能柜投入前	智能柜投入后
高值耗材追溯	使用人员的追溯	护士记录	指纹识别取耗材，智能柜记录使用耗材人员
	管理方式	由护士自行管理	智能柜记录库存、使用记录
高值耗材盘点	盘点时间	交接班护士进行盘点并记录，每次约15分钟	每次拿取关门后，智能柜自动盘点（国控菱商每周复核盘点）

（2）手术术式套包服务：手术室是工作节奏快、应急突发事件较多和临床风险频发的科室，随着医院的发展，患者收治越来越多，手术量也日益增多，手术室护士的术前耗材准备压力也日益增加。为了缓解手术室护士的术前准备压力，以及为医院推行 DIP 打下基础，国控菱商与医院共同努力实行了手术术式套包的服务。手术套包服务的实施，既可以减少医院护士的术前准备工作，又可以通过基础数据的梳理与分析，辅助医院进行耗材使用管控，以及成本分析为医院后期实行 DIP 打下基础。

服务提升的前提是信息系统的完善，与手术套包相关的系统为医院物资管理系统、医院 HIS 收费系统、手术室的手术麻醉系统、SPD 服务系统，服务前医院做了有关信息系统的大量的准备工作。通过三个系统的对接，实现了整个信息流闭环（图 9-4）。

根据医院实际情况，手术套包服务工作分为以下三个阶段进行。① 第一阶段先进行医院手术管理系统与国控菱商的对接，主要数据传输为医院手术管理系统确认的手术计划，包括已排班的手术计划、手术术式名称、主刀医生、手术套包选择情况、手术时间、手术地点（手术间号）等信息传给国控菱商，国控菱商收到手术计划，并根据事先录入的手术套包基础数据，进行耗材准备及打包，并将手术套包数据（包含手术套包中的耗材产品名称、规格、型号、效期、批号、数量）传给 HIS 系统，实际使用中护士直接扫描手术套包码即可进行计费工作，基础工作完成后，开始试行基础手术套包。② 第二阶段实现线上手术套包模板内容的线上申请及变更，所有修改内容均在医院物资系统内完成，完成后再同步给医院手术管理系统与国控菱商的 SPD 系统。③ 第三阶段全面推进阶段，系统全

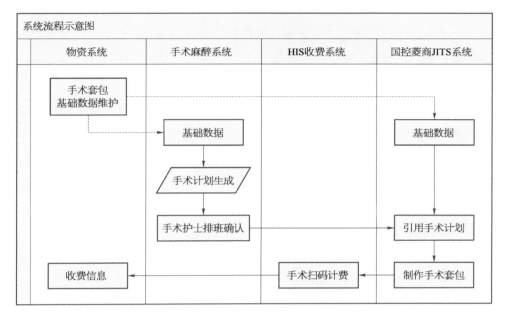

图 9-4   手术套包系统流程示意图

面调通后,由手术室护士自行发起手术套包构建内容,经由相关人员审核通过后开启新增或修改手术套包。开始全面推行手术套包工作,并且可以根据需求展开精细化、定制化套包。

4. 对 DIP 医保支付改革模式的探索

基于大数据的耗材科学管理路径医院,已经从最初的物流管理,走过了效益管理,慢慢走向了临床评价、临床支持,最终走向耗材的合理使用阶段。工欲善其事必先利其器,有一个好的工具,是医院深入进行耗材科学管理的助力。基于大数据的成本管理模式为大势所趋,对习惯于传统成本管理模式的医院来说,改变熟悉并擅长的方式,重新接受新的方式不是一件简单的事。在运用大数据技术管理成功之前,管理层很难获得医护人员的理解和配合。总之,虽然大数据时代已然到来,但这种新型的成本管理模式还在不断探索的道路上,要取代传统成本管理模式还有很长一段路要走。

随着医院使用医用耗材采购量已从 2019 年的 2.75 亿发展到 2021 年的 3.59亿,三年近 1 个亿的增长体量。随着目前带量采购、医保飞检、DIP 政策、医疗审计等政策压力,以及临床需求不断加剧,医用耗材是支撑医院高质量发展的关键要素,医院医疗耗材管理面临巨大的挑战。

于是医院与国控菱商进行了深入的沟通与交流,希望医院与 SPD 运营商的黏合度更高,并且经由 SPD 运营商强大的数据基础及专业的耗材知识,对医院临床耗材合理使用做出一定的数据支撑,辅助医院进行耗材的管理。

医院与国控菱商启动了大数据分析项目,精益物流中实现每一个耗材的全程可追溯,是医用耗材物流的基本目标,但是难度很大,主要问题在于医院各个系统中的信息不对称及数据割裂,通过系统对接、数据对码的工作,目前医院已实现大部分耗材的全程可追溯工作(包含所有可收费耗材及价值≥500 元的医用耗材的追溯工作),数据可视化,有效防控风险,从海量数据中获取临床证据,为医用耗材科学管理提供依据是医院下一步要进行的工作重点。

抽取医用耗材相关系统的基础数据,为医院提供了更加灵活、经济、适用的解决方案。全面挖掘数据价值,从产品知识库、品种供应、经济效益和临床实证结果为临床学科发展提供医用耗材相关专业支持。

根据医院的管理要求,数据分析的主要指标为临床用耗检测、耗材监管指标、科室成本核算、收支配比、非收费耗材的成本核算等,采用对比分析(包括目标分析、时间分析、空间分析与特定值分析,通过对比,从差异中找到问题或者找到变化)、分组分析[根据数据分析对象的特征,按照一定的标志(指标),把数据分析对象划分为不同的部分和类型来进一步研究,以揭示其内在的联系和规律性]、细节分析(需要通过细分来了解影响指标的真正因素是什么,才能最终达成解决问题这个目标的方法)等,先对整体进行分析,了解医院的用耗结构,再追溯到具体数据,科室到耗材品种,耗材品种到详细品规,从异常病种到异常术式再到异常品种,找到异常所在;对比不同的科室所使用的耗材品规以及对应的诊疗组,再到不同的疾病及术式数据差异,识别问题;对于问题追溯到具体的原因,分析问题根源,从而不断完善医院的耗材管理工作。

第一阶段主要为分析模型的建设及问题的定位,分析模型主要为以下四个维度(表 9 - 4)。

(二)医院实行 SPD 的成效

医院响应国家"取消公立医疗机构医用耗材加成"的医改精神,提高医保资金的使用效率,实现医用耗材的精细化管控,实行医院提供办公场地,保留耗材

表 9 - 4 分 析 模 型

维 度	目 的	指 标
医用耗材监管指标体系建设	主要为合规性的检查,开展宏观监管	① 卫生材料占比＝医用耗材收入/医疗业务收入(不含药) ② 每百元医疗业务收入(不含药)所产生的医用耗材支出 ③ 就诊(住院)患者均次消耗的卫生材料费用＝卫生材料费/就诊人次(住院人次) ④ 纳入重点监管目录的医用耗材品种收入在全部医用耗材收入的占比＝高值品种收入/卫生材料收入 ⑤ 重点监管目录的医用耗材品种收入在全部医用耗材收入的占比＝重点监管品种收入/卫生材料收入 ⑥ 集采目录的医用耗材品种收入在全部医用耗材收入的占比＝集采品种收入/卫生材料收入
医用耗材用耗成本核算	主要为科室用耗成本及耗材品种用耗成本(不可收费)分析,不同的耗材品种采用不同的衡量比较方法,降低医院耗材的管理难度与盲目性	① 非收费耗材的床日费用 ② 非收费耗材人次成本核算(适用于医技科室)
可收费类耗材收支配比分析	反映不同科室、不同品规收支配比情况以及识别不同品规耗材的风险程度	收支差异(结余金额)＝领用数据－使用数据
临床用耗品种使用情况和异常使用检测	对临床展开使用监测	根据《医疗机构医用耗材管理办法(试行)》《医疗器械临床使用管理办法》等政策性文件对医用耗材管理的要求

品种遴选和采购权,将院内耗材物流及运营管理工作委托给国控菱商,由其承担运营中各项硬件和软件投入。上线 SPD 项目实现了医用耗材的全流程管理以及全过程追溯,不仅提高了医耗耗材的精细化管理程度,也降低了医院耗材的管理成本,提高了管理效率。医院实行 SPD 的成效主要体现在以下几方面。

1. 工作流程的优化

通过临床病区低值耗材定数化管理,实现了耗材申领的效率化,大幅度减少了护士人员花费在耗材申领及盘点上的时间与精力。科室无需过度备货,且合理优化库存,减少申领操作(图 9-5)。实现专业化和精细化正确的耗材管理,减轻临床的非医疗工作时间。目前上线科室为 91 个,每隔固定周期会对定数数据进行分析及优化,截至截稿前,医院的定数品规覆盖率平均为 91.32%,订单覆盖率为 97%。

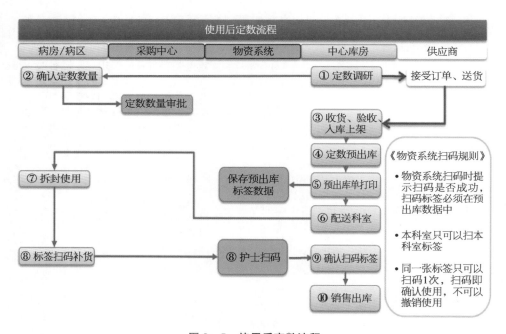

图 9-5　使用后定数流程

通过临床病区低值耗材定数化管理,优化了临床耗材申领流程。常规使用的耗材采用定数管理,护士扫码确认消耗后,由中心库房自动补货。无需护士再进行库房耗材剩余量的盘点,然后再做申请,大大减少了临床护士的耗材管理的工作量,使其能有更多的时间投入到医疗工作当中去。

可收费耗材的计费,从使用后由护士手工录入到系统中,到直接床前记账。可收费耗材的 HIS 标签管理,最小包装实物化贴码,通过扫码解析追溯到单个耗材,通过 HIS 系统对接实现可收费产品的扫码记账管理,使用移动医疗设备实现床前记账,及时操作,避免错收/漏收费情况的发生,整体更有效率。目前

HIS 收费标签已覆盖 85 个科室,平均每月发行量在约 10 万张。

手术术式套包的使用流程详见图 9-6,整个术前准备都由国控菱商工作人员进行,护士只需要在耗材使用后,在手术间内对使用的耗材进行勾选计费,每日将未使用的耗材送回到手术室无菌库房即可。

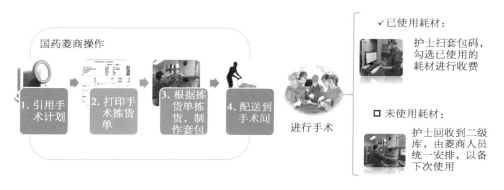

图 9-6   手术套包业务流程

按照术前耗材准备为平均每台手术 5 分钟,术后手工录入计费以分钟为例,实行手术套包后,每台手术为护士节省约 10 分钟,使其有更多的时间服务于手术本身。上海实行 DIP 支付方式后,可通过手术套包的积累数据,结合 DIP 进行手术的耗材成本分析,针对手术套包内的耗材,进行同种同效分析,逐步降低耗材的使用成本,进而使患者的就医成本降低,惠及百姓(图 9-7)。

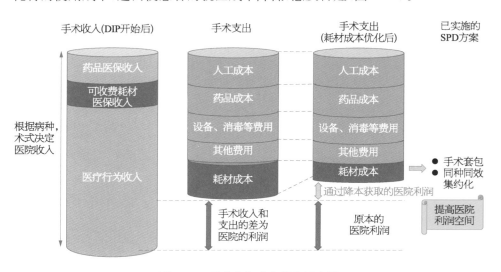

图 9-7   手术套包成本优化示意图

2. 管理成本下降

实行 SPD 服务后,医院方医疗耗材管理人数从 3 个人全职管理,转变为 1 个人兼职管理,大大降低了医院的人工成本。医院原有中心库房场地也分配做其他安排,无需提供耗材中心库房。

SPD 模式联通了医用耗材实物流、信息流与资金流,实现了医用耗材"零库存",物权转移并且改为使用后结算。通过"以耗代销""费量同步""用后结算"与"信息对账",不仅减少医院内的资金占用,也保证了财务核算的准确性,进而提高了科室成本核算精度,降低了医院与科室运营管理成本,推动了医院医疗耗材精细化管理。并且运用大数据平台,通过平台分析,为医院运营做支撑,提高了医院的运营管理效率。

3. 前后工作模式的比较

实行 SPD 后,医院整个医疗耗材的管理模式发生了天翻地覆的变化,医院设备科从实际操作工作回归到监督管理工作。以下引入 SPD 后,医院设备科工作的前后对比如表 9-5 所示。

表 9-5　设备科前后工作对比

序号	管理环节	具体项目	SPD 模式前	SPD 模式后
1	采购订货	供应商数量	普通耗材：1 家供应商（康泰公司） 高值代销：约 15 家供应商	1 家(国控菱商)
		日处理采购订单条数	代销产品每周约 15 条订单	0 条
2	仓库管理	备货品规数量	0 个品规	0 个品规
		批号效期管理	设备科不管理	设备科不管理、国控菱商管理
		耗材流转的可追溯性	无	有
3	耗材配送	配送人员开支	每个病区由护工到仓库拿取,需付护工相应的劳务费用	0 元

续　表

序号	管理环节	具体项目	SPD 模式前	SPD 模式后
4	管控措施	设备科审批设置	设备科审批	设备科审批
5	缺货备案	紧急采购渠道	医院需自行寻找供货方	平台商优势（多家供应商）
6	库存资金	一级库存金额	0 元	0 元
7	耗材结算	发票数量	每月至少 16 张	1 张发票
		系统录入方法	无需录入	无需录入
8	阳光平台	操作流程	正向流程。1 次采购 3 次操作（发起采购订单、确认供应商配送单和采购发票）	逆向流程。1 次采购 1 次操作（确认采购发票，采购订单和供应商配送单由系统补生成）

　　针对临床二级科室，护士从繁琐的耗材管理中解脱出来，有更多的精力投入到医疗工作当中去，有更多的时间去关注患者及提升医疗水平，提升医院的口碑与区域影响力。以下为临床科室实行 SPD 的前后对比（表 9-6）。

表 9-6　临床科室耗材管理前后对比

引入 SPD 后科室耗材管理效果的对比					
序号	管理环节	具体项目	SPD 模式前	SPD 模式后	备　注
1	耗材申领	可节约申领时间	每周盘点，每次约 15 分钟	库存为国控菱商所有，无需盘点	定量化，定数覆盖率比例得出的减少月申领时间，按照原来科室申领每次 15 分钟计算
2	耗材配送	可节约配送时间	由护工到库房领取，无配送	每周一、周四耗材由国控菱商主动配送到科室	—
3	到货周期	请领后到货的时间	有备库的约 2 天，无备库的时间不确定	定数无需申请，自动补货，无备库的可平台调节，实现最快速度到货	—

续　表

序号	管理环节	具体项目	SPD 模式前	SPD 模式后	备　注
4	库房管理	盘点的频率	每周盘点 2 次	每周 0 次，定数产品每月由菱商进行统一盘点，科室无需盘点	—
		批号效期管理	护士自行管理	定数产品菱商负责管理批号效期，先进先出	—
5	库存周转	二级库存周转天数	7 天	7 天	—
		二级库存平均备库资金	约 2 万元（根据目前定数铺货金额计算）	0 元	—

　　手术室通过引入高值耗材智能耗材柜、实行 HIS 标签收费及手术术式套包的运行，提高了手术室运行效率。以下为手术室实行 SPD 的前后对比（表 9-7）。

表 9-7　手术室引入 SPD 前后对比

序号	管理环节	具体项目	SPD 模式前	SPD 模式后
1	耗材拿取（套包）	护士拿耗材的次数	每日上午 1 次，下午 1 次，术间根据手术不确定次数取用	无需拿取，由手术套包专员术前送至手术间内
2	耗材计费（套包/HIS 收费）	计费耗时	5 分钟/台	2 分钟
		漏/错收的改善		减少漏/错收费的情况
3	高值耗材追溯	使用人员的追溯	护士记录	指纹识别取耗材，智能柜记录拿取耗材人员
		管理方式	由护士自行管理	智能柜记录库存、拿取记录
4	库存资金（智能柜/HIS 收费）	结算方式	使用后结算	使用后结算
		库存资金	0	0

续　表

序号	管理环节	具体项目	SPD 模式前	SPD 模式后
5	高值耗材盘点	盘点时间	交接班护士进行盘点并记录,每次约 15 分钟	每次拿取关门后,智能柜自动盘点

■ 三、同仁医院对医疗耗材管理模式的经验总结

随着医院 SPD 服务越来越成熟,院内网各方衔接越来越密切,成效也日益显著。总体而言,要在医疗耗材管理方面提质增效有以下几个方面的经验。

(一) 基础主档数据完整与统一,为业务数据分析打下基础

医疗耗材的主档数据信息是所有业务的基础。医院原有物资系统中的耗材主档数据存在很多问题,物资系统新建医疗耗材主档时无统一标准,没有形成统一的规则,不同人员也有不同的操作习惯,规格型号的拆分情况也不一致。SPD 引入后,通过 SPD 服务系统中的基础商品主档数据(一品一规)与医院物资系统的主档数据进行对照,补充物资主档主数据相关信息以及拆分主档规格型号,完善并补充了 SPD 服务系统中的主档数据。主档数据的完善与统一为后续数据分析打下了坚实的基础。

(二) 信息系统对接,实现数据的互联互通

医院物资系统、HIS 收费系统、财务系统、SPD 服务系统分别进行了系统对接。以医院物资系统为核心,SPD 服务系统将医院采购耗材数据推送给物资系统,HIS 系统将耗材的收费数据推送给物资系统。所有数据最后在医院物资系统中形成报表分析,最后由物资系统确认数据后,将采购数据推送给医院财务系统,做到数据的互联互通。减轻了管理部门的手工操作工作,使数据更准确。

(三) 智能设备减轻医护人员耗材管理负担

由于护士的长期习惯性操作,初期上线会打破原有的使用习惯,思维模式的转变,经过一段时间的使用与沟通,使护士能熟练使用智能设备,利用智能设备来辅助自己的工作,减轻了医护人员医疗耗材的管理负担。

(四) 大数据的运用,支撑医院管理

通过整合医院内各个系统内的数据,建立大数据分析平台,根据医院管理需

求，着重分析重点监管科室及耗材，以及相关病种的用耗分析，支撑医院管理及充分发挥信息数据的作用。通过引入 SPD 的运营模式，并且结合医院的管理重点以及医院的发展速度，逐步形成了有上海市同仁医院特色的医疗耗材管理模式并且医院对信息化建设也很重视，基础耗材精细化管理的措施，定数管理、收费标签管理、高值耗材智能柜管理及手术套包管理通过信息化管理，已经达成了一定的效果，信息化管理落到实处，而不是流于形式，多个信息系统并行，对接于医院物资管理系统，所有管理信息汇总于物资系统，形成专业的数据报表，更加高效与准确，既降低了医院耗材管理的成本，又便捷了医护人员及管理人员的操作。

为了响应国家政策以及提升医院自身业务水平，达到医院高质量发展的目标。医院的管理主要聚焦在资源的配置质量及效率上，医院的运营管理重点为经济管理，以大数据的方法建立病种组合标准体系，基于大数据树立医院评价标准，投入使用大数据分析平台，建设大数据决策管理支持系统，不断优化医院的管理体系，使信息化能够得到充分发挥与使用。

■ 四、小结与思考

信息化建设是医疗供应链数字化转型的必要条件，我院通过信息系统对接，实现数据的实时传输，提高了整个供应链的运行效率，通过引入 SPD 运行模式，达到了医疗耗材精细化管理的目的，并且配合投入了智能化设备来辅助医疗耗材的管理；在此基础上，运用大数据分析支持医院管理决策，数字化贯穿整个业务流程。

现阶段有很多医疗机构也在积极引进 SPD 服务模式，如何让 SPD 模式配合医院管理，不流于形式，真正融入医院管理中，从而达到 1＋1＞2 的效果；而对于信息化建设，则需要根据医院自身的发展，循序渐进，做到真正意义上的信息建设服务医疗工作，提高效率，减轻医务人员的工作负担，使其能回归医疗本身，这些问题也是我们在医院管理中一直思考的方向。

（马骏　杨军　徐文蔚　王成　冯双喜　施拥华　李莹莹）

第十章

探索智慧化医院的临床应用

——复旦大学附属肿瘤医院

■ 一、医院实施 SPD 服务的动因分析及基础改造成效

复旦大学附属肿瘤医院(以下简称"肿瘤医院")是我国成立最早的,集医、教、研、防于一体的三级甲等肿瘤专科医院。作为国内具有代表性的专科三级甲等医院,肿瘤医院对比普通综合性医院有以下特点。① 体量和规模大:接诊、住院的病患多,外科手术也既频又多。② 医用耗材的采购和消耗量大:一线临床需要花费更多的时间用于医疗耗材管理,用于医疗工作的时间被挤占;手术使用的高值耗材的消耗金额和品规数量,占全院医用耗材的近一半,但相应的管控措施与管理水平并未予以加强,目前在用的有效管控手段和系统,只有采用智能柜管理的介入类耗材和采用医疗器械实时监管医院系统[1]预录管理的植入类耗材。且近年来肿瘤医院接诊人数和医用耗材用量的逐年增长,尤其是 2019 年建立浦东院区后,历年的医用耗材采购量也同步呈现爆发式提升。2018 年度医用耗材的采购金额近 5 亿元、2019 年度 6.31 亿元、2020 年度 7.35 亿元,2021 年度已攀升至 10.05 亿元,涉及上游供货商 248 家、品规数 1 900 个,其中"高值耗材"品规数 742 个,金额占比近 50%,达 5.02 亿。传统纯粹通过"业务增长——增派人手"的应对方式在现今医用耗材高精细化管理要求和事业编制限制的大环境

---

[1] 该系统由医疗机构和中心平台两部分组成。该软件系统能满足医疗机构、生产企业、经营企业、监管部门的全程追溯与监管要求。在长海医院和东方医院实际使用,应用效果良好;系统以条形码为主线,采用双条码和双制式条码扫描登记的手段和医疗器械对应手术信息的方式,进行植入性医疗器械的使用信息登记。该系统实现了产品编码化、数据标准化、管理信息化、监管全程化、信息透明化。体现了植入性医疗器械监管方法上的创新。该项目的整体水平属国内领先,达到国际先进水平。

下已难以为继，需要寻找能够彻底解决当前困境的创新路径，这在医院内部管理中显得日益关键而迫切。

随着国内医疗体制改革进程的稳步推进和深化，供应链管理理论在医疗机构的应用得到长足发展。越来越多的医疗机构开始引入 SPD 模式对自身供应链进行再造，以提升供应链效率，并实现医用耗材成本的持续优化。

2018 年 3 月，由医院领导牵头，组织内部职能部门专业人员和外部专家进行了前期的流程诊断与问题识别，确定选择以 SPD 模式作为驱动对医用耗材供应链进行了再造，在经历了前期复杂而细致的准备工作、中后期出现突发情况后的相互磨合，终于半年后达到了既定的预期效果。

数字化作为 SPD 模式下医用耗材供应链改造中的关键一环，通常会将 SPD 供应链服务商系统（以下简称"SPD 系统"）-院内物资管理信息系统（以下简称"物资系统"）-院内医用耗材计费系统（以下简称"计费系统"）以串联结构进行对接，从而实现诸如医用耗材申领的无纸化、系统间的数据传输等功能（图 10-1）。

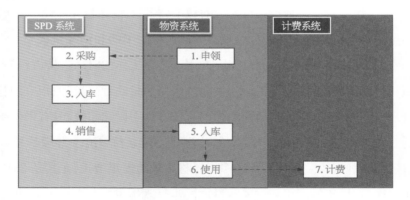

图 10-1　SPD 系统-物资系统-计费系统，系统对接结构图

肿瘤医院在引入 SPD 模式对院内医用耗材供应链进行数字化改造后，借助上下游各系统间互联互通的串联架构特点，再结合自身需求，针对性地进行软件开发、投放智能化硬件以对院内临床医用耗材相关业务流程进行深度优化，以辅助临床提升其医用耗材管理水平、管理效率及医用耗材相关业务流程中各环节的信息化程度。

引入 SPD 模式后，在没有增加院方人力与物力投入的前提下，不仅有效提高了医用耗材从"临床申领"到"院内配送"，乃至"供货结算"整条院内医用耗材供应链的效率和准确率。同时也显著提升了"医用耗材准入"环节中对于上游供货商资质与资质证照的管控要求和管理水平，实现了院方、SPD 服务商、上游供货商之间的多方共赢。

■ 二、SPD 服务优化再升级

在完成院内物流的 SPD 化基础改造之后，如何在运行现有的 SPD 模式基础之上，让院内临床的医用耗材管理水平和工作效率得到进一步提升，成为肿瘤医院管理层继医用耗材供应链 SPD 模式改造后的又一课题。以此为目标，医院内外部信息技术专家等共同组成的 SPD 供应链管理小组走访调研了比较有代表性的手术室、病房等医用耗材集中使用的临床一线科室，对于医用耗材在临床使用场景和日常管理场景中遇到的痛点、难点等问题进行归纳。结合肿瘤医院 SPD 模式下医用耗材供应链实现数字化后，各系统间的信息架构与当前智能化硬件的发展趋势，在反复探讨方案可行性与推演方案实行后的提升效果后，就以下临床难点、痛点提出了改进方案：将"高值耗材"的计费操作流程由原先的"人工录入计费"升级为"扫描计费标签计费"，以提升高值耗材的计费速率和计费准确率，更重要的是能够实现植（介）入类耗材级别的耗材追溯；针对手术室、病房等医用耗材使用集中的科室投放"配送机器人""电子标签"等新型智能化硬件以实现提升医用耗材管理水平及管理效率。

（一）优化前的手术高值耗材管理及二级库医用耗材管理操作流程及其痛点

1. 手术中高值耗材计费

为了方便分类管理与耗占比核算，各医院通常将医用耗材以"能否进行医保收费""是否为植（介）入类耗材"及"相对价格的高低"这三个维度，大致分类包括：不可收费耗材、可收费普通耗材、高值耗材、植（介）入类耗材，其中植（介）入类耗材和高值耗材[①]的管理是各家医院重点的管控方向（图 10-2）。

基于客观存在的个体差异，部分医用耗材存在"手术开始前医生无法判断当前患者所需品规与数量"的情况。因此植（介）入类耗材在实际被使用前会按照

---

① 肿瘤医院设定医保收费价格≥800 元为高值耗材，各家医院依据自身的管控目标，设定价格存在差异。

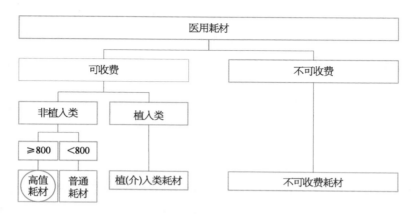

图 10 - 2　医用耗材分类图

相关管理要求由 SPD 运营商通过扫描植（介）入类耗材外包装上自带的 UDI 码的方式，预先将此次手术中所有可能会使用到的品规、数量及相关的"产生日期、失效日期、生产批号、序列号"等信息在医疗器械实时监管医院系统（由上海市红会信息科技有限公司开发，俗称"红会系统"）内全数登记录入在案，这种操作被称为"预录入"（图 10 - 3）。当手术完成后临床可通过清点未使用的植（介）入类耗材比对之前已预录入的植（介）入类耗材清单，以"反向比较"的方式在红会系统中确认此次手术所使了哪些植（介）入类耗材，而手术患者与其使用的植（介）

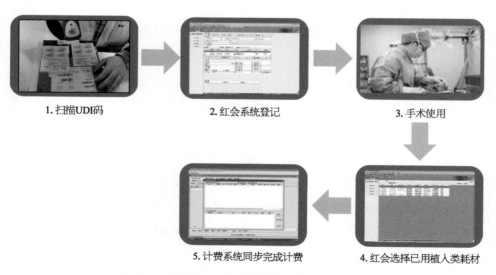

图 10 - 3　植（介）入类耗材"预录入"及计费流程图

入类耗材相关信息会在红会系统中留存,作为今后耗材追溯的依据。另外,在红会系统中已被确认使用的医用耗材信息会通过数据传输至计费系统中同步产生计费数据以完成计费操作,替代了人工操作计费的同时由于"预录入"已将可计费耗材的品规、数量范围进行了框定,变相提高了计费的准确率。

高值耗材同样存在"使用前无法判断"的情况,但不同于植(介)入类耗材,高值耗材在操作流程中并没有红会系统这样可进行"预录入"的系统存在。结合肿瘤医院的现状而言,医用耗材用量中手术使用高值耗材占比 35.27%,使用量大、品类繁杂。因此临床在手术完成后只能通过已使用高值耗材的空外包装、人工填写的取用清单甚至是人工回忆等方式,确认此次已使用的高值耗材品规及数量,最后在计费系统上进行人工录入计费。整个流程既费时费力,发生计费错误的概率也相对较高。

目前,若想实现高值耗材的耗材追溯,则临床在操作计费的同时还需要人工录入高值耗材的生产日期、失效日期、生产批号、序列号等信息。这不但导致临床工作量陡增,人工录入较高的差错率也会导致耗材追溯错误。此外,计费系统原生并不支持这几个信息字段的录入,需要对其进行改造。

2. 手术中突发医用耗材取用

肿瘤医院手术台数多且手术进行中容易出现突发的医用耗材需求,当前手术的巡回护士需要在手术进行的中途多次离开手术间,前往位于手术室所在平层一隅的医用耗材库房拿取所需耗材。在此期间,手术被迫中断,且中断时长与当前手术间离医用耗材库房之间的距离远近成正比。根据统计结果,单是肿瘤医院浦东院区平均每天由于手术中拿取医用耗材造成的手术停滞的总时长就约为 20 小时。

此外,由于是手术进行中突发的医用耗材需求,所以并不像术前准备那样有充裕的时间填写明细清单、照单拿取。多数情况下是凭借短期记忆进行医用耗材的取配,容易出现错拿、漏拿的情况,导致手术停滞时间进一步延长。而同样由于这些临时取配的医用耗材不在术前准备的医用耗材清单上,在手术结束后的计费环节容易出现"漏计费",又或者当手术室进行每日例行医用耗材库存盘点发现库存数量存在差异,并恰好涉及这些临时配取的医用耗材时,会由于术前准备医用耗材的清单上此类临时取配记录的缺失,相关的复盘核实工作的难度和所需花费的时间陡增。

3. 临床二级库医用耗材管理

在院内，医用耗材从验收入库到实际使用于病患之前，中间一般需要经过一个由院内后勤人员全职负责管理的"一级库房"和一个当前患者所处临床科室负责管理的"二级库房"。在实际工作中，相较于聘用全职后勤人员来进行管理的一级库房，二级库房在各家医院中普遍由所属科室的护士兼职管理。双方除了由于"全职"与"兼职"之间必然存在的精力投入多寡不同之外，在医用耗材的管理知识储备和实际操作经验上也存在一定差距。

虽然肿瘤医院已实现了全院二级库房的定数上线，从实际的运行效果来看，定数化管理后的二级库房相较往前，医用耗材管理的效率有了大幅度提升，进而让临床能有更多的时间从非医疗工作中解放出来。

然而，目前的定数管理也存在一定的自身局限性，主要体现在以下几个方面。

首先，各医用耗材的定数量并非一成不变，而是会依据周期内临床医用耗材的实际消耗量每隔一段时间做出动态调整。同时，库存数量也会随着医用耗材的实时消耗与补充，不断在动态变化。但由于定数相关设置和数据保存于 SPD 系统中，若临床想要获知某医用耗材当前的定数量和系统后台的库存数量，只能通过询问 SPD 运营商，由其代为查询 SPD 系统后，方能确认。所以，在先前的走访调研时，有多个科室反馈医用耗材定数量和库存数量的查询不够便捷。

其次，即便是将"先进先出"原则作为库房管理基础、几乎深入每个库房管理者意识的今天，却还是会由于各种或主观、客观的原因出现医用耗材过期的情况。"如何及时发现临近效期的医用耗材、避免过期医用耗材流入到使用环节"是二级库管理中的老大难。而定数并无法杜绝此类问题的出现，在不投入智能化硬件的前提下，只有通过定期进行库房整体全面的库存效期盘点，才能避免过期医用耗材的产生和被使用，但临床医务人员的工作量也随之增加了。

最后，由于大中型医院临床护士科室间的岗位轮换比较频繁，常会发生"医用耗材品牌更替、包装更新，包装内的产品数量发生变化"的情况，为了方便护士快速熟悉本科室新老医用耗材的存储位置和产品信息，临床通常会在二级库房内粘贴印有医用耗材相关信息的贴纸，以标记医用耗材的存储位置并提示医用耗材相关信息(图10-4)。但当遇到需要调整医用耗材存储位置时,却又不得不撕掉原来的贴纸再换上新的。反复地粘撕贴纸很容易出现撕坏的贴纸残留,既影响了美观,贴纸的残留部分还很难清理干净,无形间又增加了工作量(图10-5)。

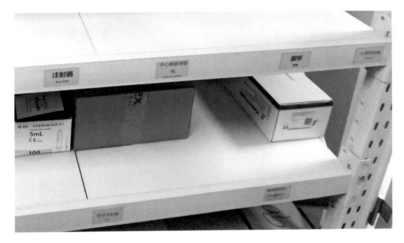

图 10-4   耗材贴纸

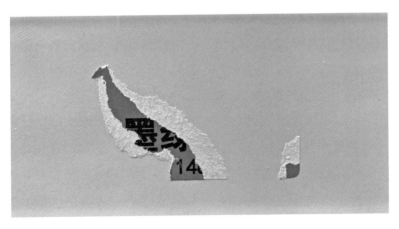

图 10-5   贴纸残留

(二)优化理念与实施后预期目标

作为国内知名大型专科医院,肿瘤医院相较普通综合型医院,除了接诊本地患者外,还有大量全国各地慕名而来的患者;而鉴于肿瘤类疾病的特殊性,接诊患者中有很高比例最终会以外科手术作为治疗手段,与之相应的需要住院的患者数量也相对更多。具体反映在医用耗材的使用上则表现为:临床在诊疗和科研教学过程中需要使用到超过 4 000 个品规的各类医用耗材,年使用金额超 10 亿元,其中高值耗材在金额与品规数的占比上已接近 50%;从使用科室层面看,手术室与病区占全院医用耗材总消耗量的近 70%。

医用耗材 SPD 模式再优化的主体思想是"在规避增加临床一线人力投入的前提下,如何针对院内不同医疗部门在医用耗材管理上的难点痛点以及需求差异,提供相应的改善措施,进而提升院内医用耗材供应链各流程环节的精细化管理水平和效率,并证明相关针对性改善措施的直接有效性"。

结合肿瘤医院的自身特点、实际情况与预期目标,专家团队将占总医用耗材消耗总金额近 7 成的手术室和病区作为走访调研的主要对象;从耗材类型角度上将占医用耗材消耗总金额近一半的高值耗材纳入重点关注范围。通过前期大量从实地走访调研获得的反馈,确定以前文中提到的"手术中高值耗材计费""手术中突发医用耗材取用需求"及"临床二级库库房管理"这 3 个需要耗费大量临床人力投入且管理繁杂的非医业务环节作为主攻方向。

在经历了多部门和院内外专家团队对改造方案的集思广益和反复推演论证后,确定了以下改造方案。① 针对"手术中高值耗材计费",决定将手术中高值耗材的计费操作流程由原先的"人工录入计费"升级为"扫描计费标签计费",以提升计费的速率和准确率,并实现耗材追溯。② 针对"手术中突发医用耗材取用需求",决定在手术室内投放配送机器人,并由 SPD 运营商派驻手术室专职的医用耗材库管理员,接替部分原先由护士承担的诸如各台手术的术前医用耗材准备、医用耗材房管理等工作,同时由其辅助配送机器人,负责往机器人货厢中投放术中突发使用需求的医用耗材。③ 针对"临床二级库库房管理",决定在二级库房投放"电子标签"作为定数的辅助智能硬件,以提升二级库房医用耗材管理水平并减轻临床非医疗工作压力。

期望通过已确认的问题点进行针对性信息系统功能开发、投放智能化硬件、联合 SPD 服务商协同参与,达到进一步提升临床乃至全院的医用耗材精细化管理水平和效率,成为肿瘤医院打造智慧型医院理念的组成部分。

(三) 优化措施相关技术支撑

1. 高值耗材扫描计费标签计费

高值耗材扫描计费标签计费的流程很大程度上借鉴参考了植(介)入类耗材

的"预录入"及计费流程,但也根据高值耗材在临床使用中的实际情况做出了相应的调整。不同于植(介)入类耗材,绝大部分的高值耗材的外包装上并未出厂自带 UDI 码等可以通过扫描解析出产品各类信息的标签。所以,需要确认"计费标签纸张大小及材质""扫描计费所使用的计费标签编解码规则""各系统应对计费标签发行及扫描计费的功能改造""负责计费标签发行、粘贴及扫描计费的操作流程规划"。

(1)硬件方面:用于扫描计费的计费标签决定采用当前主流的二维码,二维码在识别的速率、准确度以及在相同标签大小下能提供更多数据内容,相较 UDI 等一维码更胜一筹。

采用可进行二次粘贴的贴纸作为计费标签用纸(图 10 - 6),方便临床在术中使用高值耗材时,能够轻易地将其从外包装上揭下后统一贴于一处,并在术后进行扫描收费。以这样简单机械化的操作替代原先清点已使用高值耗材的空外包装、人工填写的取用清单,以及人工回忆的方式来确认此次手术使用的高值耗材品规及数量。

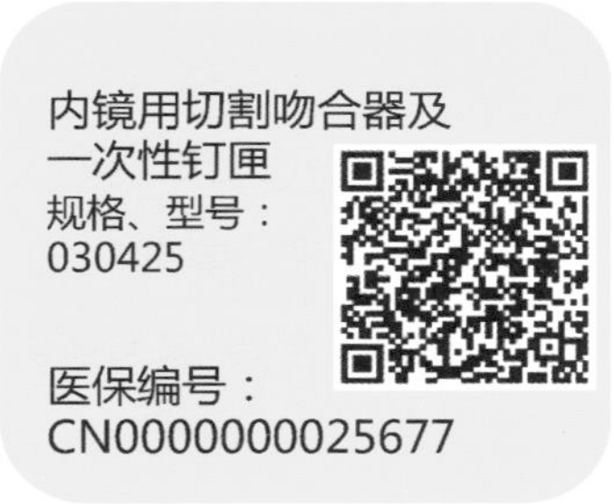

图 10 - 6 高值耗材标签

(2)软件方面:出于流程最优和不增加临床人力投入的考量,决定将计费标签的发行功能放在 SPD 系统并将标签的粘贴工作交由 SPD 运营商负责。理由是——SPD 运营商操作 SPD 系统进行高值耗材系统入库验收时,品规、产生日期、失效日期、生产批号、序列号等本就是必填项,所以只需对 SPD 系统稍加改造,使其适配标签打印机发行计费标签,并能够将入库验收时填写的高值耗材相关信息直接套用于计费标签上,这样除了粘贴计费标签的操作之外,整个"发行计费标签计费"流程中并无其他人力投入增加。其次,SPD 系统是整个供应链 SPD 模式改造后各系统间数据信息流串联互通的最初一环,其作为数据源头,由其发行的计费标签,标签所对应的高值耗材相关信息将会在各系统间自动流转,避免了在物资系统、计费系统需要投入人力进行上述各项信息的重复录入。

在计费系统的改造上,除了给每台用于计费的计算机添置扫描枪并在计费系统中新增"生产日期、失效日期、生产批号、序列号"等可记录的字段外,结合各系统间数据信息流串联互通，当扫描计费标签计费时，会将扫描枪解析获取的标签号与SPD系统中已发行的高值耗材计费标签号进行比对。若SPD系统中存在与此次扫描的计费标签匹配一致的标签号，则计费系统直接判定"计费成功"，并在计费记录上直接引用SPD系统中此计费标签号高值耗材相关的生产日期、失效日期、生产批号、序列号等信息；而为了避免重复计费的发生，如果比对结果是SPD系统中此次扫描的计费标签并非首次匹配成功的情况，计费系统会给予计费操作者以报错提示。通过扫描计费标签，替代了原先需要人工在计费系统中需要搜索此次手术所使用的各个高值耗材计费编码才能进行计费确认，能够减少错收费、多收费的发生。并能直接引出已计费的高值耗材相关信息，在不增加临床工作量的前提下实现了高值耗材的耗材追溯。

考虑到手术中用到的大部分高值耗材都是在实际使用后才与供货商进行结算，针对这类采用寄售制的高值耗材，在临床完成扫描计费后，计费系统会向物资系统推送此次手术寄售高值耗材计费相关数据；物资系统则会将接收到的计费数据直接转换成采购订单流转至SPD系统。基于计费系统中所承载数据字段，SPD系统获取的寄售高值耗材订单中除了常规的品规、数量等信息外，还包含了计费阶段截取到的生产日期、失效日期、生产批号、序列号以及患者住院号等信息。相较之前在计费系统完成计费操作后，临床还需要在物资系统再进行一遍寄售高值耗材的申领，推行扫描计费后，除了减少了这部分的工作量之外，由于采购订单中已包含高值耗材和患者的相关信息，SPD运营商在操作入库时既能节省部分人力，入库数据的准确率也得到了提高。

2. 配送机器人

不同于绝大多数非医疗机构运用场景或医疗机构内非手术室医用耗材运用场景下的配送机器人，此次投放的配送机器人在投放前与厂家进行了需求沟通，针对手术室内医用耗材的配送进行了硬件和系统软件的配套升级以及流程的优化再造（图10-7）。

同样借助于之前将医用耗材供应链进行SPD模式改造时已实现的"SPD系统-物资系统-计费系统"串联互通，通过系统对接从物资系统同步医用耗材主档数据至部署于院内的配送机器人服务器，使临床对其下达医用耗材的配送任务后，配送机器人的系统信息中不单单只有"配送货位获取点"和"配送货物卸货

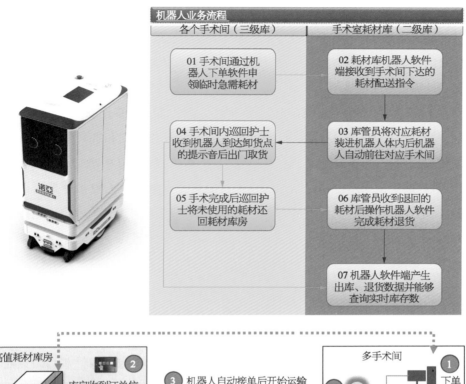

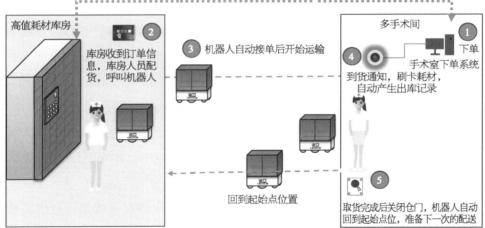

图 10 - 7　配送机器人操作流程示意图

点"这 2 个参数,还能够在需求指令中明确告知库管员此次配送所需医用耗材的具体品名、规格、型号、厂商、包装单位和数量等维度的信息。

利用各系统间的数据信息流串联互通,配送机器人的操作系统通过系统对接从 SPD 系统同步高值耗材计费标签的数据;创新性地在用于存放运输货物的厢体内搭载了能够读取识别视频标签(以下简称"RFID"标签)的单元模块——两者相结合，使配送机器人能够通过感应粘贴于高值耗材的 RFID 标签，实现识别当前装载的高值耗材具体品规和统计单品数量，并能与此次配送需求进行校验比对。若校验比对后发现存在差异，则配送机器人将不会开始此次配送任务，并会通过语音提示外加机身面板显示差异结果的方式通知库管员，直至差异高值耗材被取走且现存于厢体内的高值耗材与需求一致，杜绝了错配、漏配及多配发生的可能。

当配送任务完成后，此次任务所涉及的医用耗材明细和各环节时间节点将会被数据留存，可通过配送机器人的主机端系统进行查询并导出操作日志。这样，既杜绝了由于术中临时取配医用耗材没有记录于清单而发生计费错误的可能，又能在出现库存盘点差异时，通过导出的操作日志与当日手术排班记录进行对照，为复盘核实提供线索，进而迅速缩小需要排查的范围。

3. 电子标签

总结定数的局限性，可将其归纳为无法实现"库存数量、库存效期、库存货位"的可视化。为了实现这三个定数可视化目标，给二级库房中每个品规的医用耗材配置电子标签的方案应运而生。

作为首次辅助定数存在的电子标签，已先于医疗机构在零售业和制造业中广泛应用普及，已经历充分的市场竞争，价格趋于合理，使得单科室的投放成本可控制在万元以内（以肿瘤医院单科室 70 个医用耗材品规为例）。通过后两个领域长期且大量运用，还使其具备了"性能稳定可靠"和"操作简单易用"的特性。另外，由于电子标签硬件迭代周期较快，此次采用的电子标签除了针对临床二级库房的运用场景进行功能优化改造外，已更新到无线版本。相较于有线版，无线版的电子标签不仅能够无线数据传输，还搭载了分辨率更高的墨水显示屏以及可快速安装拆卸的设计，所以在现场安装时，无需对现场原有货架进行电路铺装，安装所需的时间和费用更少、安装后的显示效果也更美观。有别于上文提到的贴纸，电子标签在后期能够依据新需求方便快速地变更各标签的安装位置，从此告别撕贴纸出现残留的困扰。

电子标签的软件功能优化改造方面，除了能显示零售业所使用版本中常见的"货号、品名、规格、型号、厂商、单位、单价"等字段信息外，在针对临床二级库房所使用的版本中结合定数运用的特性还增加了"库存数量、基数数量、批次号、失效日"，且这四个字段的信息能够与 SPD 系统中的台数据保持实时同步。其中"库存数量"的底色会依据是否小于"基数数量"变为醒目的红色,以提示护士哪些医用耗材存在库存不足,后续会有补货(图10-8)。

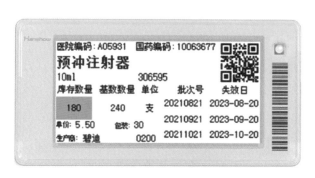

图10-8　电子标签外观展示

此外,鉴于电子标签屏幕显示大小和分辨率的限制,同屏只能够显示最早失效的三个"批次号+失效日"的组合。不过,当所显示医用耗材库存出现两组或以上"批次号+失效日"组合的情况时,电子标签会将组合按"失效日"由近及远进行排序,且显示的三个组合中任意一组的库存被消耗完时,会再次进行排序以刷新显示出原先处于第四位的组合。同时,为了降低过期医用耗材出现及其流入使用环节的可能,当屏幕所显示的某个组合中出现距今不足"90天"的"失效日"时,此组合的底色同样会变为醒目的红色,以提醒护士当前医用耗材存在近效期的库存,需尽快处理(图10-9)。

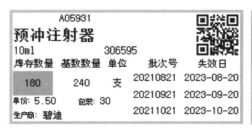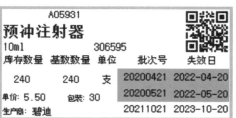

图10-9　电子标签显示界面

除了上述针对三个定数可视化目标的功能设计外,还考虑到"不要让投入的新设备反而增加了临床的操作负担",在控制软件的开发伊始,开发团队便将其设计成"整个使用环节无需有人为操作,完全根据设定好的软件系统脚本实时更新显示内容",为后续电子标签在临床的实际使用中获得大量正面评价打下了基础。

（四）优化实施后的效果分析

肿瘤医院此次改善方案的项目落地，从前期的需求调研到实际投入临床实施，前后历时一年，已初见成效，其中电子标签只用了短短半个月就完成了从全院安装到正式运行上线的实战检验。

临床实际使用后，反馈最直观的感受是"流程合理简化，效率和准确率显著提升"。高值耗材的计费和使用后申领、术中的临时取货、二级库房的效期管理和清点，通过智能化硬件和系统软件针对性的功能开发，这些环节中的人工操作得以大幅减少，临床能够将工作重点更好地聚焦于本职的医疗工作，能有更多的时间和精力给予病患。同时通过配套开发的系统新功能，系统能够自动推送单据和记录操作行为，实现高值耗材全流程记录的可追溯，错收费、漏收费、多收费的情况也得以根本性改善。

1. 高值耗材扫描计费使用前后效果对比

表 10－1 对"高值耗材扫描计费"投入使用前后临床的操作情况进行了对比，可以看出其实现了"在不增加临床人力投入的前提下，提升高值耗材计费环节的速率、准确率和可追溯"，并免去了"寄售类高值耗材使用计费后的人工补申领"。

表 10－1　高值耗材扫描计费标签计费

改 善 点	投 入 使 用 前	投 入 使 用 后
高值耗材计费速率	在收费系统端人工录入高值耗材计费	使用扫描枪扫描计费高值耗材，计费速率是人工录入计费的 5 倍
高值耗材计费准确率	人工录入高值耗材计费信息，容易出现"错、多、漏计费"，需要通过后期人工二次校对核查出错误	使用扫描枪扫描录入高值耗材计费信息，高值耗材计费一码一品且同一计费标签重复扫描时会报错提示。"错/多计费"现象被杜绝，能够有效减轻人工二次校对的工作强度
高值耗材追溯	计费记录中未包含每个高值耗材单品的生产日、失效日、批号、序列号等信息，后续无法追溯患者使用的高值耗材	每个高值耗材单品的计费标签二维码中包含生产日期、失效日期、批号、序列号等信息，扫描计费时此类数据能够留存于计费系统，从而实现患者已使用的高值耗材追溯

续　表

改 善 点	投 入 使 用 前	投 入 使 用 后
寄售类高值耗材补申领	临床完成手术计费后,还需参考计费记录在物资系统中补申领寄售类高值耗材	手术计费完成后,计费系统通过数据推送将计费信息自动传输至物资系统,物资系统直接将其转换为采购订单发送至 SPD系统,且采购订单中已明确相关患者信息与对应的高值耗材生产日、失效日、批号、序列号。节省了整个院内供应链上下游的人力投入

2. 机器人配送手术中突发医用耗材使用前后效果对比

表 10-2 对"配送机器人"投入使用前后临床的操作情况进行了对比,可以看出其实现了"节省临床因术中取用耗材花费的时间""减少手术被迫中断""提升术中临时取货的准确率",以及开始能够对"术中临时取货记录"进行追溯。

表 10-2 配 送 机 器 人

改 善 点	投 入 使 用 前	投 入 使 用 后
术中往返医用耗材库花费时间	巡回护士出手术间前往医用耗材库,平均花费 8 分钟/次,其间手术被迫中断	无需人员前往医用耗材库,手术无中断,以肿瘤浦东院区平均日手术量 150 台计,每日可节省 20 小时以上
术中临时取货准确率提升	无取货清单备案,存在"错配、漏配"的情况	入库时高值耗材上已贴有 RFID 标签,配送机器人在出发前往手术间前会通过射频校验运装高值耗材与需求订单是否一致并语音提醒,杜绝"错配、漏配"的产生
术中临时取货记录追溯	术中取货无记录备案,手术结束后的未使用医用耗材若出现"漏还货"或已使用医用耗材出现"错、多、漏计费"时,问题溯源工作困难	配送机器人配套软件系统可查询术中取货记录,在出现"漏还货"或"计费错误"时,能够给问题溯源工作提供线索

3. 二级库电子标签使用前后效果对比

表 10-3 对"电子标签"投入使用前后临床的操作情况进行了对比,可以看出其成功替代了原先需要人工制作的耗材货位贴纸,实现了"二级库房定数医用

耗材库存的动态可视、出现库存不足及近效期时的预警提示，提升了二级库房管理水平和效率"。

表 10‑3　电子标签使用前后效果对比表

改 善 点	投 入 使 用 前	投 入 使 用 后
二级库房定数医用耗材盘点	需要事先打印定数医用耗材库存清单	二级库房内各品规定数医用耗材对应的电子标签会定时刷新实时库存，盘点定数医用耗材事先无需打印库存清单
二级库房临床库存水平感知	临床无法直观感知二级库房内定数医用耗材库存水平的状态，这一点在出现库存短缺时显得尤为重要	电子标签能够定时刷新各定数医用耗材的实时库存，并且当出现库存短缺时能够醒目提醒，从而引起临床重视，减少断货的发生
二级库房定数医用耗材效期管理	对二级库房内的定数医用耗材进行人工筛查，确认是否存在过效期或近效期的库存，整个流程费时费力	电子标签会对过效期或近效期库存进行醒目提醒，只需定期扫视二级库房内所有定数医用耗材的电子标签
二级库房定数医用耗材货位贴纸与电子标签展示的产品信息维度差异	货位贴纸受限人工制作人力投入力度，一般只展示品名与规格，且不同科室或不同人员制作的货位贴纸格式大小差异化较大，不够美观整齐	电子标签显示的内容与格式，能够根据医院需求统一进行个性化修改，且相较人工制作的货位贴纸，显示的医用耗材信息类型维度也更广
二级库房定数医用耗材位置变更	制作打印位置变更定数医用耗材的货位贴纸，粘贴于变更后的货架位置。旧位置的老贴纸需要花费人力清除，且极易产生贴纸残留	使用专用的拆卸工具可轻松拆下变更定数医用耗材对应的电子标签位置，电子标签跟随定数医用耗材安装在新的货架位置

从表 10‑1、表 10‑2、表 10‑3 可以明显看出，扫描计费、配送机器人、电子标签在投入使用后的一年时间，给临床带来的多项正面改善。

4. 优化实施后临床满意度

针对实际使用"高值耗材扫描计费、配送机器人、电子标签"的临床医护人员进行问卷调查，调查其过去一年内对这些改善措施的使用满意度。

从表 10‑4 可以看出，临床医护人员在使用后对三处改善还是比较满意的。

表 10 - 4　改善实施 1 年后临床满意度调研

改 善 措 施	临 床 满 意 度
高值耗材扫描计费	95.67%
配送机器人	93.51%
电子标签	96.38%

三、医用耗材管理流程优化的经验总结

(一) 与自身需求定位和特性相匹配

通过投放智能化硬件和系统软件功能开发,借此能起到提高运行效率、合理优化流程的效果,已经在多领域得到广泛认证。肿瘤医院作为一家大型三甲专科医院,在智能化硬件和系统软件功能开发的选择上有着明确的自我需求定位——以临床日常操作中的痛点、难点为改善优化的切入点,再结合自身现阶段已在运用的系统软件及操作流程特性,针对性地投入相契合的智能化硬件和开发配套系统软件功能,因地制宜制订改善方案。尽可能实现效果与成本最优解,避免投入使用后终端使用者用不惯、不想用,形成资源浪费。

此次投入使用的三款智能化硬件,"高值耗材扫描计费""配送机器人""电子标签"是非常具有代表性的正面案例。从前期走访临床一线了解临床在医用耗材管理方面的实际困难和现行操作流程,再到与院内外多方专家和各职能部门进行现行流程诊断和改善方案论证,都贯彻着这一理念,并促使项目落地后的实际运行过程中获得来自流程上下游各方的一致正面反馈。

最终不仅提高了手术室和二级库房在医用耗材管理方面的效率,降低了医护人员在医用耗材管理上的时间成本,又实现了医用耗材的全流程精细化、信息化管理,对医院医用耗材实行全面精细化、信息化管理起到了积极的推动作用。

(二) 院内外团队合理分工紧密协作

作为肿瘤医院在引入 SPD 模式后首次对院内医用耗材供应链再优化的尝试,给予了医院"如何在有外部服务团队参与加入并最终负责主体服务运营的 SPD 模式情景下,进行院内业务流程优化",提供了以下宝贵经验。

（1）联动 SPD 服务商协同参与改善项目前期的调研工作，借助其作为医用耗材供应链企业熟悉行业内"新兴技术动态、新兴管理理念以及成果转化案例"的天然优势，提供合理化的解决方案，以此尽可能减少后续改善项目实施过程中出现的试错成本。后期的运营维护也主要由 SPD 服务商提供，充分调动其作为院内供应链服务实际承运人的角色分担，确保在不增加院内科室人员编制、不增加临床一线人力投入的前提下，使院内临床医用耗材管理提质增效。

（2）适时有效开展"品管圈"活动，促进医用耗材管理持续优化的高质量发展。当临床一线遭遇到瓶颈，在人员培训和管理制度上做到极致，在医用耗材管理领域很难再向更高的效率、更高的准确率及更优化的成本推进时，院内会适时地开展针对医用耗材的"品管圈"活动。临床一线、后勤保障、财务、信息以及 SPD 服务商等多个参与院内外医用耗材供应链流程环节中的相关部门联合参与，经过对需求表象的核心问题识别，将现有业务流程中的各环节重新梳理，分别提出各自的改善意见。定期开展这样的"头脑风暴"，能够从不同部门的不同视角寻求问题的答案，突破惯性思维的壁垒、探索创新，最终找到多方共赢的解决方案。

（3）创建并完善跨职能部门的分工合作机制。后勤保障部门把控整体方案规划和流程进度跟踪、院内信息部门保障网络信息安全与网络硬件维护、基建工程部门负责为智能化硬件所需强弱电安装新的点位、各系统软件服务商开发对应需求的系统功能、SPD 服务商承担改善项目从试运行开始直至正式上线各阶段的服务运营——各部门都在项目的实施过程中明确分工、各司其职，为各改善项目的成功落地、有效实施运行打下了坚实基础。

（三）分阶段试点先行，防范系统性风险

为了进一步减少试错成本，在改善措施大规模正式推广至全院实行前，医院综合考量挑选试点科室或试点医用耗材品规，对投放的智能化硬件和新开发系统软件功能进行运行试点测试，并在项目试点实施期间定期召开多部门项目例会上将遇到的问题汇总分析，优化完善，这样把可能出现的风险范围缩小至可控范围，避免系统性大规模的影响；同时对于流程设计及软件功能进行不断迭代完善，也为后续全院的推广做了充分的保障。

（四）不断设立新的工作目标，持续提升医用耗材管理能力

医院医用耗材管理的优化再造是一个持续改善和不断完善的过程，这需要不断有新的管理需求被提出、新的管理标准被确立,这样才能有新的目标能够成为努力改进的动力。肿瘤医院下一阶段的改进目标是:鉴于临床在新一轮问卷调查中提到的改善意见,即"高值耗材扫描计费"和"配送机器人"在运用中所涉及的高值耗材范围几乎是重叠的。以及在 DSA(导管室)投放的"高值耗材智能柜"同样使用 RFID 标签进行无线感应识别,后续同样有开展扫码计费的项目规划——希望将这三个应用场景下使用的"计费标签"和"RFID 标签"进行整合,开发出"印有计费二维码的 RFID 标签"(图 10 - 10),不必为同一个高值耗材发行和粘贴两类标签,节省前端入库时"发行标签"和"粘贴标签"的人力投入。同时,针对计费标签在高值耗材上粘贴的位置制定出统一标准,进一步缩短临床在计费时花在找计费二维码上的时间。

RFID一体式标签

XXX吻合器
规格、型号:
XXXX021
批号:
202203010001
医保编号:
C012223345566

· 物流标识
· 带RFID智能芯片
· 患者计费标识
· 补货消耗依据
· 与治疗行为挂钩精确成本核算
· 产品追溯

图 10 - 10　RFID、计费一体式标签构想图

(苏鹏　吴懿俊　陈勤勤　潘泽宇)

参 考 文 献

[1] 安筱鹏.数字化转型的关键词[J].信息化建设,2019(6):4.

[2] 邓险锋.浅谈需求预测在医用耗材库存管理中的应用[J].经营管理者,2012(7):95.

[3] 国家发展和改革委员会.职能配置与内设机构[EB/OL].[2023-1-30].https://www.ndrc.gov.cn/fzggw/bnpz/?code=&state=123.

[4] 国家市场监督管理总局.机构[EB/OL].[2023-1-30].https://www.samr.gov.cn/jg/#zjzz.

[5] 国家药品监督管理局.国家药品监督管理局主要职责[EB/OL].[2023-1-30].https://www.nmpa.gov.cn/jggk/jgzhn/zhyzhz/index.html.

[6] 国家医疗保障局.机构职责[EB/OL].[2023-1-30].http://www.nhsa.gov.cn/col/col16/index.html.

[7] 国家中医药管理局.国家中医药管理局的主要职责[EB/OL].[2023-1-30].http://www.natcm.gov.cn/zhengcewenjian/zhengwugongkaimulu/2018-03-25/7070.html.

[8] 国务院发展研究中心创新发展研究部.数字化转型:发展与政策[M].北京:中国发展出版社,2019:13.

[9] 何伟,张伟东,王超贤.面向数字化转型的"互联网＋"战略升级研究[J].中国工程科学,2020,22(4):10-17.

[10] 黄茂兴,唐杰,黄新焕.G20数字经济发展现状及提升策略[N].光明日报,2018-11-29.

[11] 李岚,徐培红,干荣富.医药新政下影响的行业供应链发展趋势分析[J].中国医药工业杂志,2020,51(1):130-135.

[12] 李先国.医药供应链的整合问题研究[J].管理世界,2010,(5):176-177.

[13] 笠原庸介,松本义久,高田司,等.SPD系统的概念以及运用的现状与将来[J].日本医疗福祉设备协会会志,2008,50(6):11.

[14] 刘健,李帅帅,高敬龙,等."两票制"政策下医用耗材采供四方物流体系构建[J].中国医院管理,2017,37(12):25-27.

[15] 孟昭莉,李萌,张彧通.制造业企业数字化转型的三项能力[J].中国信息界,2018(5):80-82.

[16] 人力资源和社会保障部.人力资源和社会保障部主要职责和内设机构[EB/OL].(2019 - 04 - 16)[2023 - 1 - 30].http://www.mohrss.gov.cn/SYrlzyhshbzb/zwgk/jgzn/bzyzz/.

[17] 日本厚生劳动省.DPC 制度(DPC/PDPS)的概要与基本的想法[EB/OL].[2023 - 1 - 30]. http://www. mhlw. go. jp/file/05-Shingikai-12404000-Hokenkyoku-Iryouka/0000142247.pdf.

[18] 日本医师会.日本医疗保险制度的结构[EB/OL].[2023 - 1 - 30].https://www.med.or.jp/people/info/kaifo/system/.

[19] 日本医院联盟.日本最大的 GPO[EB/OL].[2023 - 1 - 30].https://nha-gpo.or.jp/features.html.

[20] 商务部.2015 年药品流通行业运行统计分析报告[EB/OL].(2016 - 06 - 03)[2023 - 1 - 30].http://www.gov.cn/xinwen/2016-06/03/content_5079501.htm.

[21] 商务部.商务部主要职责[EB/OL].[2023 - 1 - 30].http://www.mofcom.gov.cn/mofcom/zhize.shtml.

[22] 申帅帅,刘军.药品供给-加工-配送供应链管理效果评价指标体系的构建与实证[J].医药导报,2019,38(11):1519 - 1523.

[23] 宋远方,宋华.医药物流与医疗供应链管理[M].北京:北京大学出版社,2005:243 - 246.

[24] 孙飞.医药供应链优化整合问题研究[J].财经论丛,2013(6):95 - 100.

[25] 王欣,黄莉莉,陶祥,刘慧.SPD 系统在医院药品管理中的应用[J].科技通报,2017,33(2):231 - 234.

[26] 吴庆斌,苏铭俏,潘志强.医院传统物流与 SPD 模式的对比分析[J].中国数字医学,2019,14(5):67 - 70.

[27] 西一行.引入医用耗材 Supply Processing and Distribution 系统所得到的费用降低、效率化成果以及对于医疗质量的效果.

[28] 下村欣也,久保亮一.关于医院经营的成本结构的定量分析[J].日本医疗、医院管理学会志,2011,129:7.

[29] 夏培勇.基于医院新型供应链 SPD 管理模式的风险与监管[J].中国医院,2018,22(1):53 - 55.

[30] 熊毅,洪莛,李文豪,等.基于"大智移云"的企业全产业链成本管理系统构建——以 JZ 医药集团为例[J].财会月刊,2019(10):25 - 32.

[31] 许冠吾,吴涛.SPD 供应链下医院耗材收费规范研究[J].卫生经济研究,2016(12):54 - 57.

[32] 许翔,王伟明.SPD 供应链模式的成本量化控制[J].中国卫生产业,2017,14(14):103 - 105.

[33] 宣嘉,于广军.基于医院 SPD 采购供应链模式的内部控制探究[J].中国卫生经济,2017,36(12):110 - 112.

[34] 闫美英,张强,程明,张胜,董圆.创新 SPD 供应链管理赋能医院降本增效[J].管理会计研究,2021(4):72 - 79+88.

[35] 张任之.数字技术与供应链效率:理论机制与经验证据[J].经济与管理研究,2022,43(5):60 - 76.

[36]　赵玲,黄昊.企业数字化转型、供应链协同与成本粘性[J].当代财经,2022(5)：124－136.

[37]　中共中央办公厅,国务院办公厅.国家卫生健康委员会职能配置、内设机构和人员编制规定[EB/OL].(2018－09－10)[2023－1－30].http：//www.gov.cn/zhengce/2018-09/10/content_5320817.htm.

[38]　中国物流与采购联合会医疗器械供应链分会,海遇(上海)医疗科技有限公司编.中国器械供应链发展报告：2021[M].北京：中国市场出版社,2021.

[39]　周颖,罗利,章怡,等.组合预测模型在医用耗材库存需求预测中的应用[J].中国卫生统计,2013,30(6)：896－898.

[40]　Agarwal R, Gao G, DesRoches C, et al. Research commentary — The digital transformation of healthcare：Current status and the road ahead[J]. Information systems research, 2010, 21(4)：796－809.

[41]　Baur L, Frazzon E M. Evaluating the contribution of in-line metrology to mitigate bullwhip effect in internal supply chains[J]. IFAC-PapersOnLine, 2018, 51(11)：1714－1719.

[42]　Bhargava B, Ranchal R, Othmane L B. Secure information sharing in digital supply chains[C]. Advance Computing Conference (IACC), 2013 IEEE 3rd International. IEEE, 2013.

[43]　Blatz F, Bulander R, Dietel M. Maturity model of digitization for SMEs[C]. 2018 IEEE International Conference on Engineering, Technology and Innovation (ICE/ITMC). IEEE, 2018：1－9.

[44]　Chou Y C, Chuang H C, Shao B. The impacts of information technology on total factor productivity：A look at externalities and innovations[J]. International Journal of Production Economics, 2014, 158：290－299.

[45]　Christensen C M, Rosenbloom R S. Explaining the attacker's advantage：Technological paradigms, organizational dynamics, and the value network[J]. Research Policy, 1995, 24.

[46]　Corver Q, Elkhuizen G. A framework for digital business transformation[J]. Cognizant Business Consulting Benelux, 2014.

[47]　CSCMP. iMIS Resources[EB/OL]. [2023－1－30]. https：//cscmp. org/CSCMP/Educate/SCM_Definitions_and_Glossary_of_Terms/.

[48]　Demsetz H. The Theory of the Firm Revisited[J]. Journal of Law Economics and Organization, 1988, 4(1)：141－161.

[49]　Design guide Supply Processing & Distribution. Department of Veterans Affairs Office of Construction & Facilities Management. February 2010.

[50]　Eshkenazi A. Build the workforce of the future from within[EB/OL]. (2023－01－27) [2023－1－30]. http：//www. apics. org/sites/apics-blog/think-supply-chain-landing-page/thinking-supply-chain/2015/03/11/the-total-scope-of-supply-chain-management.

[51]　Foss N J, Eriksen B. Competitive advantage and industry capabilities[M]//Resource-based and evolutionary theories of the firm：Towards a synthesis. Springer, Boston,

MA，1995：43-69.

[52] Frederico G F，Garza-Reyes J A，Anosike A，et al. Supply Chain 4.0：concepts，maturity and research agenda[J]. Supply Chain Management：An International Journal，2018，25(2)：262-282.

[53] Haavik S. Building a demand-driven，vendor-managed supply chain[J]. Healthcare Financial Management，2000，54(2)：56.

[54] Haken H. Synergetics[J]. Physics Bulletin，1977，28(9)：412.

[55] Harshak A，Schmaus B，Dimitrova D. Building a digital culture：How to meet the challenge of multichannel digitization[J]. Booz & Company，Strategy &，pwc，2013，1：1-15.

[56] He Q，Ghobadian A，Gallear D. Knowledge acquisition in supply chain partnerships：The role of power[J]. International Journal of Production Economics，2013，141(2)：605-618.

[57] Hicham Lamzaouek，Hicham Drissi，Naima El Haoud. Digitization of Supply Chains as a Lever for Controlling Cash Flow Bullwhip：A Systematic Literature Review[J]. International Journal of Advanced Computer Science and Applications（IJACSA），2021，12(2)，45-60.

[58] Kinnett J. Creating a digital supply chain：Monsanto's Journey[C]. Washington：7th Annual BCTIM Industry Conference，2015.

[59] Kuldeep Lamba，Surya Prakash Singh. Modeling big data enablers for operations and supply chain management[J]. The International Journal of Logistics Management，2018，29(2)：629-658.

[60] Lederer M，Knapp J，Schott P. The digital future has many names — How business process management drives the digital transformation[C]. 2017 6th International Conference on Industrial Technology and Management（ICITM），IEEE，2017：22-26.

[61] Lee Y H，Jeong C S，Moon C. Advanced planning and scheduling with outsourcing in manufacturing supply chain[J]. Computers & Industrial Engineering，2002，43(1-2)：351-374.

[62] Liang L，Wang X，Gao J. An option contract pricing model of relief material supply chain[J]. Omega，2012，40(5)：594-600.

[63] Markides C C，Williamson P J. Related diversification，core competences and corporate performance[J]. Strategic management journal，1994，15(S2)：149-165.

[64] Matt C，Hess T，Benlian A. Digital transformation strategies[J]. Business & information systems engineering，2015，57(5)：339-343.

[65] Nambisan S，Lyytinen K，Majchrzak A，et al. Digital Innovation Management：Reinventing innovation management research in a digital world[J]. MIS quarterly，2017，41(1).

[66] Porter M E. Technology and competitive advantage[J]. Journal of business strategy，1985.

[67] Prahalad C，Hamel G. THE CORE COMPETENCY OF THE CORPORATION[J].

My Publications，1990.

[68] Ramos L A，Kappelhof M，Van Os H J A，et al. Predicting poor outcome before endovascular treatment in patients with acute ischemic stroke[J]. Frontiers in neurology，2020，11：580957.

[69] Samuel Fosso Wamba，Angappa Gunasekaran，Shahriar Akter，Steven Ji-fan Ren，Rameshwar Dubey，Stephen J. Childe. Big data analytics and firm performance：Effects of dynamic capabilities[J]. Journal of Business Research，2017，70：356 – 365.

[70] Schneller E，Smeltzer L. Strategic management of the health care supply chain[M]. San Francisco：Jossey-Bass，2006.

[71] Selznick，P. （1957）Leadership in Administration：A Sociological Interpretation. Harper & Row，New York，62，67 – 68.

[72] Srivastava，Kumar A. Modeling strategic performance factors for effective strategy execution[J]. International Journal of Productivity and Performance Management，2013，62(6)：554 – 582.

[73] Strategy & Part of the PwC network. Digital transformation strategy consulting services[EB/OL].[2023 – 1 – 30]. https://www. strategyand. pwc. com/gx/en/digital. html.

[74] Teece D J，Pisano G，Shuen A. Firm capabilities，resouces，and the concept of strategy：four paradigms of strategic management[J]. 1990.

[75] Teece，D. J，Rumelt，et al. Understanding corporate coherence：Theory and evidence [J]. Journal of economic behavior and organization，1994.

[76] Tobias K，Pooyan K. Digital transformation and organization design：An integrated approach[J]. California Management Review，2020，62(4)：86 – 104.

[77] Van Liew Jr D J，Malstrom E M. Materials management system for medical/surgical supplies[C]//1984 Fall Industrial Engineering Conference — Integrating People and Technology. 1984：430 – 436.

[78] Vedpal Arya，Pankaj Sharma，Ashwani Singh，P.T.M. De Silva. An exploratory study on supply chain analytics applied to spare parts supply chain[J]. Benchmarking：An International Journal，2017，24(6)：1571 – 1580.

[79] Verhoef P C，Bijmolt T H A. Marketing perspectives on digital business models：A framework and overview of the special issue[J]. International Journal of Research in Marketing，2019，36(3)：341 – 349.

[80] Wernerfelt B. A resource-based view of the firm[J]. Strategic Management Journal，1984，5(2).

[81] Wu L，Yue X，Jin A，et al. Smart supply chain management：a review and implications for future research[J]. International Journal of Logistics Management，2016，27(2)：395 – 417.

[82] Xu，Jun. Managing Digital Enterprise || Mobile Enterprise[J]. 2014，10.2991/978 – 94 – 6239 – 094 – 2(Chapter 10)：177 – 199.

附　　录

附表　主要政策文件汇总

时　　间	文　　号	文　件　标　题	发　布　单　位
2009 年 3 月	国发〔2009〕11 号	《关于深化医药卫生体制改革的意见》和《医药卫生体制改革近期重点实施方案(2009—2011 年)》	国务院
2012 年 3 月	国发〔2012〕11 号	《"十二五"期间深化医药卫生体制改革规划暨实施方案》	国务院
2015 年 3 月	国办发〔2015〕14 号	《全国医疗卫生服务体系规划纲要(2015—2020 年)》	国务院办公厅
2016 年 4 月	国办发〔2016〕26 号	《深化医药卫生体制改革 2016 年重点工作任务》	国务院办公厅
2016 年 12 月	国发〔2016〕78 号	《"十三五"深化医药卫生体制改革规划》	国务院
2016 年 12 月	国医改办发〔2016〕4 号	《关于在公立医疗机构药品采购中推行"两票制"的实施意见(试行)的通知》	国务院医改办、国家卫生计生委等八部门
2016 年 12 月	国医改办发〔2016〕4 号	《关于在公立医疗机构药品采购中推行"两票制"的实施意见(试行)》	国务院医改办、国家卫生计生委等八部门

时　间	文　号	文件标题	发布单位
2017 年 10 月		《关于深化审评审批制度改革鼓励药品医疗器械创新的意见》	中共中央办公厅、国务院办公厅
2017 年 10 月	国办发〔2017〕84 号	《关于积极推进供应链创新与应用的指导意见》	国务院办公厅
2018 年 4 月	国办发〔2018〕26 号	《关于促进"互联网＋医疗健康"发展的意见》	国务院办公厅
2018 年 11 月	编号：GY－YD2018－1	《4＋7 城市药品集中采购文件》	国家医疗保障局
2019 年 1 月	国办发〔2019〕4 号	《关于加强三级公立医院绩效考核工作的意见》	国务院办公厅
2019 年 1 月	国办发〔2019〕2 号	《国家组织药品集中采购和使用试点方案》	国务院办公厅
2019 年 5 月	国办发〔2019〕28 号	《深化医药卫生体制改革2019 年重点工作任务》	国务院办公厅
2019 年 6 月	国卫医发〔2019〕43 号	《医疗机构医用耗材管理办法（试行）》	国家卫生健康委、国家中医药局
2019 年 7 月	国办发〔2019〕37 号	《治理高值医用耗材改革方案》	国务院办公厅
2020 年 2 月		《关于深化医疗保障制度改革的意见》	中共中央、国务院
2020 年 6 月	2020 年第 74 号	《药品记录与数据管理要求（试行）》	国家药监局
2020 年 7 月	国卫医发〔2020〕13 号	《医疗联合体管理办法（试行）》	卫生健康委、中医药局
2020 年 9 月	2020 年第 106 号	《关于深入推进试点做好第一批实施医疗器械唯一标识工作的公告》	国家药监局、国家卫生健康委、国家医保局

时　间	文　号	文 件 标 题	发 布 单 位
2021 年 2 月	国务院令第 739 号	《医疗器械监督管理条例》	国务院
2022 年 1 月	国卫医发〔2022〕3 号	《医疗机构设置规划指导原则(2021—2025 年)》	国家卫生健康委
2022 年 3 月	国卫办医函〔2022〕92 号	《国家三级公立医院绩效考核操作手册(2022 版)》	国家卫生健康委办公厅
2022 年 4 月	国办发〔2022〕11 号	《"十四五"国民健康规划》	国务院办公厅
2022 年 5 月	国办发〔2022〕14 号	《深化医药卫生体制改革2022 年重点工作任务》	国务院办公厅